医療系のための
情報リテラシー

Windows 10・Office 2016 対応

佐藤 憲一・川上 準子 [編]

佐藤 憲一
川上 準子
星　憲司 [著]
青木 空眞
大佐賀 敦

共立出版

■本書で用いているオペレーティングシステム

Windows 10

■本書で用いているアプリケーションソフトウェア・データ

Word 2016, Excel 2016, Access 2016, PowerPoint 2016, Outlook 2016, Microsoft Edge, ホームページ・ビルダー20, ChemDraw std 11.0, 日本医薬品集DB, ESET Endpoint アンチウイルス, Discovery Studio Visualizer 4.5, Adobe Reader DC

Windows® operating system, Microsoft® Office System(Word, Excel®, Access®, PowerPoint®, Outlook®), Microsoft Edge® はマイクロソフト株式会社, ホームページ・ビルダーは株式会社ジャストシステム, ChemDraw® はパーキンエルマー株式会社, 日本医薬品集DBは株式会社じほう, ESET Endpoint アンチウイルス® は ESET,LLC ならびに ESET,spol .s.r.o, Discovery Studio® Visualizer はダッソー・システムズ・バイオビア株式会社, Adobe® Reader® はアドビシステムズ株式会社の商標, または登録商標です.

はじめに

　ICT時代といわれる昨今，医療系のさまざまな分野を取り巻く環境もデジタル化が進み，ネットワーク化されたコンピューター・モバイル機器の活躍にはめざましいものがあります。あらゆるものがインターネットと繋がるIoTの医療現場への進出が始まっており，人工知能の著しい能力向上が医療現場にもたらす影響も多方面に及ぶことでしょう。人工知能などの進んだ方法により，医療現場のビッグデータが分析されれば，患者の早期発見や新しい治療方法の開発に繋がることなども期待できます。電子カルテの広がりや医療機器・医薬品情報のデジタル化の進展は，医療技術の高度化と地域格差の解消にとどまらず，力任せの情報収集作業の軽減や豊富な情報の活用により患者との対話などのアナログ的な活動を促進するなど，医療分野全体に質的な進歩をもたらし始めています。

　高校でもパソコンを用いた情報リテラシー教育が行われている現在，大学における情報教育は，コンピューター＆ネットワーク入門から専門科目でのかなりのレベルまでの応用へと，幅広い対応が必要とされています。医学系・歯学系・薬学系ではコンピューターを使って問題を解く全国的な共用試験CBT（Computer Based Test）も定着しています。また，EBM（Evidence-Based Medicine）に付随する統計処理も重要性を増し，薬物体内動態に関連するシミュレーションや脳の活動に対するシミュレーションなど，コンピューターを利用する機会はますます増えています。

　大学における情報リテラシー教育で，専門科目での活用を念頭に置きながら，コンピューター・ネットワークやインターネットの基本原理までの「情報リテラシー」全般をしっかり身につけて，さらに日常的に活用していけば，卒後に従事する仕事のさまざまな局面でコンピューターの生きた活用が可能になるものと思われます。

　本書は医療系向けの実践的な「情報リテラシー」のテキストとして，多くの大学で利用されてきた「Windows 7によるコ・メディカルのための情報リテラシー」をWindows 10とOffice 2016の環境に合わせて改訂したものです。情報セキュリティ対応の強化のため，また，医療情報の安全管理の土台として身につけるべき情報リテラシーは何かを把握してもらえるようにも配慮しました。

　現在では，検索エンジンがその存在感を高めインフラ化しています。また，SNSの活用が急速に進み，情報共有・情報処理の形態を急激に変えて発展していますが，人同士の繋がりを手軽に実現し，さまざまな活動の広がりをもたらす光の面と，個人情報に絡んださまざまなトラブルや人間心理につけこんだSNSの悪用による社会問題も次々と引き起こしている影の面があり，使用者がソーシャルリテラシーを高め，注意深く賢く使いこなすことが求められます。ICTには光も影もあり，その長所と短所をしっかりと見極めた上で対応していかなければなりません。そのためには，一見まわり道のようでも，むしろ情報やコンピューター・ネットワークというものの本質を基礎から考え直すことも大切なのです。

　Windows 10では機能の利便性も高まると共に，セキュリティ機能が強化されました。また，インデックス検索による高速な検索が可能です。Office 2016では，操作ボタンの集合体であるリボンとその上部に配置されたタブによりその多機能性を負担なく活用できるように工夫されており，

ボタン操作による少ない手順での作業が可能であり，使い勝手の向上と統一性も高まっています。ファイル形式が汎用性の高い XML へ標準化されていることも，データ活用のたいへん多い医療系にとって望ましいことです。

　本書では，さまざまな作業を通してリテラシーを楽しくスムーズに身につけることができるように，厳密性よりも初心者にポイントがわかりやすく，かつ実践的であることに重点をおいています。授業や授業時間外での学生諸君のパソコン利用における現場経験から，入門者がつまずきやすい点などにも配慮しました。

　本書をつくる過程でさまざまなコメントや励ましを頂いた多くの方々，とりわけ，東北大学薬学部・富岡佳久先生，岩手県立大学看護学部・山内一史先生，星薬科大学・香川博隆先生，神戸薬科大学・寺岡麗子先生，土生康司先生，高知大学連携医学部門医学情報センター・奥原義保先生，千葉大学名誉教授・里村洋一先生に深く感謝いたします。

　また，医療現場から例題の素材を提供して頂いた，あるいは，原稿を査読して貴重なコメントを寄せて頂いた次の協力執筆者の皆様に心より御礼申し上げます。

【協力執筆者】
　秋田県大仙市薬局すばる・畠中岳氏
　郡山市医療介護病院・原寿夫先生
　明治薬科大学常務理事・林誠一郎氏
　京都薬科大学・藤原洋一先生
　フリーエンジニア・八木栄后氏

　最後に，本書を出版する機会を与えてくださり，完成までにたくさんの助言と激励を頂いた共立出版の寿日出男氏，日比野元氏に心より御礼申し上げます。

2018 年 3 月

編者を代表して　佐藤憲一

目　次

第 1 章　医療系と情報リテラシー　　1

1.1　情報源と一次資料，二次資料，三次資料 ……………………………………………… 1
1.2　医療系と情報リテラシー ………………………………………………………………… 1
　　　医薬品・医療機器情報／病院・薬局／製薬会社／情報端末と SNS（ICT の光と影）／
　　　医療における IoT とクラウドの活用／人工知能（AI）と診断支援／進化する精神疾患の
　　　診断と治療／迫るメモリ革命
　　第 1 章 演習問題 …………………………………………………………………………… 9

第 2 章　コンピューターの仕組みと脳，人工知能　　13

2.1　コンピューター内部の情報伝達と 2 進数 ……………………………………………… 13
2.2　論理回路 …………………………………………………………………………………… 14
2.3　脳とコンピューターの違い ……………………………………………………………… 15
2.4　人工知能 …………………………………………………………………………………… 18
2.5　パソコンの基本構成 ……………………………………………………………………… 20
2.6　中央演算装置（CPU）と映像演算装置（GPU） ……………………………………… 20
2.7　記憶装置 …………………………………………………………………………………… 21
　　　主記憶装置／補助記憶装置
2.8　入力装置・出力装置とタブレット端末 ………………………………………………… 25
　　　キーボード／マウス／モニター（ディスプレイ）／プリンター／タブレット端末
2.9　ソフトウェア ……………………………………………………………………………… 28
　　　OS とアプリケーション／OS の種類
2.10　GUI と CUI ……………………………………………………………………………… 29
　　第 2 章 演習問題 …………………………………………………………………………… 30

第 3 章　パソコンの基本操作　　33

3.1　Windows 10 ……………………………………………………………………………… 33
　　　Windows 10 の概要／Windows 10 の起動と終了／Windows 10 の画面構成／
　　　アプリのフリーズとタスクマネージャー／困ったときは音声アシスタント機能
　　　「Cortana」を利用／画面の取り込み
3.2　フォルダーとファイルの構造 …………………………………………………………… 38
　　　フォルダーとファイル／ファイルの種類と拡張子

3.3 コンピューターによるファイルの管理 ·· 41
　コンピューターのウィンドウ（エクスプローラー）を開く／コンピューターを使いやすくする／ファイルの一覧表示／上の階層に移動／新しいフォルダーを作る／ファイルのコピーと移動／名前の変更／ファイルの削除

3.4 Windows 10 の持つ強力な機能 ·· 46
　ファイルの検索／ファイルの圧縮と解凍／Windows INK ワークスペース

3.5 PC のドライブ構成とデータ漏えい・データ消失の保護対策 ·················· 49
　データ消失からの保護とバックアップ／PC のドライブ構成の例／暗号化によりデータの漏えいを防ぐ

3.6 プリンターの使い方 ·· 51
　印刷の実行／途中で印刷を取り消すとき／PDF ファイルの作成

第 3 章 演習問題 ··· 53

第 4 章 | ネットワークと電子メール・ウェブ作成　　55

4.1 コンピューターネットワーク ·· 55
　ネットワークとプロトコル／TCP/IP とプロトコルの階層化

4.2 物理層とデータリンク層の機能 ··· 58
　Ethernet（イーサネット）／無線 LAN／MAC アドレス（物理アドレス）

4.3 インターネット層の機能 ··· 61
　IP（インターネットプロトコル）／IP アドレスとサブネットマスク／ルーティング／グローバルアドレスとプライベートアドレス

4.4 トランスポート層の機能 ··· 65
　TCP と UDP／ポートとサービス

4.5 アプリケーション層の機能 ··· 66
　サーバーとクライアント／ネットワークを支えるサービス

4.6 クラウドコンピューティング ·· 67

4.7 電子メールの利用 ··· 69
　メールサーバーとメーラー／POP と IMAP，Web メールの違い／メーラー（Outlook 2016）の設定／メールを書くときの基本と注意／添付ファイルとエンコード・デコード／メールと文字コード／メール受信時に被害にあわないための注意／メールを転送するときの注意／電子メールの暗号化

4.8 メーラーの便利な機能 ·· 76

4.9 Web ページの作成 ··· 77
　Web ページの基本構成／ワープロライクなページ編集／ファイルの保存とブラウザでの確認／リンクを張る／ソース表示と基本タグ（HTML ファイル）／XML 言語／情報を公開する際の注意

第 4 章 演習問題 ··· 85

第5章 ワープロソフトの基本操作　　87

- 5.1 Wordの画面とバージョン ……………………………………………………… 87
  Wordの画面構成／Word，Excel，PowerPointのバージョンについて
- 5.2 日本語のコードと入力 …………………………………………………………… 89
  日本語のコード／日本語の入力
- 5.3 文字の入力と簡単な文書の作成と修正 ………………………………………… 93
  文字の入力
- 5.4 文書の保存 ………………………………………………………………………… 94
- 5.5 編集範囲の指定 …………………………………………………………………… 96
- 5.6 文のコピー ………………………………………………………………………… 97
  文のコピー
- 5.7 記号文字・漢字入力 ……………………………………………………………… 98
  記号の入力／漢字の入力
- 5.8 文字飾り …………………………………………………………………………… 100
- 5.9 文字位置の指定 …………………………………………………………………… 101
- 5.10 表の作成 …………………………………………………………………………… 104
- 5.11 印刷とページの設定 ……………………………………………………………… 107
  ページの設定／印刷プレビュー
- 第5章 演習問題 ……………………………………………………………………… 109

第6章 ワープロソフトの基本機能と応用機能　　113

- 6.1 検索と置換 ………………………………………………………………………… 113
  置換／検索／スマート検索
- 6.2 ハイパーテキストとリンク ……………………………………………………… 117
- 6.3 ワードアートとイラストの挿入 ………………………………………………… 118
  ワードアート／イラストの挿入／オートシェイプによる図形描画
- 6.4 描画キャンバスの活用 …………………………………………………………… 126
- 6.5 段組み ……………………………………………………………………………… 127
- 6.6 数式の作成 ………………………………………………………………………… 129
  数式オブジェクトへの直接入力／インク数式による入力
- 6.7 テキストボックスとSmartArtの利用 …………………………………………… 134
- 第6章 演習問題 ……………………………………………………………………… 140

第7章 表計算の基本操作　143

- 7.1 Excel の画面構成　143
- 7.2 計算表の作成　144
  データの入力・修正・消去／数式入力による簡単な計算・数式のコピー（オートフィル）／関数計算／Excel 関数／条件付き書式（ビジュアルに把握）
- 7.3 表の編集　153
  データの入力／オートフィル機能の応用／行と列の挿入と削除／コピーと移動／書式設定／絶対参照の使い方／条件に合致するデータの抽出（VLOOKUP 関数）
- 7.4 ブックとウィンドウ　170
  ウィンドウの分割と枠の固定／ブックの編集
- 7.5 表計算アプリを使うときの注意など　172
  表計算アプリの能力と使うときの注意／ファイルの暗号化／PDF 形式での保存
- 第7章 演習問題　175

第8章 表計算でのグラフ作成　179

- 8.1 グラフの作成　179
  グラフの構成／グラフの作成／グラフの移動・拡大・縮小・削除
- 8.2 グラフの編集　185
  データの変更と追加／文字・フォントとサイズ・文字方向の変更
- 8.3 グラフの色・模様の変更と文字列の書き込み　191
  色や模様の変更／文字列の書き込みと編集
- 8.4 印刷とページの設定　195
  ページの設定／印刷プレビュー
- 8.5 グラフの種類　197
  グラフの種類の変更／複合グラフ
- 8.6 さまざまなグラフ　200
  グラフを作成するときの注意／関数のグラフ表現（2次元）／関数のグラフ表現（3次元）／誤差付きグラフ／対数グラフ／近似曲線の追加／散布図と相関
- 第8章 演習問題　209

第9章 表計算アプリのデータベース機能と応用機能　211

- 9.1 データベースの概要　211
- 9.2 ソート（並べ替え）　212
- 9.3 レコードの抽出　214
  オートフィルタによる抽出／複合条件下での抽出

9.4　表のテーブル化 ·· 216
9.5　クロス集計とピボットテーブル ··· 218
9.6　ゴールシークとソルバー ··· 223
9.7　マクロによる作業の自動化 ·· 225
　　　マクロの記録／マクロの実行／マクロを利用するときの注意
第 9 章 演習問題 ·· 228

第 10 章｜データベースと専用ソフトの基本操作　231

10.1　データベースの必要性と基本事項 ·· 231
　　　ファイルでのデータ管理の問題点／ファイルからデータベースへ／実表と仮想表
10.2　1 つ目のテーブルを作成 ·· 233
　　　データベース作成・活用の基本的手順／Access の起動／テーブルの作成／データシートビューとデザインビュー／主キーの設定／フォームでデータの入力を快適に／外部データの取り込み
10.3　クエリの作成 ·· 240
　　　必要な項目のみ選択して仮想表クエリの作成／取り出したデータをフォームで閲覧
10.4　レポートの作成 ·· 244
　　　レポートで望みの印刷レイアウトを作成／プロパティの調整で見栄えよく
10.5　2 つ目のテーブルをデザインする ··· 246
10.6　リレーションシップで 2 つのテーブルを連携させる ·· 247
　　　リレーションシップの設定／2 つのテーブルから必要な項目を選択して仮想表クエリを作成／フォームを作成して 2 つ目のテーブルに入力
10.7　複数の実表から必要な項目セットのみの仮想表を作る ··· 254
10.8　データベースのアプリケーション化 ··· 254
　　　メニュー画面の作成
第 10 章 演習問題 ·· 257

第 11 章｜画像の利用と化学構造式の描画　259

11.1　画像の利用 ·· 259
　　　ドローソフトとペイントソフト／画像のデジタル化と視覚系の仕組み／画像の種類／画像圧縮の原理／動画像の仕組み
11.2　化学構造式描画ソフト：ChemDraw の基礎知識 ·· 261
　　　いくつかの例／起動と終了／ツールパレット／ドキュメントの作成・保存・印刷と描画上の注意・便利な機能
11.3　例題による描画のトレーニング ··· 266
第 11 章 演習問題 ·· 277

第 12 章 | プレゼンテーションアプリの利用　279

- 12.1 PowerPoint とプレゼンテーション　279
- 12.2 文字の入力と画像の挿入　279
  - 画面構成／文字の入力と画像の挿入―「見せる・魅せる」パワーポイントの作成
- 12.3 表示モード・アウトラインでの編集・スライドの操作　286
  - 表示モード／アウトラインでの編集／スライドの挿入・削除・移動・コピー
- 12.4 スライドショーと配布資料の印刷　288
  - スライドショー／配布資料の印刷
- 12.5 アニメーションと動画の利用　291
  - アニメーションの設定／動画の利用
- 12.6 PDF として保存　295
- 第 12 章 演習問題　295

第 13 章 | インターネットを利用した情報検索と情報発信　297

- 13.1 インターネットの歴史とブラウザ　297
  - インターネットの歴史／ブラウザによる情報検索
- 13.2 インターネットの基本は URL とリンク　299
- 13.3 Web ページを探すには　300
  - Index 検索／検索式の基本
- 13.4 Index 検索の仕組みとシソーラス　305
  - Index 検索の仕組み／シソーラス／文献検索／検索精度の向上
- 13.5 検索エンジンの光と影　308
  - ロングテール現象／検索エンジンの商用性と情報管理
- 13.6 情報倫理・個人情報保護　310
  - 情報倫理／個人情報保護法／過剰反応の原因と対策／医療・介護関係事業者における個人情報の適切な取扱いのためのガイダンス
- 13.7 医療情報システムの安全管理　319
  - 医療情報システムの安全管理に関するガイドライン／医療情報の標準化／医療情報の相互運用性
- 13.8 インターネットの利用とセキュリティ　326
  - 情報セキュリティ／不正アクセスとパスワードの管理／SSL/TLS と暗号化／常時接続の危険とファイアウォール／コンピューターウイルス／ブログ・ツイッター・SNS・スマートフォンの利用と注意
- 第 13 章 演習問題　341

第14章 オンラインでの医薬品情報検索　　345

14.1 インターネットでの医薬品情報検索 345
　　海外のサイトでの医薬品情報検索／MEDLINE での医学系文献検索／医学系のシソーラスと MeSH／コクランライブラリー（Cochrane Library）／エッセンシャルメディシン

14.2 独立行政法人医薬品医療機器総合機構（PMDA） 355
　　添付文書情報／その他の情報

14.3 医薬品集 DB 358
　　起動と終了／品名検索／識別コード検索／文中語検索／検索時の注意／AND 検索と OR 検索／ソート

第14章 演習問題 370

付　録　ASCII キャラクタ／コード対応表 372

参考文献 374

索　引 379

第1章 医療系と情報リテラシー

コンピューターとそのネットワークによる**情報通信技術**（Information and Communication Technology, **ICT**）が重要な位置を占めている現在の情報社会では，本来の人間の頭脳に加えてコンピューター，特にパソコンや情報端末をあたかも第二の頭脳のように幅広く活用します。これまでのICTの進化は，**ムーアの法則**（半導体のトランジスタ数が1年半で2倍になる）と**ギルダーの法則**（ネットワークのスピードは9か月で2倍になる）が予想した通りにネズミ算で加速してきました。現在，世の中の産業はIoT，クラウド，ロボットやAIを軸とした方向へ向かい始めています。しかもその進展がネズミ算で加速しつつあるのです（図1.3）。このような時代に生きる我々にとって，いまや獲得された知識の単なるストック量ではなく，より基本的な知識をしっかり理解し習得すること，知識獲得のためのスキルや学習能力（学習意欲や態度を含む）が重視される時代があらゆる分野に到来したといえるでしょう。

1.1 情報源と一次資料，二次資料，三次資料

情報源は利用の目的を考慮した加工の度合いにより，一次資料，二次資料，三次資料の3つの段階に分類されます。**一次資料**は研究報告論文などのオリジナルな情報源のことで，最も加工の度合いが低く，原著論文，学会報告，特許公報などがこれに該当します。**原著論文**は学会誌や商業誌などの雑誌に掲載され，よく利用されます。**二次資料**は一次資料の検索が行えるように加工した情報源であり，特定の分野ごとに収集した一次資料について，書誌事項（著者名，標題，雑誌名，巻号，ページ，発行年），**抄録**（要旨，アブストラクト，とも呼ぶ），キーワードなどを付けて整理した情報源のことですが，現在は情報を電子化してコンピューターによる高速な検索を可能にしたものが多くなりました。**三次資料**は収集した一次資料について，著者が特定の観点で整理してまとめた資料であり，最も加工の度合いが高く，教科書，専門書，辞典，総説などが該当します。医療用医薬品添付文書や医薬品インタビューフォームなども製薬企業が著者となってまとめた三次資料とみなせます。コクランライブラリー（14.1節【4】を参照）はシステマティックレビューなので，二次資料的な側面と三次資料的な側面を合わせ持つ情報源とみなせます。

1.2 医療系と情報リテラシー

医療分野はコンピューターを高度に利用するのに適している分野です。医療技術が大変な速さで高度化，複雑化する医療現場では扱うデータ量も増加の一途をたどっており，それらを効率よく統括・処理するにはコンピューター，特にパソコンのネットワークでの利用がきわめて有効です。医療情報では患者情報をいかに保護するかが重要なので，各医療機関が独自の基準で行わないよう，「医療情報システムの安全管理に関するガイドライン」（13.7節を参照）に沿った形で，施設間での

情報交換はすべてセキュリティの高いオンデマンド **VPN**（Virtual Private Network）を利用するなど，ウイルス感染や情報漏えいをはじめとするセキュリティへの対策を行っています。

"To error is human" というキーワードが近年注目されていますが（参考文献：「人は誰でも間違える－より安全な医療システムを目指して」，米国医療の質委員会医学研究所（著），）医療事故は起きやすく，対策が進んでいる航空他の産業分野からノウハウを取り入れる試み，電子タグやモバイル情報端末ほかの IoT を効果的に活用する試み，などが精力的に行われています。

また，世界の医療の潮流は治療よりも予防を重視するものとなってきており，その際でもコンピューターはさまざまな局面で大きな役割を果たすことができます。以下では医療現場，医学・薬学分野でのコンピューターの活用について，いくつかの例を挙げてみます。

【1】 医薬品・医療機器情報

近年の医薬品開発の進歩により薬理作用の強いものも実用化され，また医薬品の数も膨大なものとなりました。加えて，高齢化社会を反映した複数診療科受診により，医薬品の副作用や相互作用の危険性も非常に高くなっています。1993 年秋の**ソリブジン事件**（演習問題 1.1 を参照）を契機に医薬品の適正使用へ向けた「**医療用医薬品添付文書**」の抜本的見直しが行われ，重要事項が把握しやすくなり，また，副作用頻度情報の数値化，相互作用情報の充実などが進みました。現在，医薬品医療機器総合機構の Web ページ（PMDA）から，医薬品と医療機器のさまざまな最新情報が提供されており，重要な情報源となっています。2019 年 4 月には約 20 年ぶりに，医療現場から寄せられた意見や薬害からの教訓に基づき「重複記載の解消」や「関連項目の集約化」など使用者の利便性に資する形に，添付文書の様式が変更されます。

薬剤師には薬剤の適正使用に必要な医薬品情報の提供が薬剤師法により義務化されており，医師や患者への医薬品情報の提供において過失があれば責任を取らなければなりません。PMDA から一般人にもわかり易い「患者向け医薬品ガイド」が提供されるようになりましたが，薬剤師による患者への情報提供のキーワードは「重大な副作用の初期症状について，患者自身が判断できるような具体的情報を提供すること」といわれています。

昨今の医薬品情報データベースの充実化に伴い，データベースアプリやウェブ画面から検索して必要な情報を探すのが当たり前になっています。副作用名などの医療用語は MedDRA（医学用語集）による標準化が世界的に進められていますが，現時点ではばらつきも多く，医薬品情報をコンピューターで加工・解析するのを難しくしており，今後の改善が期待されます。

コンピューター能力の著しい向上により，医薬品の最適な投与計画は PK／PD（薬力学／薬物動態学）に基づいてコンピューターシミュレーションにより最適なものを用意できます。

高度な情報処理手法を用いて多数の医薬品の情報を体系的に解析することもできます。**図 1.1** の自己組織化マップ（SOM）という手法を用いて得られた，経口抗菌薬 44 剤の副作用発現情報の類似度に従って配置された各抗菌薬の位置と横紋筋融解症という重篤な副作用の発現情報（白は発現あり，黒は発現なし）を示します。このようなマップを用いると膨大な副作用発現情報を一目でビジュアルに把握できるので，抗菌薬全体の副作用情報の特徴を捉えやすい，見落としを防ぎやすい，副作用発現を予測しやすい，などが可能になるので医療関係者には有用でしょう。最近は遺伝子情報，コンピューター科学と生物学が合体した**バイオインフォマティクス**（生物情報学），**ケモ**

インフォマティクス（化学情報学）を活用したさまざまなタイプのビジュアルな情報も利用されますが，そこではコンピューターが大きな役割を果たします。

PMDAから提供される添付文書情報の場合，Webページでの閲覧にとどまらず，医療機関や薬局などでデータをダウンロード後，目的に合わせた形に加工して二次利用できるデータ形式でも提供されています（2019年からXML形式（5.1節【2】を参照）で提供予定）。薬剤

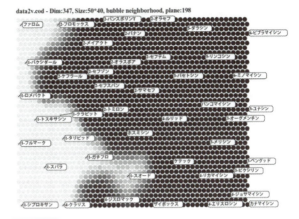

図 1.1　経口抗菌薬44剤の副作用SOM～横紋筋融解症
出典：金澤洋祐ほか：医薬品情報学, 9巻, pp.124-130(2007)

師に必要な医薬品情報は，医師・看護師やその他の医療関係者に対するものと，服薬指導などのための患者やその家族などに対するものに分けられますが，いずれの場合においても，薬のスペシャリストである薬剤師は，単に製薬会社から提供された情報のみでなく，パソコンやネットワークを積極的に活用して自ら収集した多くの一次情報を評価，解析し，これらを加工して"生きた情報"として提供することが重要になります。再構築した情報は，相手が医師なら多忙な診療業務の中ですぐ認識できるように重要なポイントが一目でわかること，臨床症例が紹介されていること，理解を深めるための副作用発現機構などの問題点の解説とその回避法が記載されており，さらに可能な限り図，表，イラストなどを用いてビジュアル化する，などの工夫が不可欠です（12章を参照）。相手が患者なら，用法・注意などについて可能な限り図，表，イラストなどを用いてビジュアル化してありコンプライアンスを高める効果のあるものであり，患者に不必要な不安を与えるようなものにはならないよう，シンプルでわかりやすい説明であることが大切になります。

　これらを実現するには情報リテラシーで学ぶワープロのさまざまな機能や，表計算による表やグラフの作成，関数計算，データベースの作成と分析，さらに描画ソフトやマルチメディア用デジタル装置が大きな力を発揮します。日進月歩の医薬品情報データベースは短期間で更新されるため医薬品情報の活用はオンラインが適していることはいうまでもありません。

【2】　病院・薬局

　病院での診療業務へのコンピューターの利用は目覚ましく，**病院情報システム（HIS）**として発展しており，平成26年時点での導入率は，400床以上の病院では電子カルテシステムが77.5％，またオーダーエントリーシステム（オーダリングシステム）が89.7％であり，一般病院では電子カルテシステムは34.2％，またオーダーエントリーシステムは47.7％です。平成11年より診療録等の電子媒体による保存が認められたことにより，**電子カルテ**が普及し，病院でのペーパーレス化も進んでいます。HISは患者情報，入退院情報の登録，会計計算のための医事会計システム，処方オーダー・検体検査などのためのオーダーエントリーシステム，患者の検査結果・処方内容を過去にさかのぼり検索するための診療データベースシステム，さらに医薬品在庫管理システム，検査部システムなどさまざまなサブシステムの相互連携からなる総合情報システムです。薬剤業務に関連した

処方オーダーエントリーシステムでは，処方薬剤がコンピューターに入力され，個々の医師が個々の患者に対する処方薬剤歴・個々の患者の検査所見，病名もすべてコンピューターの中のデータベースに蓄積されることを目ざしています。

最近のHISは場所もとらず低電力で済むようになってきており，その理由として，（4.6節に記載のクラウドにもかかせない）**仮想化技術**の進展により，従来は仕事内容に応じて1台ずつ用意されていたサーバー機（物理サーバーと呼ばれる）の何十台相当分がたった1台のサーバー機（仮想サーバーと呼ばれる）に集約して管理できるようになったことがあげられます。コンピューターはOSをインストール後その上に多くのアプリをインストールして稼働します（2.9節を参照）が，仮想化サーバーでは1台のサーバーにハイパーバイザーと呼ばれるハイパーOSをインストール後，さまざまな役割のサーバーに必要なOSをそれぞれインストールし，さらに各OSの上に必要なアプリをインストールします。2009年には全世界において，仮想コンピューター数＞物理コンピューター数，がすでに実現しています。病院内では2つの独立したLAN（HIS系と一般ネットワーク系）が存在し，HISの端末機として診療現場に配置されたパソコンや情報端末の活用，また，一般ネットワーク系の端末であるパソコンでは，個人の文書作成や画像処理，さらに外部との接続によるインターネット活用がなされます。

患者症状の定期的な経過の観察と，症状の変化の記録を単なる記述にとどまらず，時系列化，図表化して判断しやすくする工夫などもパソコンを使用すれば容易です。流通システムで活躍する**POS**（販売時点情報管理）や産業界で活躍する**クリティカルパス**（工程管理表）は医療分野でも広く応用されていますが，**EBM**（科学的根拠に基づく医療）につながるものの1つです。

医師・薬剤師・看護師などが医療現場で必要とする情報は，系統だった網羅性のある情報であることは少なく，むしろ関心事項が次々とつながって連想される関連情報であることが多いので，インターネットやLANでの**WWW**方式により大量の分散されたデータベースからリンクをたどって必要な情報を取り出すやり方（13，14章を参照）が効果的です。また，データベースとして蓄積される薬剤情報の形式は一般には医療施設ごとに異なるので，**標準化**してすべての医療施設で共通の形式でデータベース化できるようになれば（13.7節も参照），医療施設間で交換して活用したり，医療施設を越えて副作用や相互作用をはじめとするデータの解析・解釈を行うことが可能となり，薬剤の適正使用に向けた大きな貢献が期待できます。

ICTの進展が生み出した新たな可能性の1つに**遠隔医療**があります。医師のいない地域の患者に対しても映像データを利用して診断や治療をしたり，場合によってはバーチャルリアリティ技術を援用して手術を行うことも始まり，遠隔医療の進展は，医療の地域格差解消や高齢化社会の到来に伴う介護問題へのサポートにもつながることも期待されています。

病院や薬局では患者との対話の中から，副作用の前駆症状など安全対策上重要な種々の情報を引き出し，薬害発生防止に努めることが重要ですし，これらの情報はまた，中央の医療機関が薬剤情報を総合的に研究，解析して医薬品の適正使用に役立つ情報を引き出す際にも，末端からの生きたデータとして役立てることができます。これらの薬害発生防止活動や情報発信においてもパソコンの活用が大いに役立ちます。

【3】 製薬会社

　新薬の開発には，膨大な既存の有機化合物のデータに基づいて質の高い開発計画を立てる必要があります。図書館で分厚い本を調べていた当時に比べ，オンラインでのデータベース検索なら比較にならない短時間でその情報を得ることができます。また最近のゲノム解読の成果により，**バイオインフォマティクス**（生物情報科学）を利用して，新たに配列を解読した DNA 断片とすでに配列がわかっているさまざまな生物の DNA 断片とを比較して類似性があるかどうかを検討すれば，医薬品開発の初期の段階で優れた**医薬品の攻撃目標**を発見できる可能性が生まれました。そのような例として，骨粗しょう症の治療に有力な医薬品の攻撃目標となるカテプシン K の発見には，従来の方法なら少なくとも数年間はかかったはずなのに，わずか数週間しか要しなかったといわれます。

　実験装置もコンピューター制御のものが多く，また分子モデルに基づく**コンピューターシミュレーション**も大いに役立ちます。新薬の認可申請も，普段からすべての書類をデジタル的に処理していればそれらを効率的に整理して，申請に必要なすべての書類をたった 1 枚の DVD に収めることができます。4 トントラック 1 台分の紙の書類を用意していた時代とは雲泥の差です。申請される側にとっても，デジタル書類の方が多くの点で好ましいことはいうまでもありません。新薬認可にあたっても，製薬会社がデータをすべてウェブ化することで，審査作業における検索が飛躍的に効率化され，審査期間が短縮化できたといわれます。最近の **FDA**（米国食品医薬品局）での新薬認可においては，薬物動態の評価などでコンピューターシミュレーションの活用も認められています。

【4】 情報端末と SNS（ICT の光と影）

　現在では，IPad，スマートフォンなどのタブレット端末の活用や Twitter，ブログ，Facebook，LINE などの SNS の活用が急速に進み，情報共有・情報処理の形態を急激に変えて発展していますが，人同士のつながりを手軽に実現しさまざまな活動の広がりをもたらす光の面と，個人情報に絡んださまざまなトラブルや社会問題も次々と引き起こしている影の面があり，使用者がソーシャルリテラシーを高め，注意深く賢く使いこなすことが求められています。

　これらの情報端末と SNS の医療分野でのさまざまな有効活用も始まっており，ICT が医療を変えるなどともいわれます。しかし，個人情報保護の特に取り扱いの厳格さが求められる医療分野では，活用方法への制約が厳しい傾向もあります（13.6 節を参照）。

　1 つの端末に多様なセンサーを搭載し，リアルタイムでクラウドとつなぐスマートフォンが先駆けとなり，現在はすでに **IoT**（Internet of Things，モノのインターネット）の時代が始まっています。

【5】 医療における IoT とクラウドの活用

　医療系でも（ICT ＋ IoT）活用によりワークスタイルが見直され始めていますし，さまざまな課題を解決してしまうツールとしての IoT 活用が重要性を増しています。通信機能を持つ医療用バイタル機器・ヘルスケア機器（体温計，血圧計，血糖値計，体重計，など）も増えており，ナースコールも IoT 集約のシステムと見なせます。

IoTとあわせてクラウドが活用されることで，医療機関での計測だけでなく，患者の自己測定や日常の健康情報もシームレスに電子化が図れれば，いろいろな場所のセンサーデータを集めることで，医療情報の質を高めることができます。電子カルテの記録に取り込むことも普通になるかもしれません。

　この背景には，IoTを実現する低コストの通信対応モジュールが登場し，"もの"をネットワークと接続させやすくなってきたことがあります。IoT時代の無線通信として，Wi-Fiに加えて，近距離通信により分散配置された医療機器からのデータ収集に有用なBluetooth，非常に近接した範囲での通信によりICカード・RFIDの読み取りに有用なNFC，アラームや転倒などの少容量データを位置とともに知らせる低消費電力のセンサーネットであり，患者の転倒や医療機器の状態監視などに向いているZigbee，GPS技術であり屋内屋外のシームレスな位置特定に利用でき，病院内はもちろん，介護や見回りサービス，高齢者の徘徊，救急救命などでの位置情報での利用が有力なIMESなどがあります。

　Bluetoothの応用として安価なビーコン受信機を数多く院内に配備することで，ビーコンと連動するアプリをインストールしたスマートフォンなどのIoT機器を所持する受診者や患者の詳細な位置情報を取得することにより，院内のナビゲーションや患者の居場所の把握などの有効利用が始まっています。

　しかし，これらのIoTが本当に医療分野で有用なものとなるためには，IoTのセキュリティ強化が非常に大事になってきます。セキュリティ面で不安があるようでは本当の利便性の享受ができないからです。先行するインターネットについて見ても，セキュリティ対策としてのSSLが1995年頃に可能となったことで初めてビジネスでの活用が実現できました。

【6】　人工知能（AI）と診断支援

　最近は日本でも医療画像系の学会により，全国の病院等と連携して数十万以上の大量の医療画像を集めてAI解析による診断支援につなげようというプロジェクトもスタートしており，計算サーバーには数千個の最速GPU（2.6節を参照）が使用されるので高速のDL学習（2.4節参照）が可能であると報告されています。平成26年時点での日本における健診を含む画像診断医療費は1兆2千億円以上に及んでおり，診断支援における医療画像の重要性は増しています。このようなパイロット的な試みに対しては，現時点では未だ，人工知能に習熟した医療関係者が少ないことなどをはじめ懸念されている面もいろいろあるようですが，良好な研究成果が得られれば，現在でも専門医・専門技師が不足している地方医療機関での画像データによる適切な診断支援が強化される点などが期待されているようです。

　他にも，健診で測定済の複数の一般検査（コレステロール，赤血球数，血清クレアチニン，心拍数，等）データを組み合わせることで，高価な甲状腺ホルモンや副腎皮質ホルモンの検査を行うことなく，ホルモンの過不足に起因する機能異常症を予測する新しい試みに人工知能を用いることで成功しており，実用化が進めば患者QOLが大きく向上するものと期待されています。

【7】 進化する精神疾患の診断と治療

医療分野で一番遅れているのが精神疾患の診断と治療ですが，その大きな原因は脳の内部は詳細なモニターが困難であり，脳の働きそのものがよくわからないことと，パーキンソン病のような一部の疾患を除けば，目に見える形での身体症状の発現が少ないためでした。

コンピューターと脳は，現在の地球上に存在する高度情報処理系の双璧ですが，相違点も多いシステムです（2.3節を参照）。脳は千数百億におよぶニューロンから構成され，多数のニューロン同士がシナプス結合して特定の神経回路領域を作り，さまざまな領域での並列した情報処理が統合されて脳全体が機能しています。21世紀に入ってから，脳の機能をマッピングする最新のイメージング技術が進み，脳領域の活動や領域間の連絡に関する問題を検出できるようになり，精神的な処理に関する脳神経回路の異常な活動が多くの精神疾患の原因であることが明らかになってきています。精神疾患の根本的原因が"脳神経回路"の誤作動にあるという新たな知見は，精神疾患に対する従来の偏見の排除や科学的な診断と的を絞った治療法の開発につながっていくでしょう。

うつ病（大うつ病性障害）は，図1.2 に示すように，脳の前頭前皮質にあるブロードマンの「領野25」が過剰に活発になる神経回路障害であることがほぼ明らかになりました。この回路障害によって広大な接続ネットワークが混乱するのです。領野25は脳における広大なネットワークの司令塔として働いており，領野25が機能不全に陥ると脳中枢の活動が調整されなくなると考えられています。パソコンがときに異常な処理の繰り返しから抜け出せなくなるように，領野25が脳を異常な活動ループにはまら

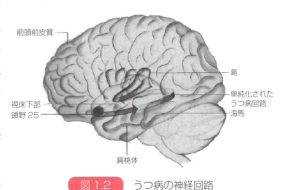

図1.2　うつ病の神経回路
出典：T. R. インセル：日経サイエンス，2010年7月号

せるとしたら，うつ病の治療はフリーズしたパソコンを再起動するようなものかもしれないと想像されます。表1.1 に「うつ病治療の過去，現在，未来」を示します。

表1.1　うつ病治療の過去，現在，未来

	1960年	2010年	2020年（目標）
発症リスク予測法	なし	不十分	有力
診断方法	問診	問診	脳画像，バイオマーカー，問診
治療方法	施設収容，電気痙攣療法，インスリン昏睡療法	抗うつ薬，認知療法	治療法：改良された薬，認知療法，脳刺激
アウトカム	再発・死亡のリスク高い	治療12週後に50%が反応，再発・死亡のリスク高い	治療24時間以内に反応，再発・死亡のリスク低い

出典：T. R. インセル：日経サイエンス，2010年7月号

カーツワイルの分析によれば，コンピューターの能力は指数関数的（ネズミ算）に成長を続けています（**図 1.3**）。現在，きわめて多数のパソコンをネットワークで接続して並列的に情報処理するシステムが活躍する時代をむかえており，コンピューターネットワークシステムは人間の脳における情報処理との類似性が増しています。人間の脳をシミュレーションするには 10 の 16 乗 cps（cps は 1 秒あたりの計算回数）の計算能力を持つスーパーコンピューターが必要といわれますが，2012 年に完成した日本のスーパーコンピューター「京」はまさに

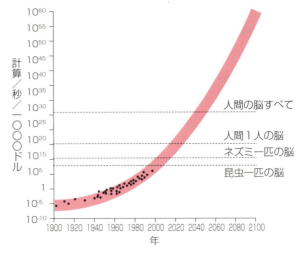

図 1.3　コンピューティングのネズミ算的成長（カーツワイルによる）

そのレベルに世界で初めて到達したものでした。脳の情報処理を担う神経回路全体の詳細なしくみの解明も脳機能スキャン技術の加速する進展やコンピューターシミュレーション研究の発展により急速に進むものと期待されます。

【8】　迫るメモリ革命

　これまでのところ，いくら CPU が速くなっても，いくら IoT が普及しても，ボトルネックはメモリです。CPU（2〜3 GHz）に比べればメモリのアクセス速度（20 MHz）は遅すぎるし，電気の消費も高く，容量は少ないし，コストも高いという弱点があり，CPU の性能を十分活かせないままです。これまでのコンピューターの構成はその前提で成り立っています（2.5 節を参照）。

　最近ようやく，新しい記憶保持技術として，「インテル 3D Xpoint テクノロジー」（DRAM 並みの速さでアクセスでき，SSD 並みの記憶容量をもち，かつ不揮発性）やフリン・中村による「マーチングメモリ」（処理速度が 30 GHz と CPU の 10 倍，これまでにない不揮発性のフラッシュ型メインメモリを作れる）などが登場しており，これらのメモリ革命が普及すれば，結局，演算・制御・記憶装置は CPU（GPU）と不揮発性の超高速メモリだけで補助記憶装置も不要というコンピューターの大きな構造変革が起きる可能性が見えています。

　現在はクラウドの活用がかなり盛んになっていますが，多くの人が有効な情報共有を図るためという必然的な側面もあります。一方では，データは安全面から近くに置きたいのだが，現在のコンピューターの能力の制約やコスト面の制約からやむを得ずにクラウドを利用しているという側面もあります。メモリ革命などが実現してカーツワイルの予測するようにコンピューターの能力が格段に上がったら，ネットワークに速度的かつセキュリティ的な限界があることと相まって，データの置き場所をよく考えて，必要なものは適切に近くに置こうという回帰も起きやすくなる可能性が考えられます。

第1章　演習問題

[**1.1**] 次のソリブジン事件についての文章を読み，以下の問題に答えましょう。

　1993年9月に，強い痛みをともなう皮膚病の帯状疱疹に効く新薬として，内服薬のソリブジンが発売された。ところが，その後一ヶ月ほどすると，このソリブジンとフルオロウラシル系の抗癌剤（テガフール，5-フルオロウラシルなど）を一緒に飲んだ患者に，白血球や血小板の数が急減するなどの重い血液障害の副作用が続出した結果，15人が死亡する大事件となった。このショッキングなソリブジン事件は，新聞をはじめマスコミでも大きく報道されたが，これまでのサリドマイドやキノホルム，クロロキン薬害のように1つの薬の服用によって起こった薬害や，あるいはエイズの原因となった血液製剤による薬害とは性質がまったく異なり，2つの薬の飲み合わせ（相互作用）によって多数の死者が出た初めての大薬害事件であった。この事件ほど，医薬品情報とその伝達の重要性を改めて認識させたものはない。最初の死亡例から1週間後に，厚生省から併用禁止の情報伝達の徹底の指示が出されたにもかかわらず，その後も死亡例は増え続け，最初の死亡例の報告から22日後の厚生省の記者会見によるマスコミの大々的報道によってようやくエンドユーザーである医師に併用禁止の情報が伝えられ，その後の犠牲が食い止められた。この事件の問題点として，まずは製薬会社が併用の危険について知っていたにもかかわらず，添付文書の注意に医師や薬剤師が併用の重大な危険を認識できるような記載をしていなかったことが挙げられる。いかに優れた医薬品であってもその適正使用のためのソフト，すなわち，情報が付加されない限りたんなる薬物であって医療に貢献する医薬品とはなり得ないのである。

　　出典：伊賀立二，澤田康文：薬の飲み合わせ―なぜ起こる，どう防ぐ？（ブルーバックス），（講談社，1996）

(1) ソリブジン事件は複数の薬品を併用する場合の怖さを悲劇的に示しています。下線部を具体的に説明してみましょう。
(2) ソリブジン事件を契機として，医薬品情報の提供に関してどのような変化がありましたか。
(3) あなたはソリブジン事件から何を学びますか。

[**1.2**] 電子カルテの必要性が認識され始めた次の文章を読み，以下の問題に答えましょう。

設備は最小限でも工夫次第

　平成元年から糖尿病外来をコンピューター化 → 市販のデータベースを使って処方，カルテ記載，次回予約表，入院時第1ページ記載，退院サマリー，近医への添書，他科からの依頼に対する指示などはすべてプリンタで出力し，署名すること以外ボールペンレスの外来です。簡単な操作法を他のスタッフにも説明した上で，病棟看護婦や栄養士，薬剤師にそれぞれ別ファイルを作成してもらい，それぞれIDでリレーションさせて外来ファイルからの患者情報閲覧を種々のパスワード制限下で可能にしました。看護婦や栄養士からの指導結果も外来のコンピューターで閲覧できるようにしています。

　癌といえば，糖尿病外来にコンピューターを持ち込んだのも癌がきっかけです。当地に赴任し糖尿病外来を引き継いで間もなく，糖尿病患者さんの中から癌の方が出てすぐ亡くなりました。これ

は恐いと思いました。私は糖尿病を診ているので，別の医師から治療を受けている癌については知らないと言えたとしても，医師としてこの状況のままでは耐えられないと考えました。ただ患者を何回か診察し，その方の血糖の状況やインスリンか経口剤か程度のことは覚えられても，投与量や食事指示カロリー，網膜症有無，腎機能低下状況などはとても覚えられません。ましてやいつ胸部X線写真を撮ったか，エコー所見はどうか，肝癌発生率が高いHBV・HCVが陽性かなど，いちいち毎回カルテをめくる余裕もなく，すべては不安の中に外来を繰り返すことになりました。そこで，これらのことをコンピューターに記録して検査日からの経過日数などをモニターに表示してもらうことにしたのです。特に抜けている部分や1年以上経過している検査は症状を尋ね，少しでも可能性があれば必要な検査を実施するようにしました。このことで，「患者の全身状態を把握できていないのでは？」という私のストレスはずいぶん減りました。生化学データをテキストファイル化してフロッピーディスクにコピーしてもらい，毎日データを追加して患者さんの説明用に自動的に打ち出せるようになったことは，その副産物です。

　血糖の正確な値を表示できることなどは，コンピューター化のメリットとしては，二の次です。より重要なことは生活や食事，病気に対する理解度など短い診察時間中にはなかなか得にくい本音を含めた貴重な情報を，スタッフから得やすくなった点にあります。これは糖尿病のチーム医療を継続していく上でコンピューター化がもたらした大きな収穫だと思います。糖尿病網膜症の予防のために，該当患者の眼科受診有無，最終受診日なども毎回しつこく尋ねなくてもモニター画面で把握できます。これは助かります。糖尿病網膜症は予防が主体ですから，未受診の方には強く勧められ，きちんと通院されている人には無駄に確認するロスが省けます。

　私は毎回型どおりの全身聴打診ができなくても，コンピューター化以前より患者さん全体を把握しているという自信があります。生活歴，既往症，アレルギー歴などもコンピューターが教えてくれます。何回も同じことを聞き返して「先生は私のことなど何も覚えていない」と思われていた以前より，「もう来月はご主人の一周忌になりますね。この1年大変でしたね」といかにもアナログ的な会話ができるようになったのもコンピューターがあればこそです。近くの開業医の先生と患者データのやりとりを始めつつあります。より円滑に医療を継続する上で患者さんにはプラスと思います。

出典：里村洋一　監修：電子カルテが医療を変える，日経BP社，2003

(1) この医師が診療の補助手段としてコンピューターを用いるようになったのはなぜでしょうか。
(2) コンピューター化がもたらした最も大きな収穫は何ですか。
(3) 文中の下線部に関して注意すべき点は何ですか。

[**1.3**] 次の文章を読み，以下の問題に答えましょう。

医療機関の情報化による診診・病診連携

　在宅医療対象者に対して当院で配布しているパンフレット（12.4節【2】を参照）では，3つの内容を紹介している。上段では，当院で行っている訪問診療に関する内容と，連絡方法である。中段では，24時間連携対象者への案内で，当院で連携している在宅医療専門の診療所への連絡方法

である。そして，下段では開放型病院の案内で，病院の主治医とともに診療を行う共同指導ということについて紹介している。このような内容を案内している在宅療養者の場合は，日常診療においても，また病状の急変時においても，これまでの経過や近々の病状について，24時間連携している医師や，入院を必要とした場合はその医療機関に速やかに情報が伝わる必要がある。こうしたことを実現するためには，ある時の診療情報を紙に記載するというこれまでの紙のカルテでは，一医療機関内で診療を行っているうちはよかったが，複数の医療機関で診療情報を共有することが求められる診診連携では，極めて非効率的な方法といえる。よって，医療機関の情報化，デジタル化が必要であり，電子カルテの導入が必然的に必要とされてくるものと考えられる。たとえば，当院では'90年に全面改装した際，検査データ等の電子保存を始め，その後まもなく，「eClinic」の電子カルテと医事会計システムをLANで繋いだ院内のLANシステムを構築した。そして現在は，代診や停電等を考えて診療終了毎に紙に印刷したカルテをクリアファイルに保存しているが，診療形態としては完全に電子カルテへの移行を終了している。'99年4月22日の厚生省の通達「診療録等の電子保存について」によって，真正性，見読性，保存性の3要件を満たした電子媒体上のカルテ等があれば，紙に記載されたものが無くとも公式に認められることとなった。このことによって，日常の診療で発生する多くの診療情報が，そのまま診診連携や病診連携に利用できることとなった。

出典：原寿夫：「郡山市における地域医療連携室の活動」，医療とコンピューター，Vol.12，No.7，(2001)

(1) 電子カルテの導入が必然的に必要とされてくるのはなぜでしょうか。
(2) 厚労省へアクセスして「医療情報システムの安全管理に関するガイドライン」(13.7節【1】を参照) を調べて「診療録等の電子保存」に必要な3要件について説明してみましょう。

第2章 コンピューターの仕組みと脳，人工知能

2.1 コンピューター内部の情報伝達と2進数

　コンピューターはすべて電圧がある一定のレベルに"あるか"，"ないか"，すなわち，1（オン）か0（オフ）の2つの信号だけで動いていて，これは数値の"1"，"0"に対応させることができます。したがって，コンピューターの世界は"1"と"0"の2つの値だけを取る **2進数のデジタル** な世界です。

　コンピューターに英文字"A"を覚えさせるにはどうすればよいでしょうか？　コンピューターは数字しか扱えないのですから，"A"に65を対応させ，"B"に66を対応させる，というように覚えておくべき文字・記号に別々の数字を対応させてやればよいわけです。人間は10進数に慣れていますが，コンピューターの世界は2進数です。

　$65（10 進数）= 1 \times 2^6 + 0 \times 2^5 + 0 \times 2^4 + 0 \times 2^3 + 0 \times 2^2 + 0 \times 2^1 + 1 \times 2^0$

なので，10進数の65は2進数で表すと1000001ですから

オン	オフ	オフ	オフ	オフ	オフ	オン

なる電気信号の並びで"A"を表現することになります。実際に，JIS（ASCII）コードでの"A"はこのように表現されています。1000001の各桁を **ビット**（**bit**）と呼び，情報量の基本単位になっています。また，1ビットを8つ並べた大きさを1 **バイト**（**byte**，Bと略す）と呼び，記憶領域の大きさを表す基本単位になっています。これは，1バイトで表せる値は，00000000（10進数の0）〜11111111（10進数の255）の256種で，荒っぽくいうなら，英数字・基本的な記号を表現するのに1バイトの情報量で十分だからと考えておいてよいでしょう。8ビットのコンピューターというとき，そのコンピューターの能力では一度に8桁の2進数で情報を表現して伝達できることを意味します。初期のパソコンは4ビットや8ビットのコンピューターでしたが，半導体集積技術の進歩により，現在のパソコンは32ビット以上の処理能力が必須であり，64ビットのパソコンも広く普及しています。

　コンピューターの内部情報伝達がデジタル信号の集団によることに注目すると，コンピューターの性能に関して次の3点がすぐわかります。

① ビット数が大きいコンピューター（の中のプロセッサ）ほど，処理速度が速くなり，利用できるメモリの容量も大きくなる。

② 動作周波数が大きいほど，コンピューター（の中のプロセッサ）の処理速度が速くなる。

③ プロセッサを複数持っているコンピューターでは，複数のプログラムを並列に実行できるため，総合的な処理速度は速くなる。

　8ビットのコンピューターに比べて，32ビットのコンピューターでは一度に4倍のデータを扱えます。また，オン・オフを表現する電気的なパルス信号が動作するスピード（**動作周波数**）が速い

ほど情報伝達が速いからです。動作周波数はヘルツ（Hz：1秒あたりの振動数）という単位で表しますが，たとえば同じプロセッサであっても，動作周波数が 866 MHz（1秒間に8億6600万回）よりも 1.6 GHz（1秒間に 16 億回）のほうが，処理速度は速くなります。つまり，一度に多くのオン・オフ信号をまとめて，すばやく伝達できるほどコンピューターは複雑な情報を速く処理できることになります。

2.2 論理回路

　現在のコンピューターは**ノイマン型**と呼ばれ，数学者のフォン・ノイマンが考案した基本構造に従って作られています。そのポイントはコンピューターの行う命令実行，データ操作などのすべての処理が 0 と 1 の表現だけで成り立っていることです。この点はすでに 60 年以上も基本的には変わっていません。

　どうやって 0 と 1 でコンピューターが動いているかというメカニズムは意外とシンプルです。コンピューターの開発に最も重要であったのは，計算のベースを 10 進数でなく 2 進数においたことで，これにより先人達がいろいろと試みても歯が立たなかった 10 進数を使うコンピューターの計算メカニズムの複雑さから開放されました。2 進数で計算させるコンピューター設計に突破口を開いたのは**ブール代数**と呼ばれるあまりコンピューターに関係がなさそうな数学理論でした。19 世紀イギリスの数学者ブールは論理や推論を数式で表す方法を，当時人間の思考というのは数学では扱えないものと考えられていたにもかかわらず，20 年の歳月をかけて開発しました。ブールはその論理が正しければ 1，間違っていれば 0 と置き換えることで，それをベースに論理や推論の数学的処理を可能にしたのですが，0 と 1 をベースとするブール代数は 2 進数で計算する電子回路の設計にそのまま役立つものだったのです。ブール代数では **AND**（**論理積**），**OR**（**論理和**），**NOT**（**否定**）のわずか 3 つの演算を組み合わせることでさまざまな計算が可能になるので，コンピューターもこれらの 3 つの基本回路がありさえすれば，それを組み合わせるだけでどんな 2 進数の計算もできることになります。

> **Point**
> 　ノイマン型コンピューターの基本は **2 進数計算**と**ブール代数**（AND, OR, NOT）で成り立っています。

　AND，OR，NOT などの働きをする回路を**論理回路**と呼んでいます。コンピューターのハードウェアの大部分はトランジスタ，IC（集積回路）などで構成される 3 種類の論理回路を組み合わせて作られています。

■ AND 回路

　AND 回路は 2 つの入力端子があり，そのすべてに信号が入力された（1）のときにのみ出力（1）を出します。

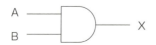

AND（論理積）		
入力		出力
A	B	X
0	0	0
0	1	0
1	0	0
1	1	1

■ OR 回路

OR 回路には 2 つの入力端子があり，少なくとも 1 つの入力端子に信号が入力された（1）のときに出力（1）します。

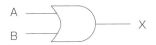

OR（論理積）		
入力		出力
A	B	X
0	0	0
0	1	1
1	0	1
1	1	1

■ NOT 回路

NOT 回路は入力端子が 1 つで，信号が入力される（1）と出力はせず（0），信号が入力されない（0）と出力（1）します。

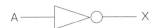

NOT（否定）	
入力	出力
A	X
0	1
1	0

■ 1 桁の足し算回路

1 桁の数同士の足し算回路をどう作ればよいか，という実例を考えてみます。2 進数の場合，1 桁の数同士の足し算は $0+0=0$，$0+1=1$，$1+0=1$，$1+1=10$ の 4 通りしかありません。$1+1=10$ では桁の繰り上がりがあるのでこれを他の 3 つと比べて特別扱いすると話が複雑になります。

そこで，残りの場合も $0+0=00$，$0+1=01$，$1+0=01$ と書くことにして，1 桁同士の足し算の結果は 2 桁の数なので，その上位の桁と下位の桁をそれぞれ別の回路で作ることにすると，意外と簡単に AND，OR，NOT を組み合わせた図のような回路で実現できます。

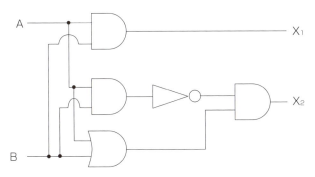

一桁の数同士の足し算			
入力		出力	
A	B	X_1（上位）	X_2（下位）
0	0	0	0
0	1	0	1
1	0	0	1
1	1	1	0

上位の桁を表現するのは AND 回路ですが，下位の桁を表現する合成回路は A，B のどちらか一方にのみ信号入力があるときだけ出力するという回路で **XOR 回路** と呼ばれています。

つまり $X_2 = A$ XOR B の関係があります。

足し算と NOT 回路があれば実は引き算の回路を作ることができ，足し算の繰り返しで掛け算，引き算の繰り返しで割り算が実現できるので，これですべての演算ができるようになります。

2.3 脳とコンピューターの違い

前節で述べたように，現在のノイマン型コンピューターは論理回路をベースとして**デジタル（離散的）**だけでできていて，一度に一回の逐次コンピューティングを非常に高速に実行する情報処理

の機械でした．ヒトの脳も高度な情報処理を行っていますが，その仕組みはコンピューターと違うのでしょうか？ 実は，コンピューターとは対照的に，人間の脳はデジタルとアナログ（連続的）の手法を併用しており，ほとんどのコンピューティングを神経伝達物質とそれに関わるメカニズムを用いてアナログの次元で行っています．

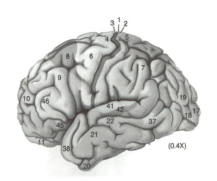

図2.1 ブロードマンの脳地図
出典：「神経科学：脳の探求」M. F. ベアー他（著），加藤宏司他（監訳）（西村書店，2007）

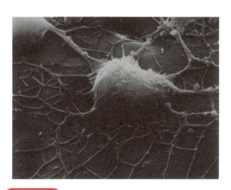

図2.2 ヒトのニューロンの電子顕微鏡写真
出典：「新・脳の探検（上）」フロイド・E・ブルーム他（著），久保田競他（監訳）（講談社ブルーバックス，2004）

図 2.1 に示すように，脳はさまざまな情報処理を行う50余にもおよぶ領野から構成されており，各領野にはブロードマンにより機能分類された番号が付いています．進化的には，大脳皮質（前頭葉，側頭葉，頭頂葉，後頭葉），大脳辺縁系（海馬，視床，扁桃体），大脳基底核，小脳，脳幹，などに分類できます．

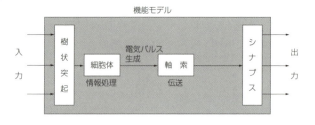

図2.3 ニューロンのモデル（発火）

もう少しミクロに見ると，脳を構成する最小単位は図 2.2 に示す神経細胞（ニューロン）であり，脳全体では千数百億におよぶニューロンが存在することが知られています．ニューロンには図の真中に見える大きな細胞体があり，自身の持つ多数の樹状突起により他のニューロンから数千以上にもおよぶシナプス結合を通して信号を受け取り，その総和が閾値を越えると軸索からパルス信号を出力（発火と呼ぶ，図 2.3）して，軸索末端でシナプス結合

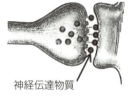

図2.4 シナプスでの情報伝達

した他のニューロンへ伝導して行きます（図 2.4）．このようにして領野内で密につながったニューロン群とそれらがさらにさまざまにつながって脳全体の情報処理を行っており，多数のニューロンがつながったネットワークを神経回路と呼びます．脳にはさまざまなタイプの結合様式からなる神経回路が存在しており，その情報処理の特徴と関係しています．たとえば，小脳では脳全体の半数以上のほぼ千億におよぶニューロンが神経回路を構成していますが，基本的には図 2.5 に示すよう

に，ニューロンはS層（入力層），A層（中間層，構成ニューロンは**顆粒細胞**と呼ばれる），R層（出力層，構成ニューロンは**プルキンエ細胞**と呼ばれる）の3層に分かれて存在しており，他の領野から入力信号が送られて来ると3層回路で情報処理を行いR層から出力して他の領野に伝えますが，この際，**登上線維**と呼ばれる教師役のニューロンの働きにより，与えられた入力信号に対する最適な出力を生み出せるまで神経回路の全シナプス結合はその個々の強さが調整される（シナプス結合は**可塑性**を持つと呼ぶ）ことが知られており，これは**学習**することに相当します。

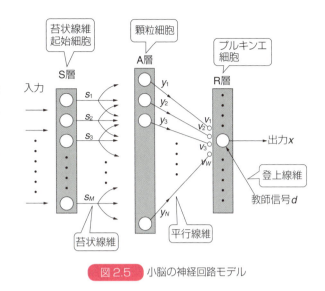

図2.5 小脳の神経回路モデル

【1】 脳の情報処理の特徴

現在までの知見をもとに脳の情報処理の基本的特徴をまとめてみましょう。

① **非線形素子**（入力が少し変化しただけで出力が大きな変化をすること）であるニューロンをその基本構成素子とし，ニューロン間のシナプス結合には**興奮性**と**抑制性**の2種類がある。

ニューロンの動作速度はmsecのレベルと極端に遅く，コンピューターの電気伝導の百万分の1程度です。

② 神経回路による**並列分散処理**を基本として，高度に構造化された大規模階層システム。

個々のニューロンの動作速度は遅くとも，脳全体としては超並列処理を行います。つまり，脳にはニューロン関接続が100兆の桁数で存在し，そのひとつひとつが情報を同時に処理できます。たとえば，視覚の初期過程における網膜から視床後部の外側膝状体へ至る神経線維の本数は百万本にも及び，1秒当たり10^6～10^8ビット程度の膨大な情報が入力されます。このような超並列処理は脳の至る所に見られます。脳が遅いニューロンを用いて，現在のコンピューターの苦手な**パターン認識**を，このような短時間で行い得るメカニズムは，その超並列処理にあると考えられます。

③ 学習能力，**自己組織能力**を持っている。

脳内のひとつの領域内のシナプス結合の細部は，当初はランダムに設定されていますが，外界や環境との相互作用を通してさまざまな事項を学習しその情報を記憶し，自己組織化していきます。また，それぞれに特定の機能を担う数百の領域をまとめるアーキテクチャがあり，領域間を特定のパターンで結合しています。このメカニズムの解明は現在も活発に行われていますが，基本的には，ニューロン間のシナプス結合の強さの変化や，新しいシナプス結合の形成などのハードウェアの可塑性によるものです。生理実験により，小脳の長期抑圧型シナプス，大脳海馬の長期増強型シナプス，アメフラシのセロトニンが関与した感作型シナプスなどのシナプス伝達効率の変化や，中脳赤核細胞における新しいシナプスの発芽などに関する具体的な実験データが蓄積されており，ま

た，それらの可塑性の分子的メカニズムも解明されつつあります。

　脳はニューロンの再生やシナプス結合の可塑性を持っていますが，脳に回復力があるのは，脳が深く絡み合ったネットワークであり，その中で情報がある地点から別の地点へと，あたかもインターネットのように，いく通りもの方法で進むことができるからと考えられています。そのような脳の驚くべき柔軟性の例にふれておきましょう。米国で実際にあった話ですが，幼少の頃からの水頭症により頭蓋骨内に脳脊髄液がたまるため一般人の10％程度の大脳容積しかなかった大学生でありながら数学専攻の秀才がいたそうです。また，一方の大脳半球がほとんど壊死したり，小脳が全て損傷した場合でも，ほぼ完全な機能復元が起こり得ることも知られています。

2.4 人工知能

　人工知能（Artificial Intelligence, **AI**）という言葉が初めて登場したのは世界初のコンピューターの誕生から10年後の1956年，今から60年前のことでした。コンピューターの圧倒的な計算力を目にした当時の人たちは，コンピューターがいつしか人間の能力を超えるだろうと思ったのです。しかし実際には，人間レベルの能力を持つ高度なAIが可能になりうる時代を迎えたのはつい最近のことです。このことは1章の図1.3で示したようにコンピューターの能力は指数関数的（ネズミ算）に成長してきたことと関係しています。

　現在ではAIといえばニューラルネットワーク（Artificial Neural Networks, NN）のことだと考えてよいでしょう。NNは生物（ヒト）の脳の仕組みの基本的な部分をコンピューター上に実装するものですが，前節で述べた小脳にみられる3層からなる階層型神経回路を実装したNNは出力のエラーを最小化するようにニューロンの重み結合を変えていく**誤差逆伝搬学習**（Back Propagation Learning, **BP学習**）により入力に対応した正確な出力を可能とする（正答率の高い）ものでした。まず正解を与えて学習させる学習フェーズがありこれには時間がかかります。3層でも多くの課題に対して高い正答率が得られましたが，画像認識などの難しい問題では正答率も低くなります。前節で紹介した3層のNNを，4層，5層とさらに何層にも深く（ディープに）して行けばもっと精度が向上するだろうと思われますが，試してみるとそうなりませんでした。結局，深い層だとBPが下の方までうまく届かないのでした。その後も研究は進められ，2006年頃までにはカナダのヒントン博士らにより，(1) 1層ずつ階層ごとに学習していく，(2) 自己符号化器（オートエンコーダー）という「情報圧縮器」を用いる，という新たな仕組みをBP学習に取り入れることでディープに多層化できることが示され，画像認識などの問題の正答率が大きく向上しました。この方法は**深層学習**（**Deep Learning**, DL）と呼ばれるようになりました。オートエンコーダーでは，「出力」と「入力」は同じにします。例えば，「手書きの3」の画像を入力して，答えは同じ「手書きの3」の画像と教えるわけです。入力と出力を同じにすると，中間層のところに，その画像の特徴を表すものが自然に生成されます。入力層と出力層に比べて，中間層が細くくびれている（低次元）と入力はいったん「細いところを通って」出力されますが，その時に，出力がもとの入力とできるだけ近いものになるように重みづけが修正されることになります。コンピューターは復元エラーが最小となるような，適切な特徴表現を探すのです。ひたすら同じ画像のエンコーディングとデコーディングを繰り返すうちに，いかに効率的に少ない情報量を経由して元に戻せる

かを学習して行き，そして，答え合わせの成績がよい時に中間層にできているものが，よい**特徴表現**となります。例えば，Google 社では 2012 年に，大量の画像を学習させて行くとコンピュータが自動的に特徴抽出能力を持つようになり，猫の存在を自発的に認識できるようになったと報告しています（図 2.6）。DL は AI 分野でこれまで解けなかった「特徴表現をコンピューター自らが獲得する」という問題にひとつの解を与えるものでした。AI による画像認識能力は 2012 年には 85%，さらに 2015 年には 95% と現在ではヒトの脳の画像認識率 94% を超える段階に達しています。DL では（1），（2）だけでなく，同時に「入力信号」にノイズを加えることで，得られる特徴量や概念の頑健性（ロバスト性）につなげています。

ただし，これらの最近の人工知能の発展は，上記の「学習アルゴリズムの改善」だけでなく，「インターネットによるビッグデータの普及」，「GPU（2.6 節を参照）をはじめとする計算パワーの増加」，といった 3 本柱の進展のおかげで初めて可能になりました。

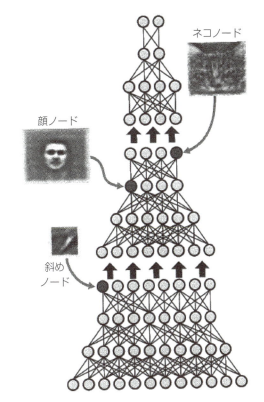

図 2.6 自分でネコを認識できるようになる人工知能

出典：「人工知能は人間を越えるか」松尾豊（著）（角川 EPUB 選書，2015）

これらの成果が，昨今の「自動運転」を始めとする，画像分類・物体認識，顔認識，音声分析・自然言語処理，リコメンデーション，医用画像分析，地質調査などでの DL 技術の急速な広がりにつながっています。Google，Amazon，Facebook のような最先端 IT 企業はもちろん，医療機器メーカー，ロボットメーカーなどが日々さまざまな研究開発を行っています。

2016 年には Google 翻訳（14.1 節を参照）の質が大きく向上しましたが，これは「こういう並び順で出てきた日本語の単語列は，こういう英語の単語列として翻訳されることが多い」という規則性を DL により高度に学習できるようになったおかげであり，人の翻訳に近い自然な翻訳文が可能となりました。現在の DL には，数千から数万の正解付きデータが必要という制約もあるため，医療データの解析などにはさらなる方法の進展も必要です。現在の活発な AI 研究の状況からすれば，脳に存在する階層型以外の神経回路の研究をはじめ，脳全体の研究が進み，早ければ 2030 年頃には人間と同等の能力を持つ汎用 AI が誕生すると予想する専門家もいます。

2.5 パソコンの基本構成

　半導体集積技術の急速な進歩が，一昔前までは大型で高価なものであったコンピューターに小型化，低価格化をもたらし，現在では高性能のコンピューターを個人が机の上で気軽に使えるようになりました。これが**パーソナルコンピューター**で，略して**パソコン**と呼ばれています。

　ハードウェアから見たパソコン（／全てのコンピューター）の基本構成は，通常，**演算**，**制御**，**記憶**，**入力**，**出力**，**ネットワーク**の6つの装置から構成されています（**図2.7**）。

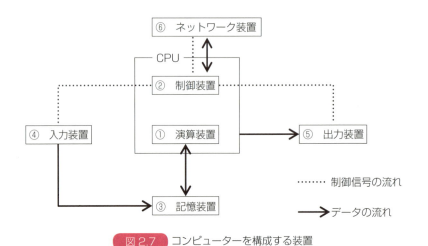

図2.7　コンピューターを構成する装置

① 　演算装置：さまざまな算術計算や論理演算などを行う。
② 　制御装置：入力された命令を解読し実行する。演算装置と制御装置を合わせた部分は **CPU**（Central Processing Unit，**中央演算装置**）と呼ばれ，コンピューターの頭脳にあたる。
③ 　記憶装置：データやプログラムを記憶する。
④ 　入力装置：コンピューターに行わせたい命令を入力する。
⑤ 　出力装置：コンピューターが処理した結果を表示する。
⑥ 　ネットワーク装置：他の機器やコンピューターと通信する。

　入力装置，出力装置，補助記憶装置などはパソコン本体に接続して利用するものなので，**周辺機器**とも呼ばれます。

2.6 中央演算装置（CPU）と映像演算装置（GPU）

■ CPU

　人間の脳にあたるコンピュータの中枢部分は，**CPU**（Central Processing Unit，**中央演算装置**）と呼ばれます。パソコンのCPUはたった数cm角の1つの**LSI**（Large Scale Integration，大規模集積回路）チップに集約されています。CPUは演算装置と制御装置から構成されており，入力された命令を解読して実行したり，メモリやその他の装置との間のデータ転送機能を受け持っています。CPUが一度に処理できるビット数に応じて，32ビットCPU，64ビットCPU，などと呼び

ます。CPUは電気的パルス（クロック）に同期して動作しますが，CPUが動作可能なクロック周波数の上限はCPUによって異なります。同じ構造のCPUであればクロック周波数が高い方が高速に動作しますが，違う種類のCPUでは内部の構造が異なりますので，性能を単純に周波数だけで比較することはできません。

内部に複数の演算回路（コア）を持つマルチコアCPUを使うと，パソコンからは複数のCPUがあるように見えます。そのような環境ではアプリを分担して並列に実行することができるため，同じクロック周波数でもコアの数の分だけ高速に演算処理できます。

現在，高速・高性能なパソコンのCPUには米インテル社のCore i3, Core i5, Core i7やCeleron，米AMD社のAシリーズ，FXシリーズが多く使われています。ノートパソコン用では，インテル社のAtomなど，低発熱・低消費電力を特徴とするCPU，また，スマートフォンやタブレット等の携帯用の情報機器には，ARM系と呼ばれるCPUがそれぞれ広く使われています。

■ **GPU**

コンピュータの仕事の中でも画像処理（コンピューターグラフィックス）には膨大な数の計算が伴います。特に3Dグラフィックスやバーチャルリアリティ（VR）を実現するには，CPUが得意とする高速な逐次演算能力だけでなく，多数の数値計算を同時並行して行う**並列処理**能力も欠かせません。画像処理に適した高い並列計算処理能力を持つ専用の**映像演算装置**（**GPU**, Graphics Processing Unit）が世界で初めて実用化されたのは1999年でした。最近では，GPUの高い並列計算処理能力がコンピューターグラフィックス以外にも広く応用されるようになりました。特に，2.4節で述べた深層学習にGPUが使用され威力を発揮しています。2.4節（図2.6）で述べた深層学習では，CPUのみを使用したサーバーが1000台も必要でした。同じ計算がGPUを用いるとたった12個で実現しています。

2.7 記憶装置

情報を記憶するための装置で，1ビットを記憶するための電子部品を**記憶素子**と呼びます。記憶素子として**集積回路**（**IC**）（あるいはLSIやVLSI）が用いられています。

■ 記憶容量の単位

記憶装置の性能は，どれだけたくさんの記憶ができるか，つまり，**記憶容量**の大きさで測ることができます。単位としては「バイト」を用います。記憶装置にはバイト単位で0から始まる番号が付けられていて，この番号を**番地**や**アドレス**と呼んでいます。1KBのメモリなら0から1023番地までのアドレスが付けられていて，それぞれの番地に1バイトのデータが保管されています。

多くの場合，1バイトは**英数字**の1文字，2バイトは漢字やひらがな1文字に当たるので，たとえば800バイトの記憶容量があれば，「英数字」800文字分，「漢字やひらがな」なら400文字分（原稿用紙1枚）記憶できます。

人間の10進数の世界では1 km=1000 m，1 kg=1000 gですが，コンピューターの2進数の世界では1000は2の整数乗で表すことはできないので，一番近い$1024=2^{10}$バイトを1キロバイト，さらにその$1024=2^{10}$倍を1メガバイト…と呼ぶ約束になっています。以下，2^{10}倍ごとに，**表2.1**に示した接頭辞が定義されています。

【1】 主記憶装置

■メインメモリ

　半導体素子によって作られた高速で動作する記憶装置で，**メインメモリ**と呼ばれます。CPU は超高速で演算（一連の命令）を実行しますが，その対象となるプログラムやデータは補助記憶装置に格納されており，補助記憶装置の動作は低速なので，このままでは演算の結果を得るのも低速になってしまいます。そこで，高速で動作できるメインメモリが，1つのまとまった仕事で必要になるプログラムやデータを一時的に記憶しておく場所となることで，CPU が超高速で命令を実行できる能力を活かして演算の結果を高速で得られるようにする役割を果たしています。

　メインメモリには，読み出し専用のメモリ（**ROM**, Read Only Memory）と，読み書きができるメモリ（**RAM**, Random Access Memory）があります。ROM は，パソコンの起動に必要なプログラムやデータをあらかじめ書き込んでおき，電源を切っても記憶内容は消えません（**不揮発性**）。RAM は，パソコンを使用中に読み書きが自由にできるメモリであり，これを有効に使ってパソコンは作業をします。電源を切るとデータは消えてしまいます（**揮発性**）。メインメモリは短期記憶とでもいうべきもので，人間の脳なら海馬の役割に似ています。

　実行中のプログラムやデータはメインメモリに書き込まれている必要があります。しかし，その記憶容量には限界があり，多数のアプリや大量のデータを扱うアプリを実行すると，容量が不足する場合があります。そこで，メインメモリの容量が不足した場合には，データの一部を一時的に補助記憶装置に退避してメインメモリの容量を確保し，必要になった時にまた書き戻すという機能が OS には備わっています。このようにして，実際のメインメモリよりも大きい仮想的なメインメモリを提供する機能を**仮想記憶**といいます。仮想記憶のおかげで大きなメモリ容量を要求するソフトウェアも実行できますが，補助記憶装置への退避と書き戻しには時間がかかるため，動作は遅くなってしまいます。要求されるメインメモリの容量は OS によっても異なり，32 ビット版の Windows 10 は最低 1 GB，64 ビット版の Windows 10 は 2 GB が必要です。快適に使用するためには，この 2 倍程度の容量のメインメモリを搭載することが望まれます。

■キャッシュ

　キャッシュはメインメモリに比べて小容量の記憶装置で高価ですが CPU と同等の超高速な動作が可能です。そこで，キャッシュを CPU とメインメモリの間に置いて，一連の演算で何度も使用されるメインメモリのデータをここに読み込んでおけば，2 度目からは超高速な読み込みができるので演算全体の結果をより高速で得ることができます。

【2】 補助記憶装置

　主記憶装置を助けるのが補助記憶装置で，本体の外部に接続して利用されることも多かったので外部記憶装置と呼ばれます。補助記憶装置は低速ではあるものの，パソコンの電源を切った後でも記憶を保持し，必要なときに再利用できます。補助記憶装置は長期記憶とでもいうべきもので，人間の脳なら側頭葉などの役割に似ています。

　文字データだけの場合は**表 2.1** に示したように 1 GB の記憶容量があれば膨大なデータを保存できます。しかし，画像，音声，動画といったマルチメディアデータの容量は大きいため，ますます大記憶容量の補助記憶装置が求められるようになってきています。

表2.1 記憶容量の単位と接頭辞

1 B（バイト）	$= 2^0$ バイト＝1バイト＝1字
1 KB（キロバイト）	$= 2^{10}$ バイト＝1,024バイト＝約1000字
1 MB（メガバイト）	$= 2^{20}$ バイト＝1,048,576バイト＝約100万字
1 GB（ギガバイト）	$= 2^{30}$ バイト＝1,073,741,824バイト＝約10億字
1 TB（テラバイト）	$= 2^{40}$ バイト＝1,099,511,627,776バイト＝約1兆字
1 PB（ペタバイト）	$= 2^{50}$ バイト＝1,125,899,906,842,624バイト＝約1千兆字
1 EB（エクサバイト）	$= 2^{60}$ バイト＝1,152,921,504,606,846,976バイト＝約100京字

■ ハードディスク

ハードディスクドライブ（Hard Disk Drive, **HDD**）は固定ディスクとも呼ばれ，多くの場合，本体に内蔵されていますが，USB接続のリムーバブルなHDDもよく利用されています。HDDは磁性体でできた円盤状のディスクを1つの軸上に1枚から数枚とりつけた構造になっており，ヘッドで高速で回転するディスク上を走査し，磁気によってデータを読み書きします。記憶容量はかなり大きいですが，データの処理速度はCPUやメモリに比べ低速です。内部は精密につくられているため，衝撃などを与えるとディスク面を傷つけてしまい使えなくなります（**ディスククラッシュ**）。湿気にも弱いので注意しましょう。

OSとアプリをはじめHDDには通常大量のデータが保存されているので，ディスククラッシュを起こさないよう注意するとともに，**バックアップ**を取っておくことが大切です。重要なシステムでは，複数のHDDを用意しておいて，データを常に両方のHDDに同時に書き込む（**ミラーリング**する）ことにより，仮に片方のHDDが破損した場合でもすぐに復旧できるようにする，**RAID1**（Redundant Arrays of Inexpensive Disks）という仕組みが使われています。RAIDには目的に応じてRAID 0，RAID 1，RAID 5，RAID 6，RAID 1＋0があり，使い分けられています。

■ SSD

ハードディスクには衝撃に弱く動作速度も低速という限界があります。そこで，HDDに代わる補助記憶装置として，半導体メモリを利用したソリッドステートドライブ（Solid State Drive，**SSD**）が普及しています。SSDには可動部がないため，衝撃に強くHDDより高速な読み書きが可能ですが，価格はHDDより高くなります。SSDの書き込み回数には上限がありますが，同じ場所を集中して書き換えないような工夫をすることで，長期間の使用にも耐えられるようになっています。

■ USBメモリとメモリカード

フラッシュメモリは，電源を切っても内容が消えず（不揮発性），かつ書き換えが可能な半導体素子です。このフラッシュメモリとUSB端子を組み合わせたのが**USBメモリ**で，数GB〜数十GBの容量を持つものも多く，広く利用されています。

デジタルカメラの普及で一般的になった**メモリカード**もコピーのための一時的な記録媒体としてよく利用され，記憶容量も数GB〜数十GBのものが多くなりました。メモリカードにはSDメモリカードやメモリスティックなど，何種類かの規格があり，パソコンで読む場合にはそれぞれの規格に対応したカードリーダー装置が必要になります。

> **参 考**
> USB（Universal Serial Bus）は周辺機器を接続するためのインターフェイス規格で，USB コネクタはデータ転送用ピンと電源供給用ピンを持ち，プラグアンドプレイやホットプラグに対応しているため，パソコンの使用中，必要になったときに接続してそのまま利用できます。USB 端子は分岐することも可能で，最大 127 台までの機器が接続できます。たとえば，USB マウスを 2 つ以上接続すればどちらのマウスでも操作できます。USB 2.0 規格では最大 480 Mbps（480 M ビット／秒），また，USB 3.0 規格では最大 5 Gbps（5 G ビット／秒），SB 3.1 規格では最大 10 Gbps（10 G ビット／秒）でデータの転送が行われます。

■光ディスク

円盤状のメディアにデジタルデータを記録し，レーザー光線を当てて信号を読み取る補助記憶装置を**光ディスク**と呼び，主な規格には **CD**（Compact Disc），**DVD**（Digital Versatile Disc），**Blu-ray**（ブルーレイ）があります（**表2.2**）。これらの形状はいずれも直径8〜12 cm，厚さ1.2 mmと共通ですが，記録できる容量や読み書きの速度が異なります。また記録方式により，読み取り専用，一度だけ書き込める（ライトワンス），消去して何度でも書き込みができるもの（リライタブル），があります。

表2.2　光ディスクの規格

規格	読み取り専用	一度だけ書き込み可（ライトワンス）	消去後何度でも書き込み可（リライタブル）	容量
CD	CD-ROM	CD-R	CD-RW	640〜800 MByte
DVD	DVD-ROM	DVD-R DVD+R	DVD-RW DVD+RW DVD-RAM	1.4〜17.08 GByte
Blu-ray	BD-ROM	BD-R	BD-RE	25〜50 GByte

読み取り専用の光ディスクには書き込むことはできませんが，工場でのプレスによって作成できますので，音楽，ソフトウェア，データベースの配布など，同じ内容のディスクを大量に生産するような用途に向いています。

一度だけ書き込める光ディスクでは，ディスクの内部にある薄い有機色素膜の層を，レーザー光線の熱で変化させる（焼く）ことでデジタルデータを記録します。この方法では層の状態変化が不可逆なので書き込みは一度しかできませんが，その特性を生かして，公文書や重要文書の保存などにもよく使われています。また，他の人に見せたい・プレゼントしたい写真・動画・音声を保存するのにも適しています。

何度でも消去して書き込みできる光ディスクでは，ディスクの内部にある結晶状態の膜にレーザー光線を照射し，アモルファス（非晶質）状態の凹凸を形成してデジタルデータを記録します。記録時より弱いレーザー光線を照射することで，アモルファス状態の膜を加熱して結晶状態に戻し，データを消去できます。この方法は可逆なので何度でも書き込みができます。

これらの光ディスクの読み出し／書き込みに要する時間はドライブの機能に依存します。また，ディスクメディア側の規格で書き込み速度の制限が生じる場合もありますので注意が必要です。

以前は光ディスクへの書き込みを行う場合，現在のOSはデータを小さいパケット単位で書き込んでいくパケットライト方式に対応しているので，光ディスクをフォーマット（初期化）しておけば，ドラッグ＆ドロップで書き込み，読み出しを行うなど，HDDと同じような使い方も可能です。

■記憶装置の利用と記憶容量

最近のパソコンでは，1～10 GB程度の主記憶容量，500 GB～数TB程度の補助記憶容量が普通に使用されるようになっています。1000ページの文字データのファイルが1000冊あるなら，100万ページあることになりますが，このくらいの書類はほぼ4トントラック1台分になるといわれます。これは1ページ1000字として10億字ですから，1 GBの記憶容量に相当します。結局，4トントラック1台分の書類が，電子化すると2枚のCDに収まることになります。ちなみに，この情報量はステレオ音楽の約2時間分の情報と同じということになります。

巨大な情報量を取り扱うものにゲノム情報があります。ヒトの遺伝情報は，**DNA**の中に暗号化して保存されていますが，このDNAは，A, T, G, C（アデニン，チミン，グアニン，シトシン）の4種類の核酸塩基が，約30億対並んだひも状の二重らせん構造を持っています。DNA配列の乱れや欠損などによる疾病は数千種類あるとされているので，ゲノム研究が進めば，ガンやAIDSなどの解明や，これまでの医療技術では対応が困難だったアルツハイマー病などの予防や治療法の開発も前進すると考えられています。このゲノム研究で，30億塩基対の情報をさまざまな側面から解析するには，数百GBのディスクが必要といわれます。

■データの読み書き速度

これまで見てきた記憶装置にデータを書き込んだり，読み出したりするのに要する時間はその原理に依存しさまざまですが，改良が加えられ高速化してきました。同じ装置でも一般には書き込みと読み出しではその速さが異なります。また，CPUから記憶装置に読み書きの命令を出してから，転送が開始されるまでの時間（**アクセス時間**）は，装置の種類によって大きく異なります。**表2.3**に示した速度・アクセス時間はおおまかな目安ですが，大きな速度差があります。

表2.3 主な装置のデータ処理速度

装置	読み込み速度（目安）	アクセス時間（目安）
CPU	10,0000 MByte/s	1 ns
主記憶装置（メモリ）	10000 MByte/s	10 μs
SSD	500 MByte/s	100 μs
HDD（磁気ディスク）	100 MByte/s	10 ms
USBメモリ	100 MByte/s	100 μs
DVD（光ディスク）	20 MByte/s	100 ms
CD（光ディスク）	8 MByte/s	100 ms

2.8 入力装置・出力装置とタブレット端末

利用者がコンピューターに命令やデータを与えるための装置が入力装置です。さまざまな入力装置の中で一番よく利用されるのが**キーボード**と**マウス**です。これらの他にも，コンピューターの画面を直接触って入力するタッチパネル方式や，人間の声をマイクに入力しコンピューターに判別させる方法により命令や文字入力を行う「音声認識方式」，ペンで書きなぞった圧力を電気信号に変換しコンピューターに伝える「ペン入力方式」なども開発されています。これらの入力方式では，いまだコンピューターへの誤入力が起こりやすく，長い文章を入力するのにはやや困難が伴います

が，キーボードに不慣れな人や指を使えないときの補助的な手段としても有用でしょう。これらの入力装置とパソコンはケーブルで接続する場合が多いですが，パソコンと入力装置の両方が通信規格の **Bluetooth**（ブルートゥース）に対応していれば，無線で接続することもできます。

【1】 キーボード

キーボード上の文字・数字・記号・制御を表すキーを押すことにより，その文字などをコンピューターに伝えます。キー配置は一般的には使用頻度の高い文字を押しやすい場所に配置してあり，慣れると非常に使いやすい並びになっています。キーボードはコンピューターと対話する最も基本的な入力装置なので，キーボードに慣れることはパソコンを利用する前提となります。

【2】 マウス

机上での手の動きに合わせて画面上のポインターを任意に設定することができる，形状が"ねずみ"タイプの入力装置です。マウスに内蔵したボールや光センサーによってX-Yの2軸方向の移動を検出し，連動して画面上のポインターを動かします。現在のパソコンは基本操作が **GUI** (Graphical User Interface) であり，初心者にもフレンドリーな操作環境が用意されていますが，これを可能にしているのが入力デバイスとしてのマウスです。マウスのように画面上の位置を指示して命令を出す装置を一般に **ポインティングデバイス** と呼び，マウスほどスペースを取らないものもいろいろ考案されています。それらには，ポインティングスティック，タッチパッド（トラックパネル），ライトペン，トラックボール，ジョイスティックなどがあります。

【3】 モニター（ディスプレイ）

パソコンからの出力を **表示（ディスプレイ）** するという意味です。パソコンの内部を監視（モニター）するという意味で **モニター** とも呼ばれます。モニターの大きさは，テレビと同じく対角線の長さ（インチ）で表示します。モニターは文字や図形を点の集まりで表現しますが，この点の最小単位を **画素（ピクセル）** と呼び，モニターの縦横のピクセル数で解像度を表示します。

従来よく使われた **CRT**（Cathode Ray Tube：陰極線管）モニターに代わって，現在は **液晶モニター**（**LCD**：Liquid Crystal Display）が主に利用されています。液晶モニターは，液晶に電圧をかけると分子の配列が変わる性質を利用して，バックライトの光を透過させたり反射させたりして赤，緑，青（RGB：Red，Green，Blue）の3色で構成された画素を表示します。そのため薄型，消費電力が小さい，軽量という特徴を持ち，画面が平面的なので **フラットパネル** とも呼ばれます。液晶モニターはCRTと比較すると電磁波の放射が少なく，これは健康面で好ましい点です。また，画素自体が発光する，**有機EL**（Electro Luminescence）ディスプレイが一部で実用化されています。表示速度や消費電力の面で優れ，原理的には折り曲げることも可能です。

パソコンとモニターを接続する方法には，アナログ接続とデジタル接続があります。液晶モニターを使う場合は，デジタル接続の方が劣化がないため鮮明な表示になりますが，パソコンとモニターの両方がデジタル接続に対応している必要があります。パソコンに複数のモニター出力端子がある場合には，モニターを複数個接続して，全体を一つの大きなデスクトップとして使うこともできます（マルチディスプレイ）。

液晶モニターでは，これまでXGA（横1024×縦768画素）やSXGA（1280×1024）と呼ばれる解像度の機器がよく使われていました。最近はワイド型のFull-HD（1920×1080）が多くなっていて，さらに解像度の高い4K（3840×2160）のモニターも使われています。

【4】　プリンター

　パソコンで作成した文書や図形などを紙に出力する装置が**プリンター**です。紙への出力には優れた側面があり現在でも避けがたい場合もありますが，プリントした紙を整理するよりは，パソコン内のファイルとして管理する方が，管理も容易でかつ検索機能なども利用できて便利です。現在では電子メールやインターネットの利用，書籍の電子化（電子出版）により，オンラインで作業をする機会が増え，以前に比べ，かなりペーパーレスで済むようになってきました。紙の原料である森林資源の保護という点でも，ペーパーレスを目指すのは望ましいことです。

　現在よく使われているプリンターには，ノズルの先からインクを噴射して文字などの形にする**インクジェット**方式プリンターと，感光ドラムに像を作りトナーで現像して用紙に転写する**レーザー**方式プリンターがあります。前者は，価格が安く，画質も進化し，また高速に印刷できるものも増えました。インクジェット方式のプリンターは，現在ではほとんどがカラープリンターです。また，プリンターとスキャナを一体化し，印刷，スキャンの他にFAXやコピー機能を使えるようにした複合機と呼ばれる製品も市販されています。

　レーザープリンター方式は，印字速度が速く，印刷がきれいです。レーザープリンターにはモノクロとカラーの両方の製品があり，それぞれ印刷1枚あたりの費用が異なります。プリンターの性能を決める大きな要素は，印字の精度を表す解像度（dots per inch，**dpi**で表示）と印刷のスピードです。

【5】　タブレット端末

　入力装置としてタッチパネル，モニターに液晶を採用した**タブレット端末**が，近年急速に普及しています。モニターに指やペンで直接触ることで，画面上の位置を指示するだけでなく，複数の場所がタッチされたこと（マルチタッチ）を同時に検出できるため，さまざまなジェスチャーを伝え，コンピューターをより直感的に操作することができるようになりました。

　患者とのコミュニケーションや医療関係者の仕事の効率化や情報共有，個人情報保護の強化などにタブレット端末をうまく活用しているケースも数多く見られるようになりました。例えば，病院初診時の患者が記入する問診票は，文章の入力を少なめにして，選択肢で回答する形式の方が効率的であり，タブレット端末が適しています。これなら患者も負担なく入力が可能であり，入力された情報は病院で入力しなおす必要はなく，そのまま患者情報として病院情報システムに取り込むことができて効率的です。また受診にあたっての一般的な説明を患者の待ち時間の間に，タブレット端末による自動プレゼンにより確認してもらうなども行われています。医師が入院病棟で患者への説明用にタブレットを使用する場合，医用画像や経過グラフなどを一緒に見ながらわかりやすい説明を可能にする道具としても役立ちます。

　訪問看護へのサーバーと連携したヘルパーによるタブレット端末の活用を始めた現場からは，手書きの介護記録を紙で保管して仕事をしていた頃と比べて，ヘルパーが事業所へ足を運んで介護記

録を提出する手間と時間の削減，撮影した写真も共有できる，介護を受ける方の状態がタブレット端末で事前に把握できる，関係者による効果的な情報共有，などのおかげでサービスの質向上が可能になったこと，また，情報漏洩のリスクを減らす情報システムによる情報管理が可能になったことなどが報告されています。

2.9 ソフトウェア

先に取り上げたハードウェアが揃っても，パソコンは命令がないと動きません。また，命令もできるだけパソコンの特性を考慮した理にかなったものでないと，無駄な動きや誤った動きを頻発し，利用者にとってパソコンはあまり役に立たないものになってしまうかもしれません。

コンピューターに正しい作業手順を教えるために，順序正しく命令を並べたものをプログラムと呼びます。プログラムはハードウェアに対してソフトウェアとも呼ばれます。コンピューターが正しく動作しているときは，ハードウェアとソフトウェアが車の両輪のように働いているといえます。ソフトウェアはハードウェアと比べ実体がつかみにくいですが，非常に大切なものなのです。

【1】 OSとアプリケーション

ソフトウェアは大きく分けて

① **オペレーティングシステム**（**OS**：Operating System）→ ハードウェアが持つ資源を有効に活用するための基本的な管理・統制やデータなどの入出力の制御を行うソフトウェア

② **アプリケーション（アプリ，応用ソフト）** → ワープロ，表計算，描画，データベース，インターネットでのブラウザなどのユーザーがさせたい仕事をやってくれるソフトウェア

の2つに分類できます。

ユーザーがパソコンの電源を入れると，ハードウェア環境をチェックするためのプログラムが作動します。また，キーボード上のキーを押したり，マウスを動かしたりすると，対応した文字や画面が表示されます。これらはすべてOSが動いているからできることで，ユーザーがアプリを動かしているときにも，OSがハードウェアとアプリを効率的に結び付ける作業を行っているのです。OSの存在によってはじめて，ユーザーは複雑な制御やファイル管理などを意識することなく，アプリを動かしたり，作ったりすることができるようになります。そのためOSは**基本ソフト**とも呼ばれます。

【2】 OSの種類

現在利用されている代表的なパソコン用のOSには，Microsoft社の**Windows**やApple社の**macOS**，フリーソフトの**Linux**などがあります。Windows以前は，Microsoft社の**MS-DOS**やIBMのDOS/Vがよく利用されました。ワークステーション用のOSには**UNIX**があり，大型汎用機ではそれぞれに開発されたOSが利用されています。Windows NTとその後継であるWindows 7，8，10などの一連のOSやLinux，UNIXは最初からコンピューター同士を結ぶネットワーク機能を取り入れることを目指して開発されたOSなので，ネットワークOSと呼ばれることもあります。

■コンピューターの起動

　コンピューターの電源を入れると，OSが働いてハードウェア環境をチェックするためのプログラムが作動し始め，ユーザーからの入力を待つ状態になります。このようにコンピューターを起動する処理を**ブート**（ブートストラップ，Bootstrap）といいます。OSをブートするには，ハードディスクに保存されているOSのプログラムをメモリに読み出す必要があります。ところがハードディスクを読み書きする機能もOSに含まれているので，電源を入れた直後の何もない状態から，どうやってハードディスクを読み出せばよいのかという問題が生じます。通常は，

① BIOS ROM上のプログラムがハードディスク上のブートストラップローダーを読み出して実行
② ブートストラップローダーが実行したいOSを読み出して実行

という段階的な起動方法をとります。BIOS ROMはハードディスクとは別に用意されている，小さいプログラムを格納する部品です。ブートストラップローダーとは，実際に起動したいOSをハードディスクから読み出すためのプログラムです。コンピューターに複数のOSがインストールされている場合には，②の段階でブートストラップローダーに指示を与えて，どのOSを起動するかを指定することができます。複数のOSが起動できる状態を**マルチブート**が可能であるといいます。複数のユーザーが利用できるシステム（マルチユーザー環境）では，ブートした後にユーザー名とパスワードを入力する，**サインイン**（**ログオン**，**ログイン**）の操作が必要です。

2.10 GUIとCUI

　以下に，Windows 10のコマンドプロンプト（[スタート]ボタン→[Windowsシステムツール]→[コマンドプロンプト]，または検索ボックスに「cmd」と入力して表示される画面）と，Linuxの端末エミュレーターの画面を示します。

Windows 10のコマンドプロンプト（CUI）

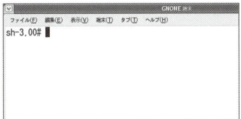

Linuxの端末エミュレーター（CUI）

　これらの画面では**プロンプト**（Prompt，入力促進記号）と呼ばれる記号（この例では＞と♯）が表示され，入力待ち状態であることを示しています。ユーザーが**コマンド**（**命令**）を入力し，Enterキーを押すと，コンピューターに命令が伝えられ，コンピューターが命令を実行した結果をモニターに表示します。このように文字でコンピューターに命令するやり方を，**CUI**（Character User Interface）と呼びます。CUIではコンピューターにしてほしいことを直接コマンドで伝えるため確実性がありますが，反面，コンピューターを使いこなすにはたくさんのコマンドを覚える必要もあり，やや専門的でコンピューターの入門者にはハードルが高いものになってしまいます。そ

こで，ユーザーがもっと手軽に使えるように，**アイコン**と呼ばれる絵を操作したり，メニューの中から選択したりすることで，コンピューターに命令を伝える，ユーザー・フレンドリーな **GUI** が開発され，最初に Macintosh で採用されました。

Windows も GUI を採用していて，その画面は**デスクトップ**と呼ばれています。デスクトップとは英語で「机上の」という意味ですから，画面を机上に見たてて（デスクトップメタファー），そこにごみ箱，メールボックス，ブ

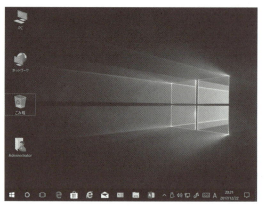

Windows 10 のデスクトップ (GUI)

ラウザ，種々のアプリなどの必要なものが置いてあるというイメージです。このように，GUI ではコンピューターがよりユーザーにとって親しみやすい存在になっています。しかし，GUI では不用意にマウスをクリックしたり，**ドラッグ**してしまうことによるトラブルも付き物ですので，重要な操作をする場面では注意深く行いましょう。GUI では同時にたくさんのウィンドウを開いて（アプリを起動して），随時作業画面を切り替えて仕事をする**マルチタスク**が可能ですが，コンピューターの負荷が高すぎると動作が不安定になってしまうので，ハードウェア（メモリやハードディスクの容量）やファイルの大きさに適合した使い方が望まれます。

UNIX や Linux の場合には，CUI と GUI は明確に分離され，CUI の上に GUI（X Window System，Motif など）をのせ，ユーザーは CUI と GUI のいずれの操作もできます。

第 2 章　演習問題

[**2.1**] 次の空欄を埋めましょう。
(1) 10 進数の 9 は （$9 = 1 \times 2^3 + 0 \times 2^2 + 0 \times 2^1 + 1 \times 2^0$ なので）2 進数で書くと （　　　　）
(2) 10 進数の 232 は 2 進数で （　　　　　　　　　）
(3) 2 進数の各桁をビット（bit）と呼び，1 bit を 8 つ並べた大きさを（　　　）(byte) と呼ぶ。
(4) 1 byte で（　　　）〜（　　　）の 256 個の数が表される。

　　ヒント：スタートボタン（p.35）から［電卓］を起動します。電卓のメニューで［プログラマー］を選択します。DEC（10 進数の意味）を選択して 65 と入力します。ここで BIN（2 進数の意味）を選択し直すと，1000001 という 2 進数の表示になります。

[**2.2**] 次の文章の空欄に当てはまる正しい数値を入れましょう。

　800 バイトの記憶容量があれば 1 文字が 2 バイトで表現できる「漢字やひらがな」なら（　）文字分記憶できる。また，1 MB の記憶容量があれば約（　）文字記憶できる。100 ページのペーパーファイルが 1 万冊あるとき，これを電子化すれば，ほぼ（　）枚の CD に収まる。

[2.3] 次の文章の正誤を判断し，誤っているものは正しく訂正しましょう．
① コンピューターが正常に動作しているときは，CPU などのハードウェアとソフトウェアが車の両輪のように働いている．
② ソフトウェアは大きく分けて，基本的な管理・統制などの制御を行うアプリケーションと，ワープロ・表計算・ブラウザなどの基本ソフト（OS）に分けられる．
③ パソコンの電源を入れると，最初にソフトウェア環境をチェックするプログラムが作動する．
④ キーボード上のキーを押したり，マウスを動かしたりすると，対応した文字や画面が表示されるのは，OS が動いているから可能となる．
⑤ ネットワーク環境で端末を使う場合，シャットダウンに十分注意しなければならない．
⑥ 文字でコンピューターに命令するやり方を GUI と呼ぶ．また，CUI では不用意にマウスをクリックしたり，ドラッグしてしまうことによるトラブルに注意が必要である．

[2.4] 次の文章の空欄を埋めましょう．
　ヒトの脳は非線形素子である（　　）を基本構成素子とし，ニューロン間の（　　）には（　　）と（　　）の2種類があります．ニューロンの動作速度は（　　）のレベルと極端に遅く，コンピューターの電気伝導の百万分の1程度です．個々のニューロンの動作速度は遅くとも，脳全体としては（　　）を行う，つまり，脳にはニューロン関接続が 100 兆の桁数で存在し，そのひとつひとつが情報を同時に処理できます．脳内のひとつの領域内のシナプス結合の細部は，当初は（　　）に設定されているが，外界や環境との相互作用を通してさまざまな事項を学習しその情報を記憶し，（　　）していくのです．

[2.5] Excel の論理関数 AND，OR，NOT を使用して "一桁の数同士の足し算" 回路のふるまい（入出力関係）を確かめてみることができます．表内の空欄を論理関数の計算結果で埋めましょう．

入力		出　力			
A	B	OR (A, B)	AND (A, B)	NOT (AND (A, B))	AND (OR (A, B), NOT (AND (A, B)))
0	0	FALSE	FALSE	TRUE	FALSE
0	1	TRUE	FALSE		TRUE
1	0	TRUE	FALSE	TRUE	
1	1	TRUE	TRUE		

[2.6] 「付録　ASCII キャラクタ／コード対応表」を見て，次の文章の空欄を埋めましょう．
　対応表によると，英大文字（　　）の 10 進数コードは 65（2 進数コードは 1000001）なので，コンピューターはデジタル表現 1000001 で（　　）を記憶している．また，英小文字の a の 10 進数コードは（　　）である．結局，アルファベットの各大文字と小文字はコード番号が（　　）だけずれていることになる．コンピューターへの入力などでアルファベットの大文字と小文字を区別しない場合は 10 進数コードの 65～90 と（　　）～（　　）をそれぞれ同じものとして扱っていることになる．英大文字 J と小文字 j の 16 進コードはそれぞれ（　　）と（　　）である．

[2.7] USB 1.1, USB 2.0, USB 3.0, USB 3.1 の各規格の最大転送速度はどれくらいですか。

[2.8] "DNA コンピューター" についてインターネットで調べて，本章で学んだノイマン型コンピューターと比較してみましょう。

　ノイマン型コンピューター（電気信号，2進数）以外にも，1994年に米国の計算機科学者 Adelman により開始された DNA コンピューターが研究レベルでは発展しています。DNA は4つの塩基からなる4進数と深いかかわりを持つ情報システムなので，ノイマン型コンピューターでは難しくて解けないと思われていた問題を，彼は DNA 分子上に符号化し分子生物学の PCR を駆使することで簡単に解いてしまいました。最近では，"分子レベルの現象に潜む有望な情報処理能力を解明し，それらの知見を利用した新しい計算メカニズムを実現する" ことを目指して研究が進められています。

第3章 パソコンの基本操作

3.1 Windows 10

【1】 Windows 10 の概要

現在，パーソナルコンピューター（PC）用の**システムソフトウェア**＝**基本ソフト**（OS＝Operating System）としては Windows, MacOS, Linux などがありますが，その中でも米国 Microsoft 社が開発した Windows（Windows 7, Windows 8, Windows 10）が最も広く使われています。Windows の各 OS は共通のユーザーインタフェースをもっていて，次のような特徴があります。

・グラフィカルな画面で，操作対象をマウスで選択しながら簡単に操作できます。
・Windows 対応の**アプリケーションソフトウェア（アプリ）**は，基本的な操作が共通なので，1つのアプリの操作方法を習得すれば，他のアプリも簡単に操作できます。
・Windows 上では，複数のアプリを同時に起動し，それらを切り替えながら効率的に作業できます。

1995 年末に **Windows 95** が登場したことにより，それまで苦労していたソフトウェアのインストールやハードウェアの増設作業やネットワーク機能の装備と設定が，画面の指示に従って簡単にできるようになりました。ユーザーインタフェースの使いやすさにおいても，GUI 操作で先行していた Macintosh と比べても遜色なくなり，パソコンに不慣れな人でも容易に使えるようになりました。**Windows 95** は **Windows 98** → **Windows Me** と発展しましたが，この系列の Windows は CUI 操作で活躍した MS-DOS に由来するもので，OS とアプリのメモリ管理が一緒になっていることからくる不安定さを抱えていました。

Windows には基本となる操作や主な機能がこれらの OS とほとんど同じものの，**Windows NT4.0** → **Windows 2000** → **Windows XP** → **Windows Vista** → **Windows 7** → **Windows 8（8.1）** → **Windows 10** と続く「ネットワーク OS」と呼ばれるタイプの OS もあります。これらの Windows NT 系列の OS は，安定なネットワーク機能を持った OS である UNIX と同様に，ネットワークでの利用を前提とした管理・**セキュリティ**機能を持っていて，企業や学校などのように多くの端末パソコンとサーバーがネットワーク化された環境に最適な基本ソフトです。これらの場合，OS とアプリのメモリ管理は独立しており，安定性が向上しています。ソフトウェアに一部の欠陥がある場合それを**バグ**（虫食い）と呼び，修正しなければなりません。OS のセキュリティに関するバグを**セキュリティホール**と呼びますが，それが見つかった場合すぐに修正するパッチをインストールしないとセキュリティが弱くなり危険です。

【2】 Windows 10 の起動と終了

■起動方法

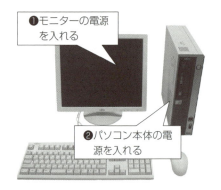

❶モニターの電源を入れる

❷パソコン本体の電源を入れる

❸BIOS / UEFI（コンピューターを起動するソフトウェア）が働いて，**ハードウェア**環境をチェックするプログラムが作動し始め，数秒から数十秒間，その状況が画面に表示される

❹ロック画面が表示される。マウスをクリックするか，キーボードのいずれかのキーを押すと Windows 10 のサインイン画面が表示される

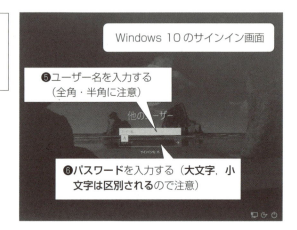

Windows 10 のサインイン画面

❺ユーザー名を入力する（全角・半角に注意）

❻パスワードを入力する（**大文字，小文字は区別される**ので注意）

■終了方法

デスクトップ左下のスタートボタン ⊞ をクリックして，終了方法を選択します。

・Windows 10 の利用を終了し，**他のユーザーがサインインできる**ようにする場合

　　ボタンをクリックして［**サインアウト**］を選択します。

・Windows 10 の利用を終了し，**コンピューターの使用を止める（電源を切る）**場合

　　ボタンをクリックして［**シャットダウン**］を選択します。

> **注意**
> シャットダウン中には絶対に電源を切らないこと。途中で電源を切ってしまうと，重要なファイルが破壊される可能性があります。また，一度電源を切断し，再び電源を入れる場合は，10 秒以上待ってからにしましょう。

【3】 Windows 10 の画面構成
■デスクトップ各部の名称と役割

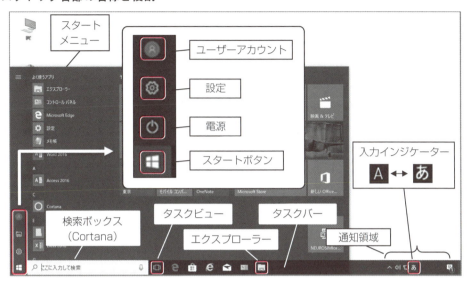

・ユーザーアカウント・電源

　シャットダウン，再起動，スリープ，サインアウトを行います。

・スタートボタン

　左クリックすると**スタートメニュー**が表示されます。スタートメニューには Windows 10 で利用できるプログラムや機能のほとんどが登録されています。**右クリック**すると Windows 10 の各種の機能へのショートカットメニューが表示されます。

・設定

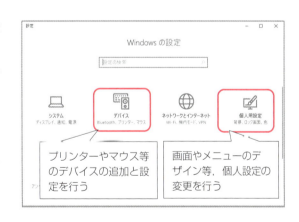

　スタートボタン→スタートメニュー→［設定］ボタンをクリックすると［**Windows の設定**］のウィンドウが開きます。ここからデバイスの追加やデザインの変更など，Windows 10 の各種の設定を行うことができます。

※従来形式の**コントロールパネル**を開くには，検索ボックスに「コントロールパネル」と入力して Enter キーを押します。

・検索ボックス（**Cortana**）

　ファイル名やアプリ名，あるいは使いたい機能を入力して，コンピューターを検索することができます。また，ここから音声アシスタントの「**Cortana**」が利用できます。パソコン上に該当する項目が見つからなかった場合は，インターネット上の検索エンジンを使った検索が行われます。

・エクスプローラー

　左クリックするとコンピューターのディスクやフォルダーの一覧が表示され，目的のファイルやフォルダーにアクセスできます。**右クリック**すると［ダウンロード］，［ドキュメント］，［ピクチャ］

などの主要なフォルダーに移動するジャンプリストが表示されます。

・タスクバー

アプリが実行されている間は，ここにアプリのアイコンが強調表示されます。よく使うアプリをここにピン留めすることができます。

・タスクビュー

クリックすると実行中のアプリを全てサムネイル（縮小版）表示して確認できます。サムネイルの使用したいアプリをクリックすると，そのアプリがアクティブ画面に切り替わります。

・仮想デスクトップ機能

［タスクビュー］ボタン→［新しいデスクトップ］ボタンをクリックすると，デスクトップを複数作成することができます。この機能を使って，ウィンドウを，用途ごとに異なるデスクトップに配置できます。複数のデスクトップは，［タスクビュー］の一覧表示から切り替えることができます。

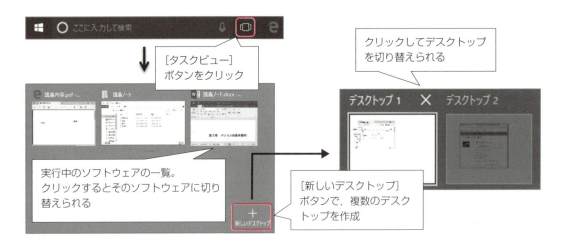

・通知領域

音量の調節，常時起動しているアプリの状態表示，現在の時刻の表示などを行います。

・入力インジケーター

入力する文字の種類を切り替えます。

■よく使うアプリはタスクバーにピン留め

アプリが起動している間，タスクバーにはそのアプリのアイコンが表示されます。このアイコンを右クリックして，［タスクバーにピン留めする］を選択しておけば，終了後もアイコンが常に表示されたままになり，次からはタスクバーのアイコンをクリックして，素早く起動できます。

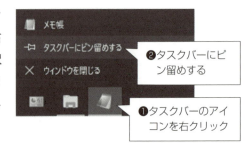

【4】 アプリのフリーズとタスクマネージャー

アプリのトラブルが発生して，キーボードやマウスの入力を受け付けなくなった状態をフリーズ（凍りつき）といいます。作業中にフリーズが起きた場合は，まず Alt + Tab キーを押してみます。この操作で裏に隠れているウィンドウを表示して閉じれば回復できることがあります。

この操作ができない場合は，Ctrl + Shift キーを押しながら，同時に Esc キーを押して「タスクマネージャー」を起動します。

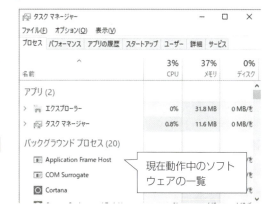

現在動作中のソフトウェアの一覧

> 反応しない場合は Ctrl + Alt キーを押しながら，同時に Delete キーを押してメニューを表示させ［タスクマネージャー］を選択します。

［詳細］タブをクリックすると現在動作中のアプリ名が［プロセス］タブに表示されます。［応答なし］のアプリがあれば，選択して［タスクの終了］ボタンを押して終了させます。タスクマネージャーを開けない場合は，電源ボタンを長押しして，OSを強制終了するしか方法はありません。

> フリーズしたアプリを終了すると，保存していないデータは消えてしまいます。突然のフリーズに備えて，作業中はこまめに保存するように普段から心がけましょう。

【5】 困ったときは音声アシスタント機能「Cortana」を利用

パソコンを使っている最中に困った点や疑問に思った点は，以下のように，Windows 10 に新しく搭載された音声アシスタント機能である **Cortana** を利用して，容易に調べることができます（Windows 10 のバージョンやエディションによっては「Cortana」の機能が利用できない場合があります）。

Cortana では主に Windows の機能を調べることができます。一方，Windows 上で動作するアプリに関する疑問点は，それぞれのアプリに内蔵されたヘルプ機能を利用して調べます。例えば Word，Excel 等の Office ソフトでは F1 キーでヘルプ機能が起動します。また，Office 2016 には **操作アシスト** 機能があり［実行したい作業を入力してください］と書かれた入力欄に操作したい内容を入力すると，ヘルプが表示されるだけでなく，**その機能を直接実行する**ことができます。

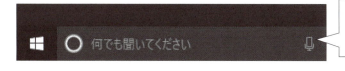

マイクのアイコンをクリックして，調べたい内容を音声で入力する。またはキーボードから入力してもよい

> Google などの検索エンジンに困っている内容のキーワードを入力すると解決策を記載してくれているサイトも現在ではたくさん見つかりますので，それらも活用しましょう。ただし，信頼できるサイトであることが前提です。

3.1 Windows 10

【6】 画面の取り込み

現在表示されている画面全体やその一部を取り込んで、画像ファイルとして保存したり、文書中に貼り付けることができます。

■キー操作による画面の取り込み

[Print Screen] キーを押すと、デスクトップの画面全体が一つの画像として取り込まれます。[Alt] キーを押しながら [Print Screen] キーを押すと、現在アクティブになっている（最前面に表示されている）ウィンドウのみが取り込まれます。

■スニッピングツール（**Snipping Tool**）による画面の取り込み

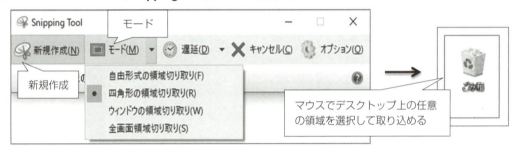

［スタート］ボタン→［Windows アクセサリ］→「Snipping Tool」を起動します。［モード］ボタンで［四角形の領域切り取り］を選択して［新規作成］ボタンをクリックします。マウスでデスクトップ上の任意の領域を選択できるようになり、マウスで囲んだ赤色の四角形の領域が取り込まれます。

■取り込んだ画像の貼り付け

取り込んだ画像データは**クリップボード**に一時的に記憶されています。**クリップボード**にあるデータは Word、Excel 等の Office ソフトやグラフィックソフトで、画像として貼り付けることができます。

3.2 フォルダーとファイルの構造

【1】 フォルダーとファイル

Windows のフォルダーやファイルは、現実世界の書類棚や、書類を分類して入れておくフォルダーの構造に似せて作られています。基本構造として、[**PC（コンピューター）**]、[**ドライブ（ディスク）**]、[**フォルダー**] があり、**フォルダー**の中に複数の**ファイル**や**フォルダー**を格納できます。

[**PC**] はコンピューター全体を表すアイコンです。[PC] の中に、現在接続されているハードディスク、SSD、DVD（CD・BD）などの記憶装置があり、アルファベットでドライブ名が付けられます。ドライブ名は通常 C: ドライブから始まり、C: ドライブの中に多くの主要なファイルが格納されています。また、USB メモリなどを PC に接続したときには、一時的に [**USB ドライブ（リムーバブルディスク**, Mass Storage Device）] という名称で接続した機器が表示され、内容が読み書きできるようになります。

ファイルを保存するときには、フォルダーとファイルの構造を理解して、自分がどのドライブの

中の，どのフォルダーに保存したかを正しく把握することが重要です。もし目的のファイルがどこにあるかわからなくなった場合は，ファイルの検索機能を使って探すことができます。

【2】 ファイルの種類と拡張子

■テキストファイルとバイナリファイル

パソコンは，「文書」，「画像」，「音楽」，「ソフトウェア」といったデータをすべて「ファイル（file）」として扱います。ファイルは次のように大きく2種類に分けることができます。

①テキストファイル：英数字や日本語文字などの文字データ（テキスト）をそのまま記録したファイルのことです。文字コード（5.2節，付録を参照）だけを含んだファイルであり，汎用性があります。人間が直接読むことができます。

②バイナリファイル：バイナリ（binary）とは0と1で表される2進数のことです。バイナリファイルは文字コードだけではなく，2進数で表せる全てのデータを含むことができます。文字以外の情報も含まれており，人間が直接読むことはできません。

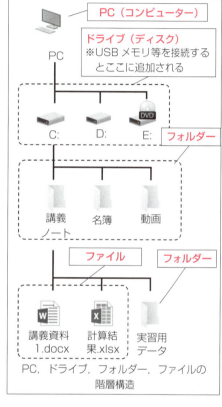

PC，ドライブ，フォルダー，ファイルの階層構造

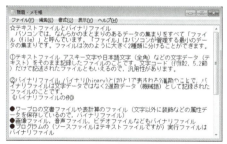

テキストファイルの例。文字だけで構成されているため，人間が直接読んで理解できる。

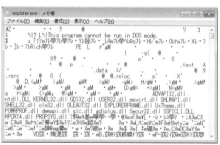

バイナリファイルの例。文字以外の情報が含まれていて，専用のアプリがなければ読むことができない。

> **注意**
>
> バイナリファイルは，そのファイル形式を扱うことができる専用のアプリがなければ読み書きできないため，バイナリファイルをやりとりする場合，基本的には両者が同じアプリを使っている必要があります。

■ファイル名と拡張子

　各ファイルにはそれぞれ別の名前（**ファイル名**）をつけて区別します。異なるフォルダーには名前の同じファイルがあってもかまいませんが，1つのフォルダー内に同じ名前のファイルは置けません。ファイル名は

ファイル名．拡張子

というルールで付けます。例えば「文書1.docx」というファイルの場合，「文書1」がファイル名の基幹部分で，「.docx」が拡張子です。**拡張子**とは，あるファイルがWordの文書ファイルか，画像ファイルかといった，ファイルの種類を表すものです。Windowsでは拡張子にはアスキー文字（半角の英数字と記号）を使います。次表に，Windowsで用いられる主要な拡張子を示します。

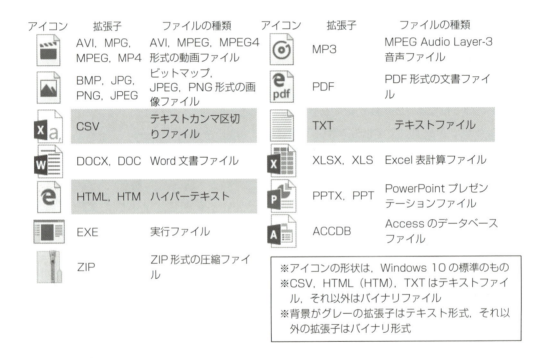

■拡張子を表示する

　コンピューター上で，ファイルの拡張子が表示されていない場合には，メニューの［表示］から［ファイル名拡張子］にチェックを入れてください。アプリでファイルを保存すると，ファイルの内容に対応した適切な拡張子が付けられます。OSに登録されている拡張子の

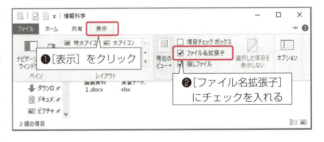

ファイルはアイコンの形が変わり，ファイルをダブルクリックすると，自動的に登録されているアプリが起動してファイルが開かれます。この機能を拡張子のアプリへの**関連付け**といいます。

40　3.2　フォルダーとファイルの構造

3.3 コンピューターによるファイルの管理

【1】 コンピューターのウィンドウ（エクスプローラー）を開く

目的のフォルダーやファイルへアクセスするには，[PC]のアイコン をダブルクリックするか，または画面下のタスクバーにある［エクスプローラー］のアイコン をクリックして，フォルダーやファイルを表示するためのウィンドウ（エクスプローラー）を開きます。

デスクトップ上に［PC］のアイコンが表示されていない場合は，デスクトップ上のアイコンが何も表示されていない位置で右クリックして，メニューから［個人用設定］→［テーマ］→［デスクトップアイコンの設定］を開き［コンピューター］にチェックを入れます。

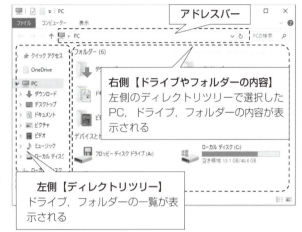

エクスプローラーのウィンドウの左側にはフォルダーの階層構造（ディレクトリツリー）が表示されます。各ドライブやフォルダーをクリックして下の階層の詳細な構造を確認しながら，目的のファイルやフォルダーにアクセスすることができます。

【2】 コンピューターを使いやすくする

■ナビゲーションウィンドウ，プレビューの表示設定

エクスプローラーの［表示］→［ナビゲーションウィンドウ］ボタンで，左側のディレクトリツリーの表示形式を変更できます。また，隣にあるボタンでプレビューの表示の有無も設定できます。

■エクスプローラーの表示形式の設定

［表示］→［オプション］の［全般］タブで，エクスプローラーの表示形式を設定できます。

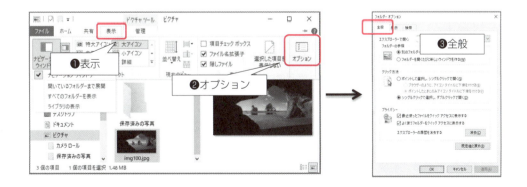

【3】 ファイルの一覧表示

■ファイルの表示方法を変更する

　エクスプローラーを使ったファイル管理では，アイコンをどのように表示するかを使い分ける必要があります。［表示］ボタンの［レイアウト］で8通りの表示形式［特大～小アイコン］，［一覧］，［詳細］，［並べて表示］，［コンテンツ］を変えてみましょう。特に［詳細］を選ぶとファイルやフォルダーの詳しい情報がわかります。また，［特大～中アイコン］のいずれかを選ぶと画像ファイルの中身が見えるので，画像ファイルの管理に便利です。

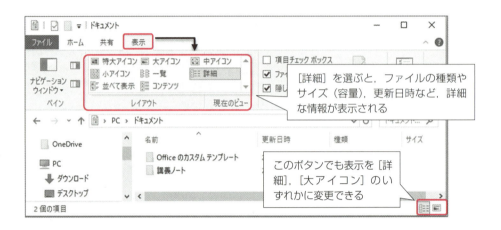

■マウスのホイールでアイコンの大きさを自由に調整する

　[Ctrl]キーを押しながらマウスのホイールを回転させることで，アイコンの大きさを調整します。

■ファイルを種類別に分ける（並べ替え）

　表示方法を［詳細］にすると，ファイルのプロパティを開かなくても，そのファイルの情報を見ることができます。さらに，詳細表示ではファイルを探しやすくするために，**最上段の項目名をクリックして並べ替え**ができます。［名前］，［更新日時］，［種類］，［サイズ］の各項目をクリックして確かめてみましょう。

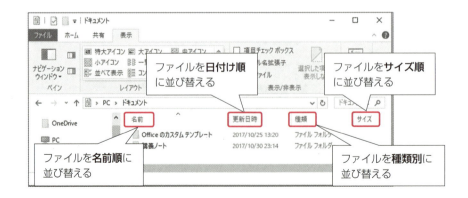

■ファイルを開く

　表示されたアイコンを**ダブルクリック**すると，拡張子の関連付けがされていれば，そのファイルに対応したアプリが起動してファイルが開きます。もし開かないときは，右クリックしてメニューの［プログラムから開く］で，アプリを指定します。

■ファイルのプロパティ

　表示されたファイルのアイコンを右クリックして，表示されたショートカットメニューから［プロパティ］を選ぶことで，ファイルに関する情報を詳細表示より詳しく得ることができます。

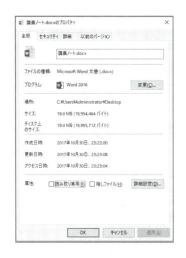

【4】　上の階層に移動

　アドレスバーには，フォルダーの階層が，いちばん上から現在表示されているフォルダーまで順に表示されています。アドレスバーに表示されているフォルダー名を押すと，指定したフォルダーへ直接移動することができます。ディレクトリツリーをたどって上の階層に移動するときに便利です。また ↑ キーを押して，一つ上の階層に移動することもできます。

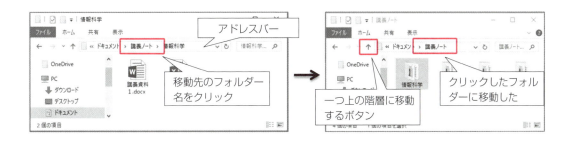

【5】　新しいフォルダーを作る

　新しいフォルダーを作るには，フォルダーを作成したいウィンドウの中の，何もアイコンが表示されていない場所で右クリックして，［新規作成］→［フォルダー］の順にクリックします。

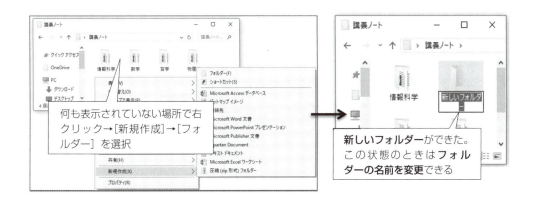

3.3　コンピューターによるファイルの管理

【6】 ファイルのコピーと移動

　ファイルのコピーと移動はパソコンでの作業における基本としてとても大切です。パソコン内の任意のドライブやフォルダーにあるファイルの複製を別の場所にも作るのが**コピー**です。ファイル名が同じ2つ以上のファイルは同一フォルダー内に存在できませんが，別のフォルダーなら独立しているので可能です。コピーと違って，**移動**の場合は元の場所にファイルが残りません。

■ファイルのコピー

　ファイルをコピーするには次の**いずれか**の操作をします。

❶　コピー元のフォルダーでファイルを選択後，Ctrl キーを押したままドラッグ＆ドロップでコピー先フォルダーへコピーします。

❷　コピー元のフォルダーでファイルを選択後，右クリックして表示されるメニューから［コピー］を選択します。コピー先フォルダーで右クリックし，メニューから［貼り付け］を選択します。

❸　コピー元のフォルダーでコピーしたいファイルを選択後，コピー先フォルダーに**マウスの右ボタン**でドラッグ＆ドロップし，表示されるメニューから［ここにコピー］を選択します。

　（例）USB メモリにあるファイルを C: ドライブ（ハードディスク）にコピーする

❶　ファイルの入った USB メモリをパソコンに接続すると，USB メモリはリムーバブルディスク（USB ドライブ）として認識されます。

❷　［PC］から［USB ドライブ（リムーバブルディスク）］をダブルクリックして開き，コピー元のファイルのあるフォルダーを開きます。

❸　再度［PC］をダブルクリックして，コピー先のフォルダーを開きます。

❹　Ctrl キーを押しながら，コピーしたいファイルをコピー先のフォルダーにドラッグ＆ドロップします。

❺　コピー先フォルダーにコピーしたファイルが表示されていることを確認します。

■ファイルの移動

　ファイルを移動するには次の**いずれか**の操作をします

❶　移動元のフォルダーでファイルを選択後，移動先のフォルダーへドラッグ＆ドロップします。

❷　移動元のフォルダーでファイルを選択後，右クリックして表示されるメニューから［切り取り］を選択します。移動先のフォルダーで右クリックし，メニューから［貼り付け］を選択します。

❸　移動元のフォルダーで移動したいファイルを選択後，移動先のフォルダーに**マウスの右ボタン**でドラッグ＆ドロップし，表示されるメニューから［ここに移動］を選択します。

※アイコンのドラッグ中には，アイコンの右下に，コピー中か移動中かを表す表示が出ます。

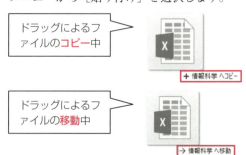

ファイルのアイコンをドラッグした時の表示の違い

> ドラッグ＆ドロップのみの場合は自動的に，同一ドライブ内では移動となり，異なるドライブ間ではコピーとなりますので注意しましょう！

注意

ファイルのコピーや移動を行う時には，アイコンが何も表示されていない場所（図の○印の位置）でマウスボタンを離してください。既存のフォルダーに重ねて離すと（図の×印の位置），ファイルはそのフォルダーの中に入ってしまいます。

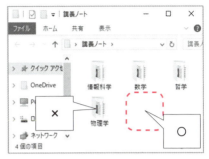

■複数のファイルをまとめてコピー，移動するには

図に示すように，1つ1つファイルを選択していく Ctrl キー＋クリックまたは連続したファイルを一気に選択する Shift キー＋クリックを用いると，複数のファイルをまとめて選択できます。

Point 黄金の Ctrl キー＋クリック，Shift キー＋クリック

この操作は，ファイルの選択のみならず，文書中でのテキストの選択や挿入オブジェクトの選択（第6章を参照）など，適用範囲が広く，汎用性があります。

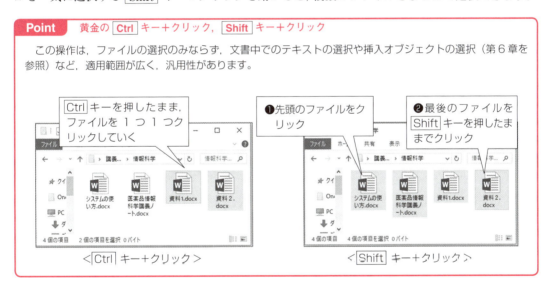

■メニューの［送る］を利用したファイルのコピー

ファイルを右クリックしたときに表示されるコンテキストメニューの［送る］を使えば，ファイルを簡単に USB ドライブ等にコピーすることができます。他にも，印刷，ファイルの圧縮などの便利な機能を簡単に利用できます。

【7】 名前の変更

次頁の図のような操作により，ファイルやフォルダーの名前を変更することができます。

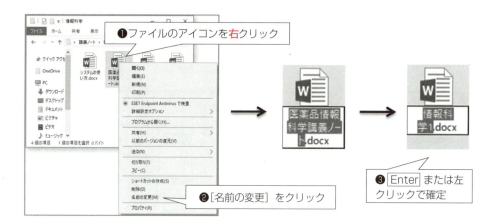

【8】 ファイルの削除

不要になったファイルやフォルダーは，次のいずれかの操作で削除しておきましょう。

❶ ファイルを選択して右クリックし，開いたメニューで［削除］を選びます。

❷ ファイルのアイコンをごみ箱のアイコン 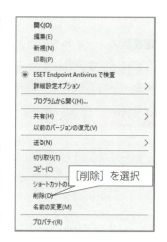 へドラッグ＆ドロップします。

ハードディスク内のファイルは［削除］により**ごみ箱**に移動するだけで，ごみ箱を右クリックし［ごみ箱を空にする］をクリックしてはじめてファイルが消去されます。［ごみ箱］に存在している間ならごみ箱を開き，［元に戻す］で元のフォルダーに戻せます。ただし USB ドライブ，ネットワークドライブなどの他のメディア内のファイルは，**ごみ箱には入らず直接消去される**ため，誤って消すことのないように十分注意しましょう。

3.4 Windows 10 の持つ強力な機能

　Windows 10 には強力なインデックス検索の機能があり，大量のデータから必要な情報を瞬時に探し出す高速検索が可能です。検索機能を活用することで，フォルダーの構造をあまり意識しない利用も可能になります（われわれの脳ではすでにこれもほぼ実現しています）が，やはり未だフォルダーなどの階層の概念は重要です。

【1】 ファイルの検索

　必要なファイルが見つからなくなった場合は，名前や日時などをキーワードにして，**ファイルの検索機能**を使って探すことができます。Windows 10 にはさまざまな場所に，虫眼鏡のアイコンの付いた小さな入力欄が表示されますが，そこにキーワードを入力すると，ただちに検索が行われ，該当するファイルの一覧が表示されます。たとえば，ハードディスクの C: ドライブ内にあると思われるファイル［情報・・・］（［情報］までしか思い出せない場合）を探すには［コンピュー

ター]から[ローカルディスク（C:)]をダブルク
リックして開き，右上の検索欄に[情報]と入力す
ると，その時点で検索結果がウィンドウ内に表示さ
れます。Windows 10 の検索では**インクリメンタル
検索**が行われますので，検索キーワードを1文字入
力するたびに検索結果が絞り込まれていきます。検
索の際にはファイル名だけでなく以下の情報も検索
対象になりますので，これらの情報を検索キーワードとして入力することもできます。

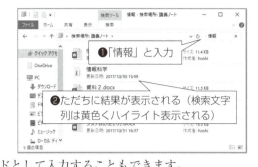
❶「情報」と入力
❷ただちに結果が表示される（検索文字列は黄色くハイライト表示される）

検索対象になる情報
ソフトウェア名，Windows の設定項目，ファイルの中身，メール，メールの添付ファイル，ファイルに付けられた付属情報（メタデータ），デジカメ撮影画像：撮影日時，機種，メーカー名

また，デスクトップ下部の検索ボックスに検索キーワードを入力して，コンピューター全体から
ファイルを検索することもできます。

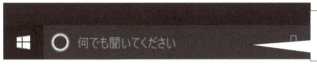
検索ボックスに検索キーワードを入力して，
コンピューター全体からファイルを検索する

【2】 ファイルの圧縮と解凍

Windows 10 では，OS の機能で ZIP 形式の
ファイルの**圧縮**（ファイルの形式を変更してサイ
ズを小さくすること）・**解凍**（圧縮したファイル
を元の形式に戻すこと）ができます。また，**アー
カイバー**というアプリをインストールすると，圧
縮・解凍の機能が拡張されます。

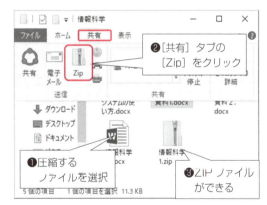
❶圧縮するファイルを選択
❷[共有]タブの[Zip]をクリック
❸ZIP ファイルができる

■ファイルを ZIP 形式で圧縮する

ファイルやフォルダーを1つまたは複数選択し
て，[共有]タブの[Zip]ボタンをクリックする
と1つの圧縮ファイル（拡張子は ZIP）ができま
す。元のファイルもそのまま残ります。圧縮したいファイルやフォルダーを**右クリック**して，表示
されたメニューの[送る]から[圧縮（Zip 形式）フォルダー]を選択する方法でも，同じフォル
ダーに圧縮されたファイルが保存されます。

■圧縮した ZIP ファイルの確認と解凍

圧縮後の ZIP ファイルをダブルクリックすると自動的に解凍が始まり，新しくウィンドウが開
いて，中に解凍されたファイルが表示されます。開いたウィンドウは**仮想的なフォルダー**であり，
解凍されたファイルはまだ実際のハードディスクには保存されていませんので，ドラッグ＆ドロッ
プして別のフォルダーに保存します。

3.4　Windows 10 の持つ強力な機能　　47

■アーカイバーの利用

　ZIP以外の形式で圧縮・解凍を行うためには，アーカイバーをインストールします。例えばLhaplus（フリーソフト）をインストールすると，ファイルを**右クリック**したときのメニューが変更されて，ZIP以外の多くの形式でも圧縮・解凍ができるようになります。圧縮されたファイルをダブルクリックしただけで，解凍後に自動で実際のフォルダーとして保存することもできます。

【3】　Windows INK ワークスペース

Windows INK ワークスペースは手書きの線を描いたり，そのデータを扱ったりする機能です。従来はアプリごとに用意されていた機能ですが，Windows 10 には標準機能として整備されました（Windows 10 のバージョンやエディションによっては「Windows INK ワークスペース」の機能が利用できない場合があります）。タッチパネル搭載ならペンやタッチ操作で，または，キーボードとマウスで，メモを書いたり，イラストを描くことができるようになりました。

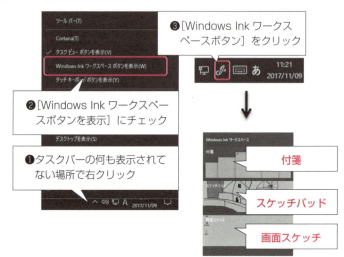

・付箋

　「付箋」は簡単なメモを作成して，デスクトップに貼り付ける機能です。ペン入力に対応したパソコンではペンで手書きします。それ以外の機種はキーボードで文字を入力します。時刻を指定したメモを作成すると，その時刻に音声アシスタントの Cortana が通知してくれる「リマインダー」の機能があります。

・スケッチパッド

　「スケッチパッド」はマウスやタッチ操作で，ボールペン，鉛筆，蛍光ペン，ステンシル（ルーラーや分度器），消しゴムなどのツールを使って自由に絵を描く機能です。トリミング機能で絵の一部を切り抜くこともできます。作成した絵は PNG 形式で保存できます。

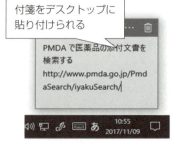

・画面スケッチ

　「画面スケッチ」は，現在アクティブになっている（Word，Excel，ブラウザなどの）画面を取り込んで，その上に自由に手で描きこめる機能です。「スケッチパッド」と同様に各種のツールを使って画面にメモや注釈を追加し，PNG 形式で保存できます。

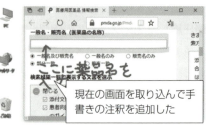

3.5 PCのドライブ構成とデータ漏えい・データ消失の保護対策

【1】 データ消失からの保護とバックアップ

パソコンを使っていると，ハードディスクに多数のファイルが保存されていきます。ハードディスクの大容量化によって膨大なデータを簡単に保存できるようになった一方，ハードディスクが**クラッシュ**（破損）すると一度に大量のデータが消失する危険があります。また操作ミスにより重要なファイルを消してしまうこともあります。

RAID（Redundant Arrays of Inexpensive Disks）によるハードディスクの**ミラーリング**（二重化）はハードディスクの故障に対するデータを保護する手段の一つですが，操作ミスやディスク以外の故障によってデータが消えてしまう事態には対応できないので，定期的にバックアップをとってデータを保護しましょう。

■ハードディスク全体のバックアップ

Windows 10では**システムイメージバックアップ**という，OSも含めたハードディスク全体のイメージをバックアップする機能が利用できます。これは，システムの異常やハードディスクの故障のためにOSが全く起動しなくなってしまった場合に，DVDやUSBメモリから起動して復元を実行し，元の環境に戻すことができる，非常に強力なバックアップ手段です。

スタートメニューの［設定］から［更新とセキュリティ］→［バックアップ］→［バックアップと復元］→［システムイメージの作成］を選択してハードディスク全体のバックアップを実行できます（バックアップ先として外付けハードディスク，または複数枚のDVD-R等の光ディスクが必要です）。この機能を活用して，OSが正常に動作しているときにバックアップを実行しておくことが重要です。

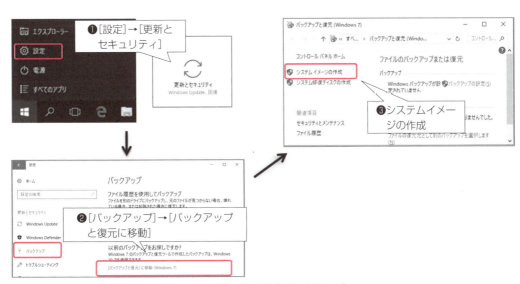

ハードディスク全体のバックアップ

■システムの復元機能と復元ポイント

「システムの復元」は，アプリやドライバーのインストールが原因でWindows 10が正常に動作しなくなってしまったときに，正常に動作していた時点の状態に戻す機能です。システムの復元機能が有効になっていれば，システムに変更が加えられたときに自動的に復元ポイントが作成され，その時点まで戻せるようになります。

■ファイルの復元

システムの復元機能が有効になっていれば，同時にファイル単位のバックアップ機能も利用できます。ファイルを誤って書き換えたり，削除してしまった場合には，該当するファイル（誤って削除してしまった場合は，削除前にファイルのあったフォルダー）を右クリックして［以前のバージョン］タブを選択し，バックアップが保存された日付を選択します。

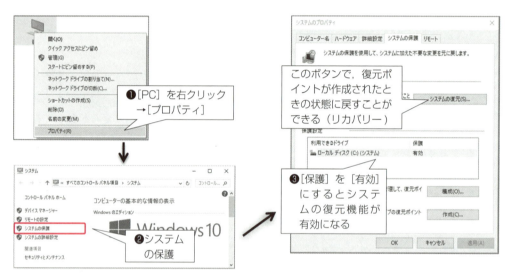

システムの復元機能を有効にする

【2】　PCのドライブ構成の例

［PC］を開くと，通常はローカルディスク（C:)，USBドライブ，DVD（CD・BD）ドライブ等が表示されます。ファイルサーバーやNAS（Network Attached Storage）とLANで接続されたパソコンでは，それらに加えて，サーバー上のドライブ（ネットワークドライブ）が表示されます。ネットワークドライブの名称と用途は，コンピューターの管理者が設定したものです。ユーザーに適切な権限があれば，ネットワークドライブも通常のハードディスクと同じように読み書きできるようになります。ファイルの実体はネットワークで接続されたサーバーに保存されます。

【3】 暗号化によりデータの漏えいを防ぐ

USBメモリやハードディスクを暗号化しておけば，万一の紛失や盗難にあった場合に，データの漏えいを防ぐことができます。特に個人情報を含んだファイルを保存したUSBメモリやハードディスクは，必ず暗号化しておきましょう。以下の暗号化の機能はWindows 10のHome以外の（Professional, EnterpriseまたはEducation）エディションで実行できます。

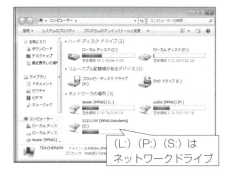

■ **USBメモリやドライブ全体を暗号化する（BitLocker, BitLocker To Go）**

USBメモリやドライブ全体を暗号化するには，まず［PC（**エクスプローラー**）］のウィンドウで対象のドライブ（USBメモリ）を選択します。次に［管理］タブから［BitLockerを有効にする］をクリックし，任意のパスワードを指定して暗号化を実行します。その際に「**BitLocker 回復キーファイル**」の作成を促すメッセージが表示されますが，これは万一パスワードを忘れた場合に，暗号化したドライブを復旧するために必要ですので，必ず作成して安全な場所に保存して

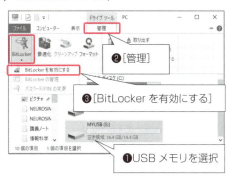

USBメモリの暗号化

ください。以降このドライブ上にあるファイルは全て暗号化されて，パスワードを知らない第三者には読み取れなくなります（ドライブをコンピューターに接続したときにパスワードを要求されます）。一度暗号化したドライブは，上記の暗号化に対応したWindows OS以外からも読み書きできます。BitLockerの機能では，OSがインストールされたドライブ（C:ドライブ）は暗号化できない場合があります。

3.6 プリンターの使い方

【1】 印刷の実行

例としてWindows 10のテキストエディタ「メモ帳」（［スタートメニュー］→［Windowsアクセサリ］→［メモ帳］）で作成した文書を印刷する手順を説明します（Microsoft Word/Excel等から印刷する方法は，5章以降で説明します）。メニューの［ファイル］から［印刷］をクリックするとダイアログボックスが表示されます。［プリンターの選択］の欄には実際に接続されているプリンターの他に，Fax, OneNote等の仮想プリ

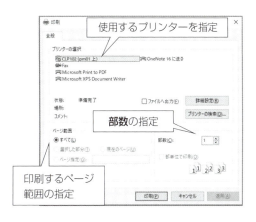

ンターも列挙されており，これらは印刷する代わりに他のアプリにデータを渡して処理する際に使用します。ここでは実際のプリンターを選択しましょう。プリンターの電源が入っていることを確認してください。［ページ範囲］は［すべて］，［部数］は「1」を選択してください。［印刷］ボタンをクリックすると印刷が実行されます。

【2】 途中で印刷を取り消すとき

一旦実行してしまった印刷ジョブを途中で取り消すときは，［スタートボタン］→［設定］→［デバイス］→［デバイスとプリンター］をクリックして，対象のプリンターとドキュメント名を指定して削除します。

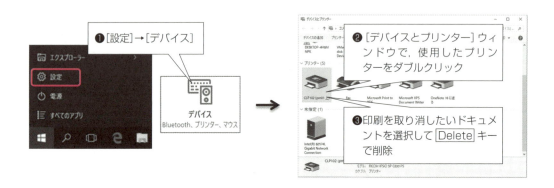

【3】 PDF ファイルの作成

文書ファイルや画像ファイルを「PDF（Portable Document Format）」形式に変換しておけば，コンピューターの環境に依存せずに同じデザインで閲覧したり印刷できます。最新版の Word や Excel などの Office ソフトには，作成した文書を PDF 形式で保存する機能がありますが，そのような機能がないソフトウェアでも「Microsoft Print to PDF」という仮想プリンターに印刷すると，PDF 形式のファイルとして保存できます。

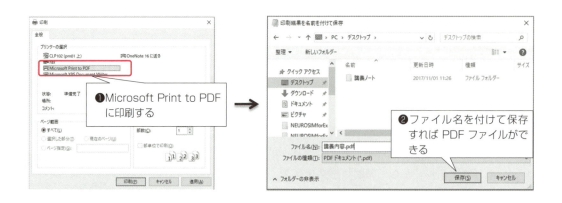

第3章　演習問題

[3.1] Windows 10 の「電卓」で次の操作をしてみましょう。

(1) スタートメニューから「電卓」を起動します（見つからない場合は検索ボックスに「電卓」と入力して Enter キーを押します）。設定を［標準］から［プログラマー］に変更します。

(2) ［DEC（10進数）］を選択し，「65」と入力します。［BIN（2進数）］にチェックを変えると，表示される数字はどのような表記になりますか。同様にして，BIN（2進数）の100110110000101011100 は DEC（10進数），HEX（16進数）ではそれぞれどのようになるか確かめましょう（5.2節を参照）。

[3.2] ［PC（またはエクスプローラー）］をダブルクリックして開き，どのようなドライブがあるか確認しましょう。
（一度［表示］→［レイアウト］から［並べて表示］を選択して，変化がないか確かめてください）。［ネットワークの場所］に表示されているドライブはありますか。

[3.3] ［PC（またはエクスプローラー）］をダブルクリックして開き，次の操作をやってみましょう。

(1) 自分で作成したファイルの入っているフォルダーを開いてみましょう。

(2) (1) のフォルダーで［表示］→［レイアウト］から［大アイコン］，［詳細］をそれぞれ選んでみましょう。

(3) ［詳細］を選び，［名前］，［更新日時］，［種類］，［サイズ］をそれぞれ選んで，ファイルの並べ替えが行われることを確かめましょう。

第4章 ネットワークと電子メール・ウェブ作成

4.1 コンピューターネットワーク

【1】 ネットワークとプロトコル

現在では多くのパソコンや，携帯端末，家電製品などがネットワークに接続する機能を持っていますが，さらに住宅，自動車，建設や農業の機械，信号機や監視カメラまで社会のありとあらゆるものがネットワークにつながり知能を駆使する **IoT** の時代が始まりつつあります。これらの機器がネットワークを通してデータを送受信できるためには

- コンピューターや通信機器がデータを電気信号に変換し，受信するときに元に戻す方法
- データの送信元，送信先のコンピューターを特定する方法
- データを目的のコンピューターに届ける経路を決める方法
- データがノイズやエラーによって正しく届かなかったときに訂正する方法

といった多くの取り決めが必要です。このような，通信を行うために定められた取り決め，規格のことを通信の **プロトコル** （**通信規約**）と呼びます。通信のプロトコルは，通信を行う機器同士が互いに理解できる必要のある，言語の一種ともいえます。

コンピューターのネットワークだけがネットワークではありません。実は，われわれ生物も体の中にさまざまなネットワークを持っており，最近はその重要性がより認識されています。両者のネットワークにはハブ，リンク，ネットワークを支配する基本法則など共通の概念があてはまります。2.3節で学んだように，神経細胞の連結した回路網である神経回路なる「ネットワーク」により記憶・想起・愛情などの高度な機能が実現されています。さらに，免疫ネットワーク，内分泌系（ホルモン）ネットワーク，代謝ネットワークなどがあります。躁鬱病からガンまでほとんどの病気は，どれか1つの遺伝子だけではなく，細胞内に隠れた複雑な「遺伝子ネットワーク」を介して相互作用するいくつもの遺伝子が同時に関与しています。最近では，ガン治療法に関するP53ネットワークの研究から，薬物療法および医薬品開発に新しい方向性が示唆されるなどもしています。本章でコンピューターネットワークの基本を理解しておけば，現在の社会生活において大切なネットワークを正しく活用する基本を学習できるだけでなく，生物系のネットワークを理解するためのヒントもたくさん得られるでしょう。

【2】 TCP/IP とプロトコルの階層化

世界中で，国や地域ごとに異なった多数の言語が使われているように，コンピューターによる通信のプロトコルも1種類だけではありません。しかし，異なるプロトコルを使っている機器同士の通信はできませんので，通信をしたい機器の間で使用するプロトコルを統一する必要があります。多数のプロトコルの中で，現在最も多く使われているものは **TCP/IP** です。そこで，本章ではTCP/IPによる通信を中心に，コンピューターネットワークを使った通信がどのように実現されて

いるか，その原理を学びましょう．

■プロトコルの階層化

TCP/IPは**階層化**されたプロトコルの集合体です．階層化されているということは，実際に電気信号や光信号を運ぶための物理的な装置に関する規格（下位層側の規格）から，メールやWWWのソフトウェアなど，ユーザーとやりとりするための規格（上位層側の規格）までの複数の規格の組み合わせで実現されている，ということを意味しています．これを，品物を小包で送る手順に例えて考えてみましょう．品物はそのままでは運ぶことができないので，まずは壊れないように緩衝材を使って包装する必要があります．次に，包装の上から差出人や受取人を示すラベルが貼り付けられます．この荷物が各種の交通機関を経由しながら，宛先に運ばれて行きます．届いた荷物は差し出したときと逆の手順で開封されて，品物が取り出されます．

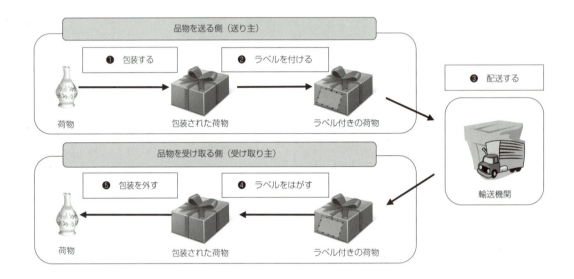

同様に，データをTCP/IPで送信するときには，各階層を担当するソフトウェア（ドライバ）がデータに必要な加工を施して次の階層のソフトウェアに引き渡していき，受信側では逆の手順で，加工されたデータを元に戻していきます．それぞれの層（**レイヤー**）には次のような役割があります．

・**物理層**（第1層）

ネットワークでデータを送る場合には，最終的には電気・電波や光の信号に変換する必要があります．その際に電圧や波形，周波数など，どのような形式の信号に変換するかのルールが規定されています．このルールに従って実際にデータの送受信を行うのが物理層（第1層）です．

・**データリンク層**（第2層）

送信元のコンピューターと送信先のコンピューターを識別するために，データにそれぞれのコンピューターのアドレス（機器を識別するための数値）を付加します．アドレスの付加や，コンピューターが自分宛のデータのみを選択して受け取るために必要なのがデータリンク層（第2層）です．

・**インターネット層**（第3層）

　アドレスを付加されたデータは，複数のネットワーク機器の手助けを得て，網の目状の経路を適切に伝送され，送信先のコンピューターまで運ばれていきます。宛先のアドレスから適切な経路を決定し，転送していくために必要なのがインターネット層（第3層）です。

・**トランスポート層**（第4層）

　ネットワークを利用したサービスにはメールやWWWをはじめとして多数の種類があるので，どのサービスに対するデータかを識別し，さらに受信者が送信者にデータが正しく届いたことを通知し，正しく届かなかった場合には訂正することによって通信の信頼性を確保します。この手順を担当するのがトランスポート層（第4層）です。

・**アプリケーション層**（第5層）

　ユーザーにサービスを提供するための実際のアプリケーションソフトウェアが動作する部分がアプリケーション層（第5層）です。

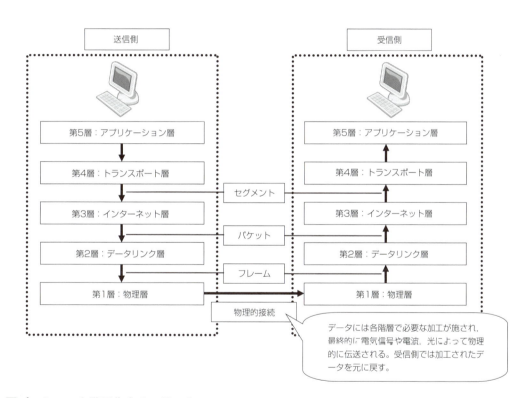

■プロトコルを階層化するメリット

　プロトコルが階層化されることにより，各階層を担当するソフトウェアやハードウェアはその上下の層とのインターフェイスのみに注意を払えばよくなり，各階層ごとに独立して改良や拡張を行えるというメリットがあります。たとえば小包の例では，緩衝材が改良されて変わったとしても，交通機関はそれを気にせずに，変更前と同じ手順で配送できるようになっています。仮に階層化されておらず，配送手順全体が1つの規格として定められていたとすると，どこか1カ所を改良するたびに，配送に影響が出ないように全ての手順を見直さなければなりません。階層化によって通信技術の進歩や利用目的の広がりに応じた柔軟な拡張が可能だったことが，TCP/IPが現在まで広く

利用されている理由の1つであるといえます。

■ セグメント，パケット，フレーム

　送信されたデータには各階層で順番に必要な加工が施されていきます。トランスポート層（第4層）で加工された後のデータを**セグメント**，インターネット層（第3層）で加工された後のデータを**パケット**，データリンク層（第2層）で加工された後のデータを**フレーム**と呼んで区別しますが，これらを総称してパケットと呼ぶこともあります。

■ LAN と WAN

　狭い範囲で通信する場合と，より広い範囲で通信する場合では適切な通信の手順が異なるので，通信したい範囲の広さによって処理を受け持つ階層が分かれています。データをすべてのコンピューターに同時に送信することができるような狭い範囲（同じ部屋や建物・組織内）のネットワークを**LAN**（Local Area Network）と呼び，複数の LAN を互いに接続して構成したより広い範囲のネットワークを**WAN**（Wide Area Network）と呼びます。

4.2 物理層とデータリンク層の機能

【1】 Ethernet（イーサネット）

　ネットワークを通して送りたいデータには，テキスト，画像，音楽，ソフトウェアなどさまざまなものがありますが，どのようなデータを送るにしても，最終的には電気・電波や光などの物理的な信号に変換して通信相手の装置と送受信を行わなければなりません。その際に必要となる，最もハードウェア寄りの部分の通信方法を規定している部分が物理層（第1層）です。また，信号を送信する間隔や通信相手の決定方法は，1つ上のデータリンク層（第2層）で規定されています。物理層とデータリンク層をまとめた規格として，現在主流になっているのが**イーサネット**（**Ethernet**）です。

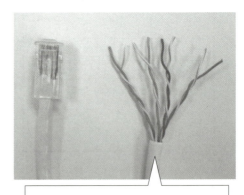

UTPケーブル（LANケーブル）とコネクタ。ケーブル内では，ノイズの影響を軽減するために4対8本の線がより合わせられている。

　イーサネットでは，信号を伝えるハードウェアとして，**UTP ケーブル**（単に「LAN ケーブル」と呼ばれることもあります）がよく使われます。UTP とは「Unshielded Twisted Pair（シールドされていないより対線）」の略で，かつて使われていた同軸ケーブルよりも扱いやすいために広く普及しています。また，長距離・高速の通信が必要な場合には，信号が減衰しにくくノイズに強い**光ファイバー**も使われています。イーサネットの信号を送受信する装置には，パソコンに内蔵されている通信用のボード（**NIC**，Network Interface Card）やハブ，ブリッジ，スイッチ，ルーターなどがあります。

　イーサネットによる通信の特徴は，ケーブル上に送り出された信号（フレーム）が，同じ LAN に接続されているすべてのノード（パソコンやサーバー）に届くという仕組みにあります。宛先以外のノードは，自分宛のデータではないと判断して，自動的にこのフレームを廃棄します。このよ

うにすべてのノードに対して同時に行う通信を**ブロードキャスト**と呼びます。ブロードキャストを基本としたこの方式には一見無駄があるように見えますが，シンプルな原理ですべてのノード間の通信が自由に行える，基本的な通信方式です。現在では，フレームの内容を判断して，必要なノードにのみ転送する通信機器（**スイッチングハブ**）の利用が主流になっています。また，普及当初は 10 Mbps（1 秒間あたり 10 M ビットの情報伝送量）が一般的だった通信速度ですが，現在では 100 Mbps，1 Gbps，10 Gbps と，より高速の通信ができる機器が利用されています。

> **注意**
> スイッチングハブ等を使うと，イーサネットの接続を分岐することができますが，LAN ケーブルがループを構成するように接続すると，輻輳（ふくそう，大量の通信による混雑）が発生して，通信ができなくなります。
> ネットワークの一部にループができるような接続をしてはいけません。

輻輳が発生する誤った接続の例

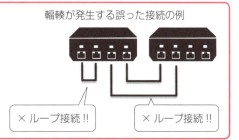

× ループ接続!!   × ループ接続!!

例題 4-1
UTP ケーブルを抜いたときと差し込んだときの，パソコン背面にある NIC の LINK ランプの状態を確認しましょう。

パソコン側とハブ側のどちらかで UTP ケーブルのコネクタを抜くと，NIC の LINK ランプは消灯します。LINK ランプが点灯しているときには，物理層の接続が正常に行われていることを表しています。機器の故障，ケーブルの断線等の障害があると LINK ランプ

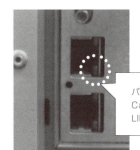

パソコン背面のNIC（Network Interface Card）のコネクタ部。緑色のランプがLINKランプ。

が消えるので，ネットワークにトラブルが起こったときには，故障した個所を特定するための重要な情報源になります。LINK ランプの他に，送受信や通信の衝突（コリジョン）の発生をランプの点滅によって知らせる機器もあります。

【2】 無線 LAN

有線接続によるイーサネットの他に，電波を使った**無線 LAN** が広く使われています。無線 LAN でもイーサネットで接続されているときと同様の通信を行うことが可能で，かつ，ケーブルに制約されずに自由に移動ができ，新しいコンピューターの追加が簡単にできるというメリットがあります。パソコンを無線 LAN でネットワークに接続するには，本体内に無線 LAN インターフェイスが内蔵されているか，無線 LAN インターフェイスを増設する必要があります。また，建物側の機器として**アクセスポイント**が必要です。パソコン側の無線装置を通常「子機」と呼び，アクセスポイントを「親機」と呼びます。無線 LAN のプロトコルは IEEE 802.11 という規格で定められてい

ますが，IEEE 802.11 には使用する電波の周波数帯が異なる複数の規格が含まれていて，親機と子機がそれぞれ周波数帯に互換性のある規格の製品でなければ全く通信はできません。子機から電波の届く範囲内に複数の親機が存在する場合があるので，子機側でどの親機に接続するかを指定する必要があります。接続先を指定する際に使う，親機ごとに付ける識別子を **SSID** といいます。

　無線 LAN には場所の制約がないというメリットの一方，障害物や他の機器からの妨害を受けやすい点や，情報漏えいの危険性など，電波を使用していることによるデメリットもあります。四方八方に広がっていく電波は，本来の受信者以外にも簡単に傍受できてしまうので，無線 LAN を安全に使うためには暗号化を行うことが必須になります。暗号化の設定が正しく行われていれば，たとえ電波を傍受できたとしても，通信内容まで見ることは困難です。無線 LAN の暗号化方式には現在，WEP，WPA，WPA2 の 3 種類があり，後者の方が強力な暗号化方式です。特に WEP には重大な脆弱性（セキュリティホール）が指摘されていて，通信を解読されてしまう恐れがありますので，親機と子機がともに対応している暗号の中で最も強力なものを選択しましょう。

【3】　MAC（Media Access Control）アドレス（物理アドレス）

　ネットワーク上の機器を識別するために，パソコンやサーバーの通信用のボード（NIC）には，1 つ 1 つ異なったアドレスが付けられています。このアドレスを **MAC アドレス（物理アドレス）** といいます。LAN 上を流れるすべてのフレームには，どの機器からどの機器への通信かを示すために，データリンク層で送信者と受信者の MAC アドレスが付加されます。MAC アドレスは通常 **12 桁の 16 進数** で表記します。MAC アドレスは世界中で同じ値を持つ機器がないように，重複を避けて割り振られています。

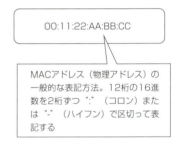

　コンピューターを識別するアドレスには，MAC アドレス（物理アドレス）の他に，IP アドレス（論理アドレス）があります。MAC アドレスをコンピューターの名前だとすると，IP アドレスはコンピューターの住所に相当します。

例題 4-2

　パソコンの MAC アドレス（物理アドレス）を調べましょう。

　［スタート］ボタン →［Windows システムツール］→［コマンドプロンプト］（または検索ボックスに「cmd」と入力）を選ぶと，コマンドプロンプトのウインドウが開きます。キーボードから「ipconfig /all」コマンドを入力して Enter キーを押すと，ネットワークの情報が表示されます。［イーサネット アダプター イーサネット］（または［ワイヤレスネットワーク接

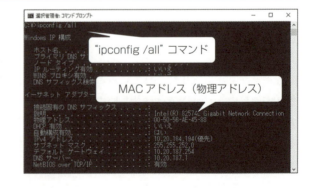

続］）の中の［物理アドレス］の項目に表示されている 16 進数の値が，そのパソコンの MAC アドレスです。

4.3 インターネット層の機能

【1】 IP（インターネットプロトコル）

　ここまでの説明は，LAN の内部のコンピューター間の通信についてのものでした。しかし，より広く WAN，インターネット上のコンピューターとの通信を行うためには，各組織内に設置してあるルーターという装置を経由して，外部との通信ができるようにする必要があります。コンピューターネットワークは，各組織ごとの小さなネットワークがルーターを介してより大きなネットワークを構成するという構造を持っています。ルーターを経由して組織外と通信する機能は，インターネット層（第3層）のプロトコルである **IP**（Internet Protocol，**インターネットプロトコル**）が担当します。

　インターネット上のコンピューターと通信するためには，前述の MAC アドレス（物理アドレス）に加えて，**IP アドレス（論理アドレス）**が必要です。IP アドレスは通常 **4 つの 10 進数**を "."（ドット）でつないだ形で表記します。MAC アドレスが機器を購入した時点で最初から割り振られているのに対して，IP アドレスはそのコンピューターの利用者が設定します。IP アドレスはどのような数値でもよいというわけではなく，LAN の管理者から割り振られた適切なアドレスを，重複しないように注意して設定しなければなりません。現在は，IP アドレスを設定する手間を省くために，LAN の中に **DHCP サーバー**という IP アドレスを自動的に配布するサーバーが設置されていることが多く，その場合には，コンピューターをネットワークに接続するだけで自動的に適切な IP アドレスが重複しないように割り当てられます。

> 192.168.1.100
>
> IP アドレス（論理アドレス）の一般的な表記方法。4個の10進数を "."（ドット）でつないで表記する。数値の範囲は0〜255。

【2】 IP アドレスとサブネットマスク

　コンピューターに IP アドレスを割り当てることによってはじめて，自分が所属しているネットワークの外のコンピューターとの通信ができるようになります。送信されたデータには MAC アドレスに加えて，送信者と受信者の IP アドレスも付加されて送られることになります。受信者となるコンピューターが世界中のどこにあるかは，受信者の IP アドレスを頼りに特定され，目的地を目指して運ばれていきます。これは IP アドレスが個々のコンピューターを特定する情報だけでなく，そのコンピューターがどのネットワークに所属しているかという場所の情報も含んでいるために実現できることです。

　IP アドレスは，前半部と後半部に分かれています。前半部が，そのコンピューターがどのネットワークに所属しているかという情報で，この部分が**ネットワーク部＋サブネット部**です。後半部が，そのネットワークの中のどのコンピューターかという情報を表す**ホスト部**です。ネットワーク部＋サブネット部とホスト部がどこで分かれるかは，所属している組織の規模によって異なりますので，コンピューターに IP アドレスを設定するときには，同時にどこまでが前半部かという情報

	ネットワーク部＋サブネット部 （所属するネットワークを識別）			ホスト部 （コンピューターを識別）	
IPアドレス	192	168	1	100	（10進数表記）
	11000000	10101000	00000001	01100100	（2進数表記）
サブネットマスク	255	255	255	0	（10進数表記）
	11111111	11111111	11111111	00000000	（2進数表記）

も設定する必要があります。この情報を指定するのが**サブネットマスク**の値です。

　例として，IPアドレスが"192.168.1.100"，サブネットマスクの値が"255.255.255.0"の場合で考えてみます。IPアドレスとサブネットマスクを2進数表記に直すと，サブネットマスクは前半に"1"が連続して，後半に"0"が連続する形になります。サブネットマスクの前半の"1"が連続している部分がネットワーク部＋サブネット部，後半の"0"が連続している部分がホスト部になります。この場合，"192.168.1"までが前半部で，所属しているネットワークの番号を表しており，末尾の"100"が後半部で，コンピューターを識別する番号です。つまりこのネットワークでは，所属しているコンピューターのIPアドレスの前半部はすべて"192.168.1"で共通で，後半部のみが重複しないように各コンピューターに割り当てられているということになります。なお，前述のDHCPサーバーによってIPアドレスを自動的に割り当てられた場合には，サブネットマスクの値もDHCPサーバーによって自動的に設定されます。

【3】　ルーティング

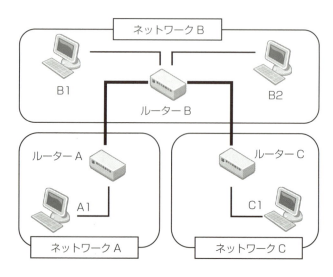

　インターネットは多数のネットワークが相互に接続した構造になっていて，ネットワークの外のコンピューターと通信する場合には，データ（パケット）は多数の通信機器を経由して目的のネットワークまで順に転送されていきます。ネットワーク同士を接続する通信機器を**ルーター**と呼びます。例えばコンピューターA1がコンピューターC1にデータを送信するときには，データはA1→ルーターA→ルーターB→ルーターC→C1の順に転送されます。逆にC1からA1へ送信した場合は，この逆の経路を通ることになります。この例では，ネットワーク間をつなぐ接続がそれぞれ1通りずつしかないので目的地への経路は自明ですが，実際のインターネットは網の目状になっているため，ルーターにはパケットをどの経路で転送するべきかを判断する能力が必要です。そこで，各ルーターは，各々のネットワーク宛てにどの経

路で送信するのが適切かを示す**ルーティングテーブル**を持っていて，このテーブルを参照してルーティング（経路選択）を行います。

■デフォルトゲートウェイ

　ネットワークAの中のコンピューターから見ると，ネットワークAの外のコンピューターを宛先とするすべてのデータ（パケット）は必ずルーターAを通るので，外部へのパケットは最初にルーターAに送る必要があります。このように，ネットワークの外にデータを送信するときにパケットを最初に送付すべきルーターを**デフォルトゲートウェイ**と呼びます。コンピューターが外部のマシンと通信するためには，コンピューターに，自身が使用するデフォルトゲートウェイのIPアドレスを指定しておく必要があります。サブネットマスクと同様に，DHCPサーバーによってIPアドレスを自動的に割り当てられた場合には，デフォルトゲートウェイのIPアドレスもDHCPサーバーによって自動的に設定されます。コンピューターにIPアドレス（論理アドレス），サブネットマスク，デフォルトゲートウェイのIPアドレスの3つを設定して，はじめて自分自身が所属するネットワーク以外のコンピューターとも自由に通信ができるようになります。

例題 4-3

　パソコンに設定されているIPアドレス（論理アドレス），サブネットマスク，デフォルトゲートウェイのIPアドレスを確認しましょう

　インターネット層のネットワーク情報は，［コマンドプロンプト］のウインドウから確認できます。［スタート］ボタン→［Windowsシステムツール］→［コマンドプロンプト］（または検索ボックスに「cmd」と入力）を選び，コマンドプロンプトを開き，キーボードから「ipconfig」コマンドを入力して Enter キーを押すと，

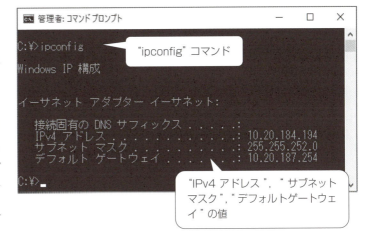

ネットワークの情報が表示されます。"イーサネット アダプター イーサネット"の中に表示されている"IPv4 アドレス"，"サブネット マスク"，"デフォルト ゲートウェイ"の値がそれぞれ"IPアドレス"，"サブネットマスク"，"デフォルトゲートウェイ"になります。無線LANを使用している場合は"イーサネット アダプター イーサネット"の代わりに"Ethernet ワイヤレスネットワーク接続"の項目になります。

【4】 グローバルアドレスとプライベートアドレス

　前述のように，IPアドレス（IPv4アドレス）は0〜255の10進数4個を並べて表します。IPv4アドレスの総数は32ビットで表現できる整数の個数と一致していて，すべてを使いきれば約43億個のコンピューターを識別できることになります。TCP/IPの設計当初はこれだけのアドレスがあれば十分であると考えられていましたが，ネットワークに接続されたコンピューター数が急激に増えたことや，IPアドレスの割り当て方の制限で全てのアドレスが使いきれないことが原因で，現在では割り当てるアドレスが不足しています。根本的な解決方法として，現在よりもはるかに多くのアドレスを利用できるIPv6という新しいアドレス体系への移行も進んではいます。しかし，そのためには世界中のハードウェアとソフトウェアをすべて，すぐに移行することは現実的ではありません。そこで，世界中のすべてのコンピューターに重複しないようにIPアドレスを割り当てるのではなく，各組織内部でのみIPアドレスが重複しないように割り当てることで，異なる組織では同じIPアドレスが使用できるという方法が考えられました。このような組織内の小さなネットワークを**プライベートネットワーク**と呼び，プライベートネットワーク内のコンピューターに割り当てるIPアドレスを**プライベートアドレス**と呼びます。これに対して，世界全体で重複しないように割り当てたアドレスを**グローバルアドレス**と呼びます。

　プライベートアドレスを割り当てられたコンピューターは，同じ組織のプライベートネットワーク内のコンピューターとは通信ができますし，**NAT**や**プロキシ**という技術を使って組織外との通信を代理してもらうことで，組織外のグローバルアドレスを割り当てられたコンピューターと通信することもできるようになります。しかし，異なる組織でプライベートアドレスを使っているコンピューター同士が直接通信することはできません。そのため，組織内，組織外のすべてのコンピューターから接続できる必要のあるサーバーにはグローバルアドレスを割り当てて，各個人が使用するパソコンにはプライベートIPアドレスを割り当てて使うことが一般的です。プライベートアドレスとして使用できるIPアドレスの範囲は決められています。

例題 4-4

　パソコンに設定されているIPアドレスがグローバルアドレスかプライベートアドレスかを確認しましょう。

　表4.1のクラスA〜クラスCがプライベートアドレスとして利用できるIPアドレスの範囲です。IPアドレスがこのいずれかの範囲の値であればプライベートアドレス，それ以外の値であればグローバルアドレスと考えてよいでしょう（これ以外にも，正規のIPアドレスを取得できなかったときに割り当てられる，169.254で始まる一時的なプライベートアドレスがありますが，このアドレスが割り当てられている状態では正常な通信はできません）。

表4.1　プライベートアドレスとして使えるIPアドレスの範囲

クラス	IPアドレスの範囲	サブネットマスクの例
クラスA	10.0.0.0 ～ 10.255.255.255	255.0.0.0
クラスB	172.16.0.0 ～ 172.31.255.255	255.255.0.0
クラスC	192.168.0.0 ～ 192.168.255.255	255.255.255.0

4.4 トランスポート層の機能

【1】 TCP と UDP

　コンピューターネットワークを経由した通信には高い信頼性が要求されます。通信の信頼性を保証するのが**トランスポート層**（第4層）の役割の1つです。コンピューターのコマンドや数値データは，通信中に1文字でも置き換わったり欠けたりするとトラブルの原因になります。それがコマンドだと正常に動作しなくなったり，金額のデータだと損害につながる可能性もあります。しかし電気信号や電波を使って信号を伝達する場合，データの正確な転送を妨げるノイズは避けられません。コンピューターネットワークでは，きわめて高速な信号を長距離にわたって伝送する必要があるため，通信中のエラーがどうしても発生してしまうからです。そこで，TCP/IPのプロトコルには，信頼性を保証するための多くの対策が組み込まれています。その例が**チェックサム**やCRC（Cyclic Redundancy Check，巡回冗長検査）によるエラーの検出と再送です。チェックサムとは，送信側でデータ本体の他に，送信した値の合計値を同時に送信して，受信した側では合計値が合うかどうかを確認する，エラーチェックのための仕組みです。もし，通信の途中でデータ本体の一部が化けたり欠けたりしたときには，受信側でチェックサムの値が合わなくなり，エラーが発生していることがわかるので，その場合は正しく受信できるまで同じデータを再送してもらいます。CRCも同様にエラーを検出する技術です。下位層のデータリンク層（第2層）ではCRC，インターネット層（第3層）ではチェックサムによるエラーチェックが導入されています。

　トランスポート層（第4層）では**TCP**（Transmission Control Protocol）というプロトコルによって，信頼性をさらに向上させています。TCPは通信の開始から終了までの間，通信を行っている2台のコンピューター間に**コネクション**という仮想的な伝送路を設定して，コネクションが保たれている間のデータが確実にお互いに届くように監視します。コンピューターネットワークはTCPのおかげで，データの損失がない，信頼できる通信路として利用することができます。しかし，TCPは本来のデータの通信に加えて，確実な通信を保障するための多くの通信を付加するため，リアルタイム性が必要な場合には通信速度の面で不利になってしまいます。その場合には，トランスポート層でTCPに代わって**UDP**（User Datagram Protocol）というプロトコルを使用します。UDPではコネクションという考え方はせず，トランスポート層での通信の監視や再送も行いません。例として，UDPは音声通話などのアプリケーションに使われていますが，通信にエラーが発生した場合は，音声が途切れる等の現象が起こる可能性があります。しかし，そのようなわず

かなエラーを許容することによって，リアルタイム性の高い会話が実現できます．実現したいアプリケーションの特性によって TCP と UDP のどちらを使うべきかは異なりますので，トランスポート層ではそれぞれのアプリケーションに適した方のプロトコルが使われます．

【2】 ポートとサービス

コンピューターが TCP/IP によってサーバーに接続する場合，接続先は IP アドレスを指定して特定します．しかし 1 台のコンピューターが同時に複数のサービスを行っている場合が多いので，コンピューターの特定に加えて，どのサービスへの通信なのかも特定する必要があります．そこで，パケットには IP アドレスとは別に 0〜65535 の範囲内でサービスを特定する数値を付加して送信します．この値が**ポート番号**です．TCP と UDP のどちらを使う場合でも，通信には IP アドレスとポート番号の対が必要です．ポート番号を指定してサーバーに接続することによって，どのサービスへの接続を要求しているかを指定します．特にポート番号の 0〜1023 は**ウェルノウンポート**と呼ばれ，WWW やメール等の代表的なサービスのために予約されています．

4.5 アプリケーション層の機能

【1】 サーバーとクライアント

ネットワークを使って提供される何らかの機能を**サービス**と呼び，サービスを提供する側を**サーバー**（サーバ），サービスを利用する側を**クライアント**といいます．下位層の物理層からトランスポート層までのプロトコルを利用して，実際にユーザーにサービスを提供するのが最上位のアプリケーション層のプロトコルです．たとえば WWW サービスの場合，Web ページのデータをネットワークを通して提供するコンピューターやソフトウェアが **WWW サーバー**で，このデータを受け取って画面上に表示するソフトウェア（ブラウザ）やコンピューターが **WWW クライアント**になります．このように，サーバー/クライアントとはコンピューターをさす場合も，コンピューター上で動作しているソフトウェアをさす場合もあります．

【2】 ネットワークを支えるサービス

ユーザーが直接利用する WWW や電子メール等のサービスを実現するために，その背後では多数のサービスが動作しています．ユーザーが直接目にすることは少ないのですが，これらのサービスがすべて正常に動作して初めて，ネットワークを正常に利用できることになります．アプリケーションとサービスのうち代表的なものを紹介します（下記の例は，アプリケーション層で動作しているものと，より下位の層で動作しているものを含みます）．

■電子メール（**POP / IMAP / SMTP**）
電子メールの受信には **POP** と **IMAP** の 2 通りのプロトコルのどちらかを使って行います．POP ではメールのデータがメールサーバーからクライアントに転送されて，クライアント側で蓄積されるのに対して，IMAP ではメールのデータはサーバー側に蓄積され続け，クライアント側はそれを表示するだけという違いがあります．**SMTP** はメールを送信するためのプロトコルです．

■ウェブサーバー（**HTTP / HTTPS**）

WWW は文書や画像などの構造を含むハイパーテキストによって情報を提供し，また，リンク機能で世界中に分散しているデータを結び付けることによって，画期的な情報の共有を行っています。これを実現するためのプロトコルが **HTTP** です。HTTP にはサーバーからクライアントに一方的に情報を送信するだけでなく，データを相互にやり取りする仕組みが含まれているので，掲示板や各種の検索などのインタラクティブなサービス，またファイルの転送やマルチメディアの配信にも広く利用されています。HTTP を利用した新しいサービスは，現在でも次々と生まれてきています。

HTTPS は HTTP に暗号化・改ざん検出の機能を追加したプロトコルです。安全に通信を行えることから，電子商取引を含む多くのインタラクティブなサービスで利用されています。HTTPS に対応した Web サーバーには，サーバーが偽装されたものでないことを示す電子証明書が必要です。

■ファイル転送（**FTP / SCP / SFTP**）

FTP は HTTP とともに，ファイルを不特定多数に配布する公共的な用途に用いられます。以前は，個人が他のコンピューターにファイルを送信する時にも利用されていましたが，FTP ではパスワードやデータが暗号化されないため通信情報が窃取される危険性が高く，現在は暗号化の機能を持ち，より高機能な **SCP** や **SFTP** などのプロトコルに置き換えられています。

■ネットワーク情報の自動設定（**DHCP**）

ネットワーク機器への IP アドレスの割り当てと，その他の設定を自動で行うサービスです。多くのネットワークでネットワークの設定を手動で行う必要がなく，機器をネットワークに接続すればすぐに通信機能を使うことができるのは，DHCP のサービスが動作しているためです。

■ドメインネームシステム（**DNS**）

コンピューター名等を IP アドレスに変換するためのサービスです。ユーザーはコンピューター名や URL，メールアドレスをアルファベットを使ったわかりやすい名前で指定できますが，実際にソフトウェアが動作するときにはこれらを IP アドレスに変換する必要があります。変換に必要なデータベースは世界中に分散していますので，必要なデータベースをその場で検索して変換するために DNS が使われます。

4.6 クラウドコンピューティング

クラウドコンピューティング（クラウド） は従来のコンピューターの使い方の常識を変え，適用範囲を拡大するものですが，この呼び方は「雲（インターネット）の向こうにあるコンピューターを使って，データの保管や計算処理を行う仕組み」という意味で，2007 年に米国のシュミットにより提唱され，使われるようになりました。クラウドは「必要なときに，必要なだけ，システムの能力や性能を調達する，システム資源の EC サイト」と言い換えることができます。クラウドによるサービスは米国の Amazon，Microsoft，Google，IBM などにより大規模に行われていますが，日本の会社でも IIJ や富士通他のクラウドサービスが知られています。

Amazon の子会社である AWS はクラウド用として 200〜300 万台ものサーバーコンピューターを所有しているといわれます。日本全国で所有されているサーバーが約 280 万台程度であることを

考えると，たった1社でいかに膨大な数のサーバーを保有しているかがわかります。このため，クラウドサービスでは「規模の経済」をうまく活かして，設備投資コストを低く抑え，運用管理の効率化を徹底して推し進めることで，利用者は安い料金でコンピューターの機能や性能を使えるようになりました。

ユーザーに必要なのはブラウザとインターネットへのアクセスだけになります。水の話に例えれば，水を手に入れるためには，各家の庭に井戸を掘りポンプを設置しなければならなかった時代から，水道を引けば蛇口をひねるだけで手に入る時代への変化に相当します。使った分だけ払う従量課金制であり，いつでも加入でき，また，停止できます。

クラウドの持つ特徴，①設備投資がいらない，②すぐにシステムが使える，③運用コストの効率，④一時的な利用が可能，⑤膨大なリソースが使える，からクラウドのプラス面として，新しい事業を始める場合の投資による失敗のリスクが大きく低減しチャレンジしやすい環境が生まれました。これに伴い，ビジネスや日常におけるITの適用範囲は広がりました。ITとビジネスの一体化が進み，ITを前提とした新しいビジネスモデルが既存業界の既得権益や常識を破壊するまでになっていると言われます。

クラウドの活用はサービス内容から，**SaaS** = Software as a Service（電子メールやスケジュール管理，文書作成や表計算，財務会計や販売管理などのアプリを提供するサービス），**PaaS** = Platform as a Service（アプリを開発したり，実行するために必要な機能を提供するサービス），**IaaS** = Infrastructure as a Service（サーバー，ストレージ，ネットワークなどのハードウェアの機能を提供するサービス）に分けられます。

SaaSとしてはだれにも身近なクラウドサービスとして，データをネットワーク上に保存するDropboxやEvernote，米Apple社の提供するiCloudなどがありますし，iPhoneやAndroidのスマホに入っているGmail，Googleマップをはじめとする多くのアプリやFacebook，LINE，インスタグラムなどもあります。クラウドの医療分野での活用も広がりはじめており，在宅医療への応用，診断支援への応用，などサービス会社がPaaSを活用してシステムを構築し，ユーザーがSaaSとしてそのクラウドサービスを利用します。

ここまでに述べたクラウドはユーザーの会社の外にあるクラウドを活用することから**パブリッククラウド**と呼ばれます。パブリッククラウドの利便性は享受したいが，サーバーの共同利用やインターネットを介することによるセキュリティの不安も払しょくできないというユーザーもいるでしょう。後者に関しては，実は，パブリッククラウドを使えば高度なセキュリティ対策をサービスとして外注でき高度な対策を少ない負担で実現できるという優れた面もあるのですが，やはり会社の大事なデータベースを知らない人と同じサーバーに置くことに不安を覚える人がいても当然でしょう。またデータの保管面に関して，国によっては自国内にあるサーバーについては自国の都合によりその中のデータを押収できると法律で決めている例もあります。そのような場合は，日本企業が使っているデータセンターがその国に置かれてあるならデータを勝手に監視されたり，場合によっては没収されるかもしれないという懸念があります。ヨーロッパでは自国の秘密に関する情報はヨーロッパ以外のサーバー内に置いてはいけないという法律ができています。したがって，我々は日本国や日本企業の重要なデータを守る場所は国内に確保することも必要であるという点も把握しておきましょう。

従来のように，自社内にあるサーバーをベースにして自社専用のクラウドを利用する場合，プライベートクラウドと呼びます。プライベートクラウドではパブリッククラウドの持つ規模の経済の長所は活かせませんが，データ保管に関わる基本的なリスクなどは解消されます。

結局，自分のところにちゃんと置いておきたいデータはプライベートクラウドで管理して，それ以外のデータはパブリッククラウドに置くという使い方が望ましく，その割り振りは個々の組織で慎重に検討する必要があります（13.6〜13.8節も参照）。このようにパブリックとプライベートの2つのクラウドを組み合わせる使い方はハイブリッドクラウドと呼ばれています。

4.7 電子メールの利用

電子メールはコンピューターネットワークを活用した代表的なコミュニケーションツールです。ここでは電子メールを送受信する手順を，アプリ（メーラー）"Outlook 2016"を例として説明します。

【1】 メールサーバーとメーラー

電子メールを利用するには，所属している大学や会社，プロバイダのメールサーバーにユーザー登録して，メールアドレスを発行してもらう必要があります。メールサーバーは，郵便なら郵便局に相当するコンピューターです。また，個人のパソコンでメールの送受信を行うためのアプリを"メーラー"といいます。電子メールの送受信は，メールサーバーとメーラーが連携して動作することによって実現します。

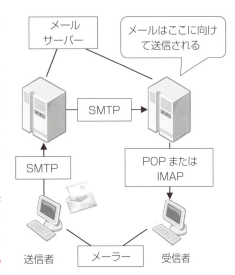

メーラーから送信されたメールは **SMTP**（Simple Mail Transfer Protocol）により受信者のメールアドレスが登録されているサーバーへ向けて送り出されます。受信者は **POP**（Post Office Protocol）または **IMAP**（Internet Mail Access Protocol）を使用して，サーバーに配送されたメールを閲覧します。

【2】 POP と IMAP，Web メールの違い

メールサーバーが対応していれば，受信者はメールの受信に POP と IMAP のどちらのプロトコルを使用するか選択できます。選択したプロトコルによってメーラーの動作が下記のように変わります。

① **POP を使用する場合**

相手からのメールは，メールサーバーから自分のパソコンに移動し，自分のパソコン内に保存されます。保存されたメールをオフラインでも読むことができるメリットがあります。注意点として，複数のパソコンでメールを閲覧する場合には，あるパソコンでメールを読んだ後も，メールサーバーに一定期間残す設定をしておかないと他のパソコンでは読めなくなります。また，パソコ

ンが破損してメールが全て消失する場合に備えて，メールのデータをバックアップしておきましょう。

② IMAP を使用する場合

相手からのメールは常にメールサーバー内に保存されます。したがって，パソコンからはサーバー内に保存されているメールのコピーを表示して閲覧することになり，複数のパソコンでメールを送受信する場合に適しています。注意点として，オフラインの状態ではメールが読めません。

③ Web メールを使用する場合

IMAP と同様に，メールは常にメールサーバー内に保存されます。パソコンからはサーバー内に保存されているメールを Web ブラウザで閲覧することになります。

【3】 メーラー（Outlook 2016）の設定

［スタート］ボタン→［Outlook 2016］を実行するとメーラーが起動します。初回の起動時には，［電子メールアカウントの追加］のウインドウが開きますので［自分で電子メールやその他のサービスを使うための設定をする］→［POP または IMAP］を選択します。アカウントの追加の画面が開きますので，ここで自分の［名前］，［電子メールアドレス］，［アカウントの種類（POP または IMAP）］，［受信・送信メールサーバーのアドレス］，［アカウント名］，［パスワード］を入力します。これらの情報がわからない場合には，メールサーバーの管理者に問い合わせて確認しておきましょう。

送信時に認証（SMTP 認証）が必要なサーバーでは［詳細設定］ボタンの［送信サーバー］のタブで設定を行います。また，［詳細設定］ボタンではメーラーとメールサーバーの間の通信を暗号化する設定が行えます（後述）。ここで入力した情報は，後から［ファイル］タブの［アカウント設定］→［変更］を開いて変更することもできます。

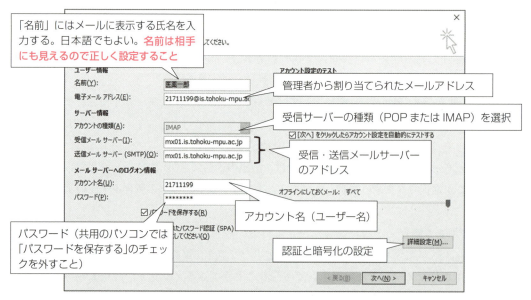

メーラー（Outlook 2016）の設定

パスワードを入力する際に，［パスワードを保存する］のチェックボックスにチェックを入れなければ，送受信の際にその都度パスワードの入力を求められます。共有のパソコンなど，自分以外のユーザーも使う可能性のあるパソコンの場合はチェックを入れない方が安全です。設定が正しく完了すると，自分あてのメールが［受信トレイ］をクリックして読めるようになります。

　送信する際のメールの本文の形式は，HTML形式，リッチテキスト形式，テキスト形式から選ぶことができます。HTML形式，リッチテキスト形式では文字のサイズや色を変更できますが，メールの受け取り手側のメールソフトが対応していないと送り手の意図した通りに表示されないことがありますので，初期設定時には［ファイル］タブの［オプション］→［メール］を選択し，メッセージの形式を［テキスト形式］にしておきましょう。

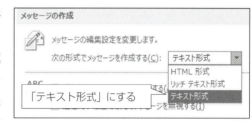

【4】メールを書くときの基本と注意

　新しいメールを作成するには，［ホーム］タブの［新しい電子メール］ボタンをクリックしてメッセージ作成ウインドウを表示します。

❶［宛先］ボックスに，相手のメールアドレスを入力します。

> **注意**
> メールアドレスは必ず半角（IMEの半角英数モード）で入力すること！
> xxxxx @ yyyyy.ne.jp
>
>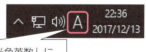
> 入力モードを「半角英数」に

❷　宛先がアドレス帳に登録してある場合は［宛先］ボタンをクリックして，表示される名前の一覧から選択すれば，［宛先］ボックスに相手のメールアドレスを入力することができます。**メールアドレスの入力ミスは，情報漏えいなどの重大なトラブルの原因になりますので**，アドレス帳を積極的に活用しましょう。

❸　［**CC**］ボックスには，コピーを送信するメールアドレスを入力します（省略可）。
・CC（**カーボンコピー**）は複数の人に同じ内容のメールを送る場合（**同報機能**）に用います。
・［CC］に記入されたアドレスは送られた人すべてが見ることができます。
・2人以上に送信する場合は，複数のアドレスを「,」で区切って入力します。

❹　メッセージ作成ウインドウの［オプション］タブから［BCC］ボタンをクリックすると，［**BCC**］のボックスが表示されます。［**BCC**］ボックスに，コピーを送信するメールアドレスを入力します（省略可）。BCC（**ブラインドカーボンコピー**）は何人かの人に同じ内容のメールを送る場合（同報機能）に用いますが，CCと違い，送られた人には［BCC］に記入されたアドレスは見えません。

❺　［**件名**］ボックスに，メール内容の見出しを入力します。（「アンケートの回答」など）

❻　**メールの本文を入力**します。

❼ 送信する前にもう一度，宛先，件名，本文を確認します。**一度送信したメールは取り消すことができません。**確認後，［送信］ボタンをクリックしてメールを送信します。

❽ 送信が終わると［送信済みアイテム］に送信したメールのコピーが残されるので，なんらかの原因で送信に失敗し，再送信が必要な場合には再利用できます。

> **注意**
>
> 多量のメールを送る必要のあるときは何回かに分けたり，添付は避けるなどの注意が必要です！ **スパムメール**（迷惑メールのこと，後述）にならないよう注意しましょう。

■名前（表示名）について

メーラーを設定する時に，［名前］として送信者の氏名を設定しました。受信者はこの名前を見ることができます。また，アドレス帳を使ってメールを送信すると，**アドレス帳に登録した氏名を受信者が見ることができる**場合がありますので，これらはニックネーム等ではなく，**正しい名前で登録する必要があります。**また，メールを転送すると，元のメールにあった表示名もそのまま転送されますので，失礼にならないように注意が必要です。

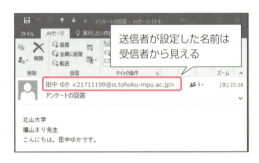

■メールを書くときの注意

電子メールは，電話のようにリアルタイムでないため，よく考えながら書けて，しかもスピーディに相手に連絡することができるたいへん有用なツールです。ただし，失礼にあたる表現や，誤解を与えやすい表現を使わないようにするなど，書き方には十分注意しましょう。

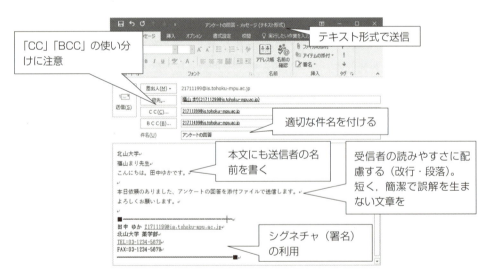

・適切な件名を付ける

電子メールには，メール本文の内容がわかる簡潔な件名を付けるのがマナーです。「メールします」「○○さんへ」といった件名では内容がわからないため，迷惑メールと間違えられて削除されてしまう恐れがあります。

- **本文に送信者の名前を書く**

  受信者の画面に差出人のメールアドレスのみが表示され，誰からのメールなのかがわからない場合があります。特に携帯電話からパソコンにメールを送信する場合には，受信者には送信者の名前が見えませんので，メールの本文や件名に送信者の名前を書いておく必要があります。後述のシグネチャ（署名）機能の使用も有効です。

- **短く，簡潔で誤解を生まない文章を書く**

  手紙のような時候の挨拶は不要で，「こんにちは」などの簡単な挨拶文から書き始めます。相手や状況をふまえた正しい文章で簡潔に要点を伝えるようにし，本文が長くなりすぎないように心がけましょう。

- **受信者の読みやすさに配慮する**

  1 行が長くなりすぎないように注意し，1 行あたり 35 文字を目安に改行します。話題ごとに適度に段落を分け，段落間は一行あけます。インデント（字下げ）は行いません。

- **メールの形式や使えない文字・記号に注意。**

  メーラーによって読める形式が異なりますので，初めてメールを送る相手には「テキスト形式」で送信するようにします。半角カタカナや一部の特殊な文字も文字化けの原因になることがあります。（本節【6】メールと文字コードを参照のこと）。

- **「CC」，「BCC」の使い分けに注意する**

  ［CC］の機能を使うと，複数の相手に同時に同じメールを送信することができます。ただし，［CC］の場合はどのメールアドレスに送信したかがすべての受信者に見えてしまうので，メールアドレスの漏えいをおこす危険性があります。そのため互いに関連のない複数の相手にメールを同時に送信する場合は［CC］ではなく［BCC］を使用する必要があります。

■ **メールの容量制限**

ネットワークやメールサーバーを安定に運用し，スパムメールなどによるトラブルを防ぐため，通常はメールのサイズに数 MB〜数十 MB の上限が設定されています（上限値はメールサーバーの管理者に問い合わせて確認する必要があります）。そのため，メールに大きなファイルを添付する際には ZIP 形式で圧縮（3 章を参照）するか，分割して小さなサイズにする必要があります。ただし画像や音楽のファイルは ZIP 形式による圧縮の効果が小さいため，図形は PNG，写真は JPEG，音楽や動画は MPEG 形式などの，ファイルの内容に適した，圧縮機能のある形式で添付しましょう。

【5】 添付ファイルとエンコード・デコード

添付ファイルは，メール本文にファイルを付加して送信する機能です。1 つのメールに複数のファイルを添付することもできます。専用ソフトを必要とせずにファイルをやり取りできるので，とても有用な機能です。ファイルを添付する場合は，メールを作成する時に［メッセージ］タブの［挿入］グループの［ファイルの添付］ボタンをクリックして，添付するファイルを指定します。

添付ファイル（バイナリ形式）は一度テキストファイルに変換されてから送られます。この変換をエンコードと呼びます。メールを受信した方は，これを元の状態に復元します。この変換をデコードといいます。

当初の電子メールの規格では，メールの本文にはASCII文字のみで構成された文章しか含めることができませんでしたが，1992年に公開された拡張規格 **MIME**（Multipurpose Internet Mail Extensions）によって，本文の他に添付ファイルを付加することができるようになりました。また日本語等のASCII文字以外の言語でメールを送受信する際の制約が少なくなりました。日本語で書かれたメールや添付ファイルはMIMEに従ってエンコードされて送信されますが，受信側のメーラーが元の形式にデコードして表示しますので，受信するユーザーは本文を送信者が書いた通りに読むことができ，添付ファイルを元の形式に変換して取り出すことができます。

【6】 メールと文字コード

日本語のメールでは通常，文字コード（5.2節を参照）にJISコード（iso-2022-jp）を使用します。JISコードのメールでは，半角カナなどの**表4.2**に示した文字が使用できません（使用すると受信側のOSやメーラーによっては文字化けの原因になります）。メーラーの設定に

表4.2 JISコードの電子メールで使用できない文字の例

半角カナ	ｱｲｳｴｵ など
丸囲み数字	① ② ③ など
ローマ数字	Ⅰ Ⅱ Ⅲ など
省略文字	㈱ 職 ｸﾞﾗ など

よって，JISコードの代わりに **UNICODE（UTF-8）** を使用することもでき，その場合は表4.2の文字を含む，多言語の幅広い文字種を使用できます。使用する文字コードは［ファイル］タブの［オプション］→［詳細設定］をクリックし，［文字設定オプション］の中の［送信メッセージで優先使用するエンコード方法］で［日本語（JIS）］または［UNICODE（UTF-8）］に設定します。

> UNICODE（UTF-8）のメールを受け取れないメーラーも存在しますので，相手の環境がわからない場合はJISコードを使用し，表4.2に示した文字は使用しないようにします。

【7】 メール受信時に被害にあわないための注意

■ウイルス対策

現在は，Webや電子メールの添付ファイルが重大なウイルスの感染ルートになっています。テキストや画像のファイル等，通常のファイルは比較的安全ですが，(1) アプリやスクリプトなどの**実行可能なファイル（拡張子が .exe，.com，.dll，.bat，.vbs）**には，ウイルスが含まれている可能性があるので，添付ファイルを安易にクリックしてはいけません。また，WordやExcelで作成したファイルには，マクロと呼ばれる一種のアプリケーションが含まれている場合があり，これを利用したウイルス（**マクロウイルス**）による被害も多数報告されています。(2) マクロウイルスの実行を防止し，感染を防ぐため，電子メールに添付された文書やインターネットサイトからダウンロードした文書を開いた際に，安易にWordやExcelの上部に表示される［コンテンツの有効化］ボタンを押してはいけません。(3) メール中のリンク（Webサイトアドレス）は原則としてクリックしないようにしましょう。ウイルスなどを埋め込んだ偽りのサイトへ誘導され被害にあう事例が多くなっています。普段から利用するサイトは，安全のためメール中のリンクから開くのではなく，必ず自分でブラウザのお気に入りに登録し，そこから開くようにしてください。

また，メーラーやブラウザのセキュリティホールを突いて，受け取った人がメールをプレビューしたり，ブラウザの画面を見ただけで活動する悪質なウイルスもあります。そのようなウイルスか

ら身を守るためには，アンチウイルスソフトを利用する必要があります。アンチウイルスソフトには，最新のウイルスに対応するためのオンラインでのアップデート機能があるので，常に最新の状態に保たなければなりません。またWindows Updateの機能を利用してOSやアプリを常に最新の状態にし，セキュリティホールを塞ぐことも重要です。

> **Point** メールの添付ファイルの取り扱い5つの心得（IPA，情報処理振興事業協会）
> 1. 添付ファイル付きのメールは厳重注意する
> 2. 添付ファイルの見た目に惑わされない
> 3. 知り合い・実在の組織から届いたものこそ添付ファイル付きのメールは疑ってかかる
> 4. メールの本文に書けば十分なものをテキスト形式等のファイルで添付しない
> 5. 各メーラー特有の添付ファイルの取り扱いに注意する

【8】 メールを転送するときの注意

メールの転送は様々な場面で役立ちますが，**倫理面やセキュリティ面からの注意**も必要です。

❶ 受け取った電子メールを転送や転載する場合は，本人に承諾をもらってからにしましょう。
❷ 他人の電子メールを改ざんして転送してはいけません。
❸ 自宅から一度会社や学校の自分宛に電子メールを送り（メール1），そこから他人に正式な電子メールを発信する（メール2）場合，メール2はメール1の単なる転送でなく，メール1を新規メッセージ画面にコピーするなどして再編集したものにすべきです。
❹ 会社や学校から自宅へ，内容を確認しないで電子メールを**自動転送**するのは，セキュリティ面では危険を伴う可能性があります。

> ファイルが添付されているメールを転送すると，ファイルは添付されたまま送信されます。

【9】 電子メールの暗号化

電子メールは，内容が容易に見える状態のままネットワークを通って，メールサーバーに保存されます。ハガキによる通信と同様に，内容は隠されていませんので，盗聴・なりすまし・改ざんの被害を受ける恐れがあります。これらの被害を防ぐためには，通信路の暗号化またはメッセージの**暗号化**によりメールを暗号化する必要があります。

❶通信路の暗号化（SSL / TLS）

メーラーとメールサーバーの間の通信（POP，IMAPでの受信およびSMTPでの送信）を暗号化します。設定はOutlookの電子メールアカウントの設定時に［詳細設定］ボタンから行います。利用するには，メールサーバーがSSL / TLSに対応している必要があります。

通信のプロトコルにHTTPSを使用するWebメールでは，通信路は自動で暗号化されます。

❷メッセージの暗号化（S/MIME および PGP）

個々のメールの内容そのものを個別に暗号化して，全ての盗聴・なりすまし・改ざんを防ぎます。OutlookではS/MIMEが利用できます。送信者と受信者の双方が各自で電子証明書を取得する必要があるために導入しにくい面がありますが，高度なセキュリティが要求されるメールの送受信にはよく利用されています。ただし，自分の電子証明書（秘密鍵）をなくしてしまうと，

暗号化された過去のメールが読めなくなるので，注意が必要です。

4.8 メーラーの便利な機能

■署名機能
　メールの最後には，差出人の名前・所属・電話番号・FAX番号・メールアドレス・住所などを3～5行くらいにまとめて付けるのが標準的であり，これを**署名**（**signature**）と呼びます。下記の手順であらかじめ署名を登録しておいて，メールの末尾に自動的に追加する設定にしておきましょう。

❶［オプション］→［メール］→［署名］タブで［新規作成］をクリックして署名を作成します。

❷［既定の署名の選択］欄で［新しいメッセージ］と［返信/転送］の両方に，作成した署名を指定します。これでメッセージ作成画面に自動的に署名が入るようになります。

■検索機能
　メールの一覧表示の上にある検索欄で，検索対象（現在のフォルダー，サブフォルダー，現在のメールボックス，すべてのOutlookアイテム）を指定後，検索文字列を入力して Enter キーを押すと，該当するメールの一覧が表示されます。また，Windows 10のタスクバーにある検索ボックス（Cortana）ではOutlookのメールも検索対象になりますので，ここに検索文字列を入力して検索する方法もあります。

■Webメール
　Webメールは専用のメーラーではなく，Webブラウザを使ってメールの送受信をします。会社や学校，自宅のパソコンだけでなく，スマートフォンや外出先のパソコンなど，どこからでも手軽に利用できるメールサービスです。Webブラウザでメールサーバーにアクセスしてログオンすると通常のメーラーと同様の画面が表示され，そこからメールを送受信することができます。ファイルの添付や同報送信などの機能も利用できます。Webメールではメールは常にメールサーバーに保存されているので，ネットワークとWebブラウザが利用できる環境があればどこからでも利用できて，OSやインストールされたアプリの種類によらない，手元にメールを残さないので情報漏えいの危険を減らすことができるといったメリットがあります。反面，専用のメーラーと比較して機能が少ない，暗号化はSSL/TSLによるものに制限される，といったデメリットもあります。

　特に，インターネットカフェや出先のパソコンなど，自分専用のパソコン以外でWebメールを利用する場合は，

・パスワードは保存しない（特にブラウザの**オートコンプリート機能**には要注意！）

・終了するときは必ずWebメールシステムからログアウトする

という手続きをしっかりしておかないと他人に自分のメールを見られたり悪用される可能性があることをしっかり意識しておきましょう。

■フリーメール
　フリーメールとは無料のメールサービスで，POP/IMAP/SMTPに対応した，メーラーから利用するサービスと，ブラウザを利用するWebメールがあります。例えばGmailやYahoo!メールは両方のサービスに対応していて，国内/海外への出張中に，スマートフォンやモバイルコンピューターだけでなく，インターネットカフェや現地のパソコン上からでもメールを送受信できる

ので便利です。

　フリーメールが無料で利用できるのは広告収入で運営しているためです。フリーメールを利用する場合は，サービスのリスクが明記してあるか，サービス提供会社の信頼性は高いか，必要以上に個人情報を求められないか，などをチェックするとともに，個人情報などの機密性の高い内容をやりとりする場合はフリーメールの利用を避けるなどのユーザーの判断力が求められます。

4.9 Web ページの作成

　Web ページの作成には HTML の知識が必要ですが，**Web ページ作成ソフト**を利用することで HTML の詳細を意識せずに Web ページを作ることができます。ここではジャストシステム社の「ホームページ・ビルダー 20」を使用して例を示しながら，Web ページの基本を確認します。

【1】　Web ページの基本構成

　Web ページは通常目次の役割をする**トップページ**と，そこの各項目からリンクされたいくつかの詳細ページから構成されています。ページ全体をいわゆる Web サイトといい，一般的にはホームページとも呼ばれます。

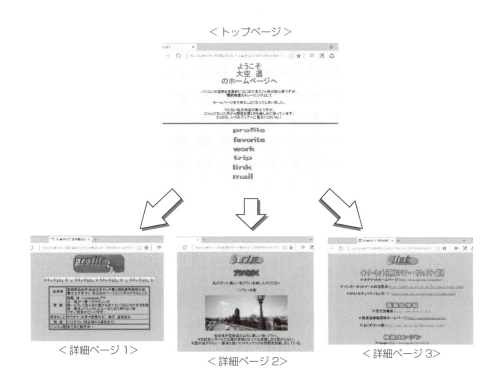

【2】 ワープロライクなページ編集

■文字を書く

　ホームページ・ビルダーなら［どこでも配置モード］を選択して［文字ボックス］を作り，その中に文字を入力していくことができます。文字ボックスをダブルクリックして「ようこそ」と入力し Enter キーを押して改行する・・・と続けます。文字サイズや文字色も指定します。

■マルチメディアファイルの挿入

　Webページでは**マルチメディアファイル**がよく利用されます。絵画に油絵，水彩画，墨絵，…などがあり，動きのある昔からのメディアとして映画，芝居，漫才，バレー，パントマイム，…などがあるように，マルチメディアデータには，静止画～GIF（アニメーションGIF），JPEG，PNG，動画～MPEG，MOV，AVI，WMV，サウンド～WAV，MP3，MID（MIDI），OGG，などがありよく利用されます。

　ホームページ・ビルダーなら，［画像ファイルの挿入］から画像を選択してページ内に挿入します。［どこでも配置モード］でページを作成していますので，挿入した画像をマウス操作で自由に移動したり，サイズを変更することができます。［挿入］→［BGM］→［ファイルから］を選択し，音素材のファイルを選択すればバックグラウンド音楽が鳴るようにできます。

　ExcelファイルやWordファイルを直接リンクするとWebページを見た人はそれらのファイルをダウンロードできるようになります。

【3】 ファイルの保存とブラウザでの確認

　各々のWebページにはファイル名を付けて保存しますが，トップページの場合は「index.html」とします。トップページからジャンプする各詳細ページは内容に適したファイル名＋拡張子.htmlとします。Windows 10上で，保存したファイル「index.html」をダブルクリックすると，ブラウザが起動するので，ブラウザ上での見え方（表示）を確認します。ホームページ・ビルダーの［プレビュー］タブからも同様に確認できます。

　さらに作業を続ける場合，ホームページ・ビルダーの画面とブラウザの画面を両方開いた状態で，前者で編集して［上書き保存］したら，後者で［更新］して確認，というステップをくり返します。

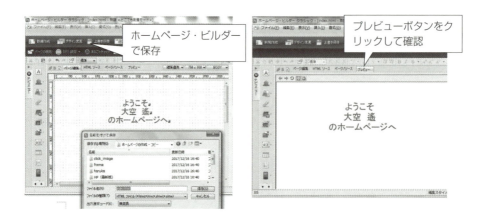

【4】 リンクを張る

キーワードやボタン，画像などをクリックすると，ジャンプして別のページを表示する仕組みであるリンクには，(1) 同じページ内の他の場所を表示する，(2) 作成した複数のWebページの中から1つのページを表示する，(3) インターネット上に存在するWebページを表示する，の3通りがあります。

■同じページ内の他の場所を表示する

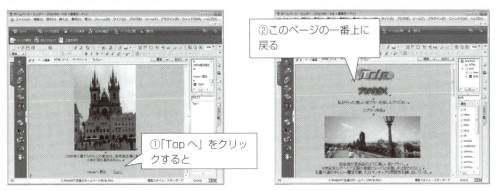

❶ ブックマークを設定する文字列を選択し（この場合は，Tripのロゴの前にカーソルを置く），［リンクの挿入］ボタン 🔗 をクリックします。

❷ リンク作成ウィザードが表示されますので［ラベルを作成する］→［ラベルを付ける］を選択します。「ラベル」の欄に「top」と入力し［完了］をクリックします。

❸ 次に，ハイパーリンクを設定する文字列（この場合は「Topへ」）をドラッグし選択します。

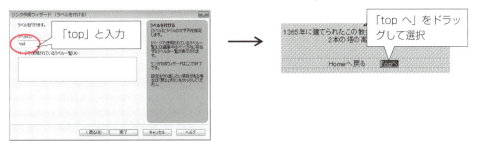

❹ ［リンクの挿入］ボタン 🔗 をクリックします。［ラベルを作成する］→［ラベルへのリンクを作成する］を選択し，［ラベル］欄で「top」を選択して［完了］をクリックします。

❺ ブラウザで正しくリンクされていることを確認します。

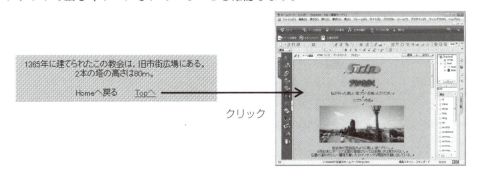

■作成した複数の Web ページの中から 1 つのページを表示する

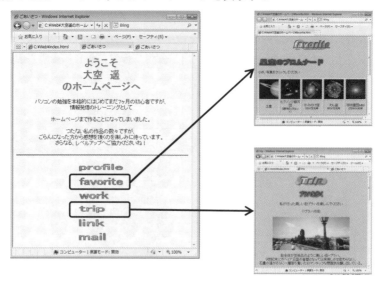

はじめに，リンクする Web ページをすべてホームページ・ビルダーで開いておきます。

❶ リンク元である "index.html" ファイルで，リンクを設定する文字列をドラッグ（画像，ロゴの場合はクリック）して選択します。

❷ ［リンクの挿入］ボタン 🔗 をクリックします。リンク作成ウィザードが表示されますので［ページや URL へのリンクを作成する］を選択します。

❸ ［リンク先（URL，ファイル名）］欄でリンク先のファイル名を選択して［完了］をクリックします。

❹ ブラウザでリンクの確認をしましょう。

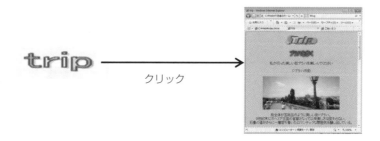

■インターネット上に存在する Web ページを表示する

❶ リンクを設定する文字列をドラッグ（画像，ロゴの場合クリック）して選択します。

❷ ［リンクの挿入］ボタン 🔗 をクリックします。リンク作成ウィザードが表示されるので［ページや URL へのリンクを作成する］を選択します。

❸ ［リンク先（URL，ファイル名）］欄にリンク先の URL を入力して［完了］をクリックします。

　画像のファイル名，ブックマーク名や Web ページの名前は覚えやすいものにしておくのがコツです。また，半角英数字なら汎用性が高く，OS やサーバーの種類によらず正しく表示されます。

【5】 ソース表示と基本タグ（HTML ファイル）

ブラウザ画面に実際に表示される Web ページに対し，ブラウザの［表示］から［ソース表示］を選ぶと，その Web ページの HTML 表現（これを**ソース**と呼びます）が見られます。ホームページ・ビルダーでは［HTML ソース］タブをクリックするとソースを見たり，編集することができます。

HTML（Hyper Text Markup Language）はタグを使って Web ブラウザ上で「ここの部分を太字に」とか「ここのフォントはこのサイズで」という指示をする印刷用語で，「組版指示」という意味の**マークアップ言語**です。

> **Point**
> HTML の基本は ＜タグ名＞　文字列　＜／タグ名＞

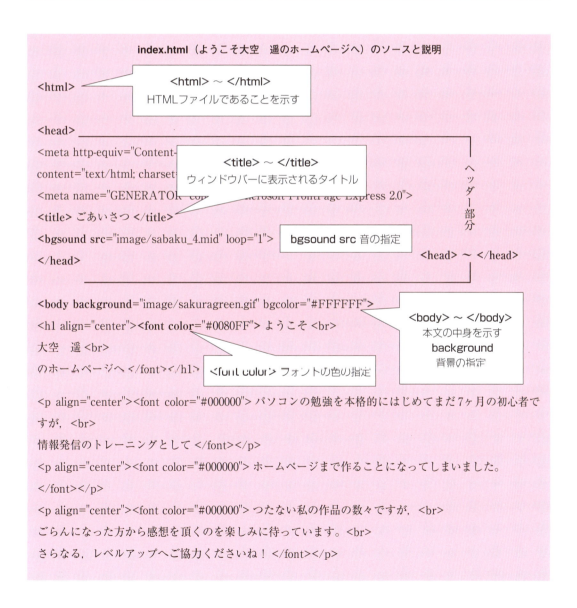

4.9　Web ページの作成

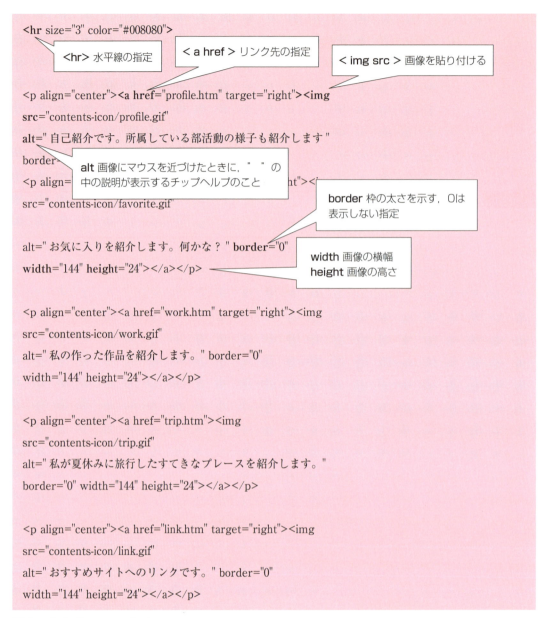

■もっとタグについて知るには

　The World Wide Web Consortium（**W3C**）によって HTML 言語の標準化が行われており，そのウェブサイト（http://www.w3.org/）のメニューから参照できます。この日本語訳は https://momdo.github.io/html/ で公開されています。

【6】 XML 言語

　HTML はタグを使って Web ブラウザ上で「ここの部分を太字に」などの指示をする**マークアップ言語**でした。その後，(1) データを作成する人がタグを自由に取り決めることができ，かつ，データがわかりやすい，(2) 汎用性が高く幅広く利用できる，という特徴を持つ新たなタイプのマークアップ言語として **XML**（Extensible Markup Language，**拡張マークアップ言語**）が 1998 年に登場し，医薬品情報などのさまざまなデータの管理，サイトの更新情報を伝える RSS，SOAP，Office 2010～2016 のファイル形式をはじめ幅広く使われるようになりました。

　XML はデータの取り扱いに強い言語です。たとえば次の個人データを表現するのに，CSV 形式ではデータが何を表しているのか，一般的にはわかりにくくなってしまいます。

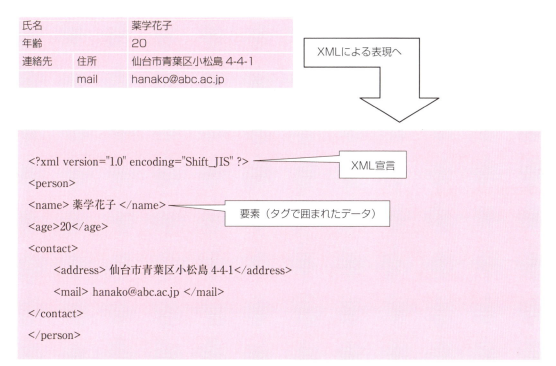

　これに対して XML では**タグ**をユーザーが自由に定義して，わかりやすくデータの内容を表すことができます。ただし，データをやりとりする人々の間では文書内のタグが何を表すかをあらかじめ取り決めておく必要があり，タグの取り決めを **DTD**（**文書型定義**，Document Type Definition）と呼び XML 文書の冒頭に配置します。

　XML 文書をいろいろな場面で活用するには，状況に応じてタグを削ったり，データを並べ変えたりなど，さまざまな編集が必要になります。これを簡単に操作できるプログラムとして **XML パーサー**が用意されているので，XML 文書を状況に応じて活用することが可能になります。

　XML は人間にとって「テキストエディタで作成しやすい，タグを見ればデータがすぐわかる」形式であり，コンピューターにとっても「テキストファイルで扱いやすい，簡潔なのでプログラムから操作しやすい」形式であり，両者にわかりやすいという特徴を持つため，データ形式の標準として期待できるものなのです。

【7】 情報を公開する際の注意

作成したWebページのファイルをWWWサーバーに転送（**アップロード**）することで，世界中に公開することができます。Webページを作成する以外にも，電子掲示板やSNS, Blog, Twitterといったサービスを利用して手軽に情報をインターネット上に発信できるようになっています。しかし，安易な情報の発信は重大な結果を招くことがあります。情報を公開するときには，以下の点に注意しましょう。

■一旦公開した情報は削除できない

インターネット上に公開された情報は世界中の不特定多数の人物が閲覧することができます。また，人間だけでなく，クローラやロボットによって自動的に取得される場合もあります。さらにその情報が，ファイル交換ソフト等によって予測できない範囲に拡散される可能性もあります。一旦公開してしまった情報を完全に削除することは，現在の技術では不可能です。情報を公開する前に，その内容を慎重に吟味する必要があります。

■匿名性と個人情報に関する注意

現在のインターネットでは匿名性を保証することはできません。匿名をうたうサービスを利用して情報を公開した場合でも，実際は通信記録から送信者を特定することが可能です。また，自分や他人の**個人情報**が，情報を閲覧した第三者に特定されて，思わぬ被害にあう可能性があります。

■知的所有権に注意

他人が作成したコンテンツは多くの場合，著作権，商標権，特許権などによって法的に保護されています。例えば日本では，著作権のある音楽やビデオ，文書をインターネット上にアップロードすると，その時点で（誰もダウンロードしていなくても）著作者の送信可能化権を侵害する違法行為になります。情報を公開するときには，その情報が自由に利用することが認められているかを確認しなければなりません。

第4章　演習問題

[4.1] イーサネットの規格の 100 BASE-TX では，毎秒 100 M ビット（100*1000*1000 ビット）の情報を伝送することができます。この通信速度を全く無駄なく利用できたとすると，1000000 バイトのデータを伝送するのに何秒かかりますか。また，毎秒 9600 ビットの速度の回線で同じ量のデータを伝送するのには何秒かかりますか。

[4.2] 次の文章の空欄を埋めましょう。

一般には自分の PC から相手のコンピューターにデータを送り届けるために，複数のネットワークを経由しなくてはなりません。このとき，どのルートを通るかを選択するのが（　　　　）と呼ばれるネットワーク機器です。この機器は宛先までの（　　　　），使用する伝送媒体の転送速度，（　　　　），信頼性，などを考慮して，最適なルートを探し出します。このようにルートを選択することを（　　　　）と呼びます。

[4.3] イーサネットは構造が単純で安価に作れるために爆発的に普及しました。イーサネットのイーサは綴りが ether であり，これは，エーテルとも読めます。これに関連してイーサネットの名前の由来を調べましょう。

[4.4] 4 人でグループを作り，自分を除く 3 人各々に TO，CC，BCC にしてメールを送りましょう。メッセージの内容として TO，CC，BCC に誰のアドレスを入力したかを書いておきます。受け取ったメールを見て TO，CC，BCC の働きについて説明してみましょう。

[4.5] メールの添付ファイルに関する次の文章の正誤を判断してみましょう。
① 見知らぬ相手から届いた添付ファイル付きのメールはすぐ削除する。
② 添付ファイルにさえ注意すればプレビュー表示などを使っても問題はない。
③ テキストファイル（xxxxx.txt）や画像ファイル（yyyy.jpg）などのウイルス感染の心配がないファイルに見せかけた添付ファイルもあるので，プロパティで拡張子を表示させてファイル形式を確認した方がよい。
④ 知り合いから届いた添付ファイル付きのメールには危険性はないので，添付ファイルをすぐ開いてみるべきである。

[4.6] マクロを含む Excel ファイルを添付してあるメールを受け取ったときはどのように対処すればよいですか。

[4.7] 現在の電子メールは，ネットワークセキュリティの点ではかなり不完全なものであるため，社内の機密情報が漏れる多くは電子メールによるといわれています。IPA の Web ページ「電子メールのセキュリティ」で，情報漏えい対策である暗号化と電子署名について調べてみましょう。

第5章 ワープロソフトの基本操作

5.1 Wordの画面とバージョン

【1】 Wordの画面構成

■ **Wordの画面構成**

Wordのウィンドウの各部の名称と役割を学習しましょう。

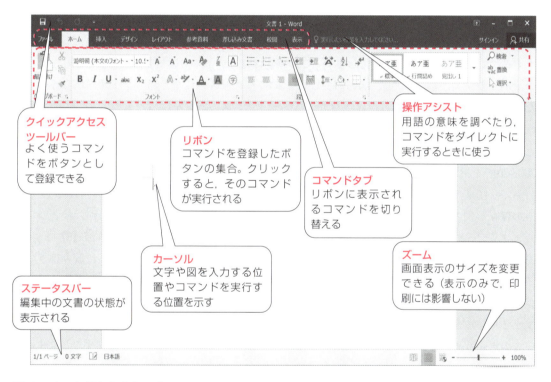

■ **ファイルを保存しましょう**

[ファイル] → [名前を付けて保存] → [この PC] をクリックし、保存先を ドキュメント からドライブを指定する、または、 デスクトップ をクリックし、保存します。

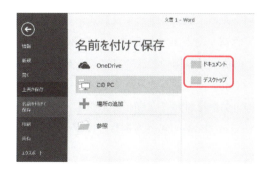

【2】 Word, Excel, PowerPoint のバージョンについて

本書は主に **Microsoft Office 2016** に基づいて書かれており，ワープロソフトは **Word 2016**，表計算ソフトは **Excel 2016**，プレゼンテーションソフトは **PowerPoint 2016** を対象としています。これらのアプリの操作には汎用的な基本操作が多く含まれているので，使い方をしっかり学習しておけば，他の Microsoft Office 製品や，それ以外のアプリを使う際にも幅広く応用できるでしょう。

Microsoft Office 製品ではバージョンアップのたびに新機能がほぼ線形に増加し，改良も重ねられました。その結果多機能にはなりましたが，機能が増えすぎて使いこなせないという弊害も生まれてきました。そこで，2007 年にリリースされた Microsoft Office 2007 では，多機能をわかりやすく統一的に処理できるように，抜本的なユーザーインターフェイスの改良が行われました。この改良によって，多数のアイコンのうち必要な物だけが表示されるように，画面の上部に常に**コマンドタブ**が表示され，タブをクリックすると**リボン**に表示されているアイコンが切り替わるという新しいユーザーインターフェイスが導入されました。また，操作しようとしている対象によってコマンドタブに表示されるタブが変化します。この機能はコンテキストコマンドタブと呼ばれます。本書で取り扱う Microsoft Office 2016 は，Office 2007 リリース後に全世界のユーザーから寄せられた意見を基にして，さらなる操作性およびパフォーマンスの向上を図ったものです。このため，Office 2016 の基本的な部分は Office 2007 と多く共通していることから，以下で「従来の Office」と記載したときは Microsoft Office 97-2003 を，「新しい Office」と記載したときは Microsoft Office 2007-2016 を指すこととします。

さて，従来の Office と新しい Office を取り扱う上でまず考慮しなければならないのは，ファイルの保存形式の違いです。前者は**バイナリー形式**でファイルを保存していましたが，後者では，ウェブやデータベースでも使用されている汎用性の高い **XML 形式**のファイル（4.9 節【6】を参照）を導入することにより，Microsoft Office で保存したデータが他のアプリでも容易に読み書きできるようになりました。特に，社内独自のシステムに Office ファイルから必要な部分を抜き出して使用するとか，その逆も比較的簡単に実現できます。XML 形式のファイルは，一部が破損したファイルを修復する際にも有利です。

この形式の違いにより，従来の Word（/Excel，PowerPoint）でファイルを保存すると拡張子は .doc（/.xls，.ppt）になっていましたが，新しい Word（/Excel，PowerPoint）でファイルを保存すると拡張子はそれぞれ .docx（/.xlsx，.pptx）となります。新しい Office は互換性が維持されているため，従来のファイル形式からでも問題なく読み込むことができますが，逆に**新しい Office で作成したファイルを従来の Office で読み込む場合**には工夫が必要となります。例えば，新しい Office は従来の形式でファイルを保存する機能を持っているため，これを使用することで従来の Office でも読み込み可能なファイルを作成することができます。保存の際に［ファイル］タブの［名前を付けて保存］を選択し，ファイルの種類を［Word 文書］から［Word 97-2003 文書］（Excel，PowerPoint も同様）に変更してから保存してください。

また，従来の Office に **追加モジュール（Microsoft Office 互換機能パック）** をインストールすると，従来の Office から新しいファイルを直接開くことが可能になります。この互換機能パックは Microsoft 社から公開されており（http://www.microsoft.com/ja-jp/download/details.aspx?id=3），正規ユーザーならば誰でもダウンロードして利用できます。ただし，従来の Office で読み込める形式に変換した場合，新しい Office の機能を使って描いた図形や書式などは編集不能になることが多いので，注意が必要です。

5.2 日本語のコードと入力

【1】 日本語のコード

> **例題 5-1**
> Windows の持っている文字コード表で「I」，「あ」，「ア」，「亜」，「愛」，「哀」のシフト JIS コードを調べ，16 進表示と 10 進表示で書きましょう。

■（スタートボタン）→［Windows アクセサリ］→［文字コード表］を選択し，［文字コード表］ダイアログボックスを表示させます。［詳細表示（V）］にチェックを入れて，グループ欄で［シフト JIS カテゴリによる入力］を選択し，［グループ］ダイアログボックスから［半角文字］を選択し，文字コード表の「I」にマウスをあてるとコードが 16 進で 0x49 と表示されます。「あ」と「ア」はグループの［ひらがなとカタカナ］，漢字は［JIS 第一水準］を指定後，文字コード表から目的とする文字を選びマウスをあてて表示されるコードを調べます。結果をまとめると**表 5.1** のようになります。

表 5.1 「I」～「哀」のシフト JIS コード

文字	16 進コード	10 進コード
I	0x49	73
あ	0x82A0	33440
ア	0x8341	33601
亜	0x889F	34975
愛	0x88A4	34980
哀	0x88A3	34979

■ **4 つの文字コード**

コンピューターが最初に開発されたのは米国です。英語圏ではキーボードから英数字や基本的な記号・制御文字が入力できればコンピューターに命令したり，英文を書いたりするのに十分です。そして，これらの文字数はたかだか 100 程度ですので，コンピューターにデジタル信号を送るのには，これらの文字を 1 バイト（=8 ビット $=2^8=256$ の異なる表現が可能）の**コード**（00000000～11111111，ただし，各桁は 1 または 0 の値をとる）に対応させれば十分でした。これを**アスキーコード（ASCII Code）** といい，文字とデジタル表現（**2 進数表示**）の対応表を ASCII キャラクタ / コード対応表（付録を参照）と呼びます。その後，日本でもコンピューターが利用されるように

なり，日本語をコード化する必要にせまられましたが，第一水準漢字ですら3500文字近くあり，明らかに1バイトのコードで表現するのは不可能でした。そこで，1つの文字を2バイト（=16ビット =2^{16}=65536の異なる表現が可能）のコード（0000000000000000〜1111111111111111）で表現することになりました。そのため，漢字やひらがな等は**2バイト文字**とも呼ばれます。

2バイト文字である日本語と2バイトコードの対応は，まず，使用頻度の高い漢字を集めてコードを割り当てましたが，日本工業規格（JIS）で定めた漢字の規定であったので**JISコード**と呼ばれました。その後，JISコードの文字の割り当て位置をずらして（シフトして），改良した日本語コード体系が考案され，パソコンで広く使われるようになりました。これは**シフトJISコード**と呼ばれています。

その他にも，UNIXと呼ばれるネットワークに強いOSの国際化対応のためにアメリカのAT&Tで1985年に規定したマルチバイト・コードの枠組みがあり，日本語コードに限らず各国の文字コードが規定されており，**EUCコード**（Extended Unix Code）と呼ばれています。EUCの漢字コードでは2バイトのJISコードの各バイトの最上位ビットをともに1にしており，JISコードとしての国際標準コードと見なされています。UNIXは現在でも広く世界中で使われているので，EUCコードで書かれた日本語文章には日常的に出会う可能性があります。

もう1つの重要な日本語を含むコードとして，**ユニコード**（**Unicode**）があります。ユニコードはマルチバイト・コードによって世界各国の文字を表現するためのコード体系で，米国で提唱されコードの標準化と普及が進められました。日本でも1995年にJIS規格に定められました。当初，ユニコードでは世界中の主要な言語を2バイトに収めるために，2バイトコードのほとんどすべてに文字を割り当て，日本，中国，台湾，韓国でそれぞれ微妙に異なる漢字も類似したもので置き換えるなどしていましたが，それでも割り当て数が圧倒的に不足したため，コンピューターの能力が向上した現在では可変長（1〜4バイト）の8ビット符号単位で表現するなどの文字符号化形式が採られています。ユニコードはインターネットの急速な普及に伴う国際間の情報交換の活発化により使用される機会が増えており，またWindows 7／8／10の内部文字コードとしても採用されています。

2バイトコードで表される文字を**全角文字**と呼ぶことがあります。これに対して，アスキーコードのような1バイト文字はテキスト画面に表示したときに全角文字の半分の幅で表示されることから，**半角文字**と呼ばれます。

■ 16進数はなぜ必要か

ここでコンピューターを使っているとよく出会うことのある**16進数**について，なぜ必要なのかを考えてみましょう。2進数は0と1からなり，0, 1, 10, 11, 100, 101, 110, 111, 1000, 1001, 1010, 1011, 1100, 1101, 1110, 1111, 10000と増えていきます。コンピューターには問題ないのですが，私たちが文字コードを扱う際に2進数表示では文字列の並びが多くて少しやっかいです。それには文字コードを10進数表示で考えればいいのですが，10進数なら0〜9からなり，0, 1, 2, 3, 4, 5, 6, 7, 8, 9, 10, 11, 12, 13, 14, 15, 16, 17, と増えていきます。したがって，2進数の1010が10進数では10，2進数の10101010が10進数では170，2進数の101010101010が10進数では2730というように，2進数を10進数に変換すると，2進数では0と1

が規則的に並んでいたとしても，10進数にするとそれがわからなくなってしまいます。これらの困難は16進数を導入するとある程度解決できます。16進数では0～9の他に10番目～15番目に相当する数字が必要なので，通常はそれを**A～Fで代用する**ことにしています。したがって，16進数では0, 1, 2, 3, 4, 5, 6, 7, 8, 9, A, B, C, D, E, F, 10, 11, 12, 13, 14, …, 1F, 20, 21, …, FF, 100, 101, …, FFF, …と数が増えていきます。2進数からの変換は，たとえば1010（2進数）→ A（16進数），10101010（2進数）→ AA（16進数），101010101010（2進数）→ AAA（16進数），…というように$16=2^4$であることから2進数での4ビットが16進数での1桁に必ず対応します。このため，2進数から16進数への変換は4ビットずつ見通しよく変換することができ，たとえば2進数の100001111101は4ビットずつに分けると1000と0111と1101ですので16進数では87Dであり，2進数の1011111は101と1111，あるいは0101と1111ともいえるので16進数では5Fとなります。プログラミング言語を使うときは，たとえば16進数での110を，C／C++／Java言語なら0x110, Basic言語なら&H110, HTML言語なら#110といったように10進数での110，2進数での110と区別する必要があるため，数字の直前に**0x**, **&H**, **#**等を付けます。

【2】 日本語の入力

パソコンのキーボードから直接入力できるのは，ASCIIコードに割り当てられているアルファベット，記号，数字，制御コードなどです。日本語を入力するには，ひらがなと数千におよぶ漢字が入力できなければなりません。日本で市販されるキーボードには，通常，「ひらがな」も配列され，ひらがなとカタカナなら直接入力も可能ですが，数千の漢字はキーボードに配列することはできないので，ひらがなで入力してそれを漢字に変換する（**かな漢字変換**）ことで「かな漢字まじりの日本語」を入力する方法が考案されました。

ひらがなを入力するには，(1) ローマ字入力，(2) かな入力，の2通りが可能ですが，パソコンを使う場合ある程度の英字を使うことは避けられないので，英字入力に習熟し，かな入力よりもローマ字入力に慣れる方がよいでしょう。

Word 2016では，入力モードを変更した際に，選択した入力モードが画面中央に大きく表示されるようになりました。

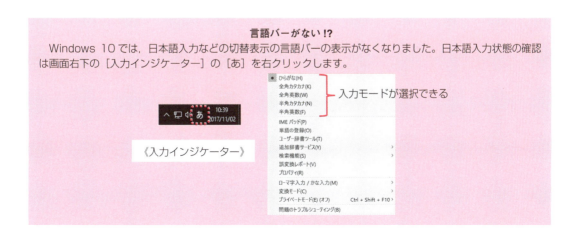

言語バーがない!?
Windows 10では，日本語入力などの切替表示の言語バーの表示がなくなりました。日本語入力状態の確認は画面右下の［入力インジケーター］の［あ］を右クリックします。

《入力インジケーター》

入力モードが選択できる

5.2 日本語のコードと入力

言語バーを表示したい！

設定を変更すると言語バーを表示することができます。スタートボタンをクリック→［Windows システムツール］→［コントロールパネル］→［時計，言語，および地域］の［入力方法の変更］→［詳細設定］→［使用可能な場合にデスクトップ言語バーを使用する］にチェックを入れます。

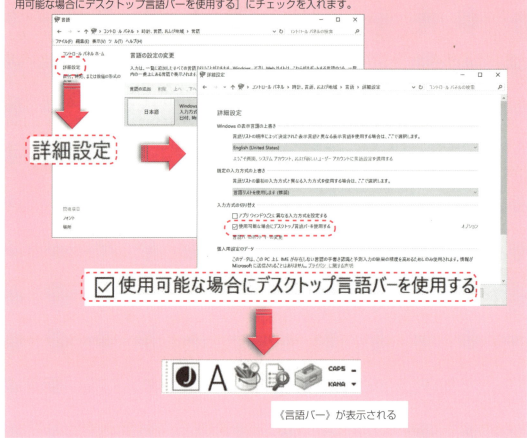

《言語バー》が表示される

リボンが消えた⁉

さまざまな作業に使用するリボンですが，作業の途中で急に非表示になった場合は，任意のタブをダブルクリックします。

常にリボンを表示する，またはリボンのタブだけ表示するかは自分で設定することができます。Word 画面の右上隅にある［リボンの表示オプション］をクリックし選択します。

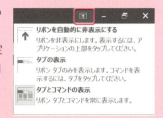

5.3 文字の入力と簡単な文書の作成と修正

【1】 文字の入力

例題 5-2

次の類似した医薬品の製品名を正しく入力しましょう。薬剤名の入力ミスによる重大な医療過誤も起きているので医薬品名の再確認はとても大切です。また，以下のリストには既に名称変更されたものがいくつか存在します。調べて訂正してみましょう。

アスペノン	アスベリン	アミノレバン	アミパレン
アマリール	アルマール	アムロジピン	アムロジン
ウテメリン	メテナリン	ファロム	ファムビル
グルファスト	グルベス	サクシン	サクシゾン
スピロピタン	スピロペント	タキソール	タキソテール
プロパジール	プロヘパール	プレドニン	プレドニゾロン
ホスミシン	ボスミン	メイラックス	メレックス

医療辞書をインストールしている端末では，最初の何文字かを入力すると候補の医薬品名が自動的に表示されますが，最初の数文字が一致する医薬品も多くあります。次の例を実際に入力して確認しましょう。

アルキサ	アルシオドール	エクセラーゼ	ラニチジン
アルキラブ	インテナース	エクセルダーム	ラフチジン
アルギノン	インテナシン	ノイロビタン	ムコダイン
アルギメート	インテバン	ノイロトロピン	ムコスタ
アルギニン	インテレンス	フォリロミン	
アルジオキサ	エクセグラン	フォリアミン	

■入力モードの変更

画面右下の入力インジケーター の［あ］をクリックすると となり，入力モードが半角英数字入力に切り替わります。

キーによる入力モードの変更は，次の通りです。

半角／全角 キー
ひらがな ⇔ 半角英数

英字・数字には全角文字，半角文字の両方ありますが，標準では**英字・数字は半角で入力**します。メールアドレスのように英字・数字を半角文字で入力しないとトラブルが起こる場合もあるので注意が必要です。

■ 文章校正機能

「焼き付いてる」と入力し Enter キーを押すと，下線が青色の波線で自動的に表示されますが，これは Word の自動文章校正機能が働いているためです。「焼き付いてる」にマウスを合わせ，右クリック→［「い」抜き 焼き付いている］をクリックすると「焼き付いている」に修正され，波線も消えます。波線は印刷結果には影響ありません。

なお，スペルミスの場合は自動スペルチェックにより赤色の波線が表示されます。

自動文章校正機能の有効と無効を切り替えるには，［ファイル］タブの［オプション］→［文章校正］のメニューから ☑ 自動文章校正(M) のチェックボックスをクリックして設定します。

> **Point** 操作を元に戻すには
>
> 操作を間違った場合，1つ前，2つ前，…の状態に戻すにはクイックアクセスツールバーの［元に戻す］ボタン を1回，2回‥とクリックするか，Ctrl キーを押したまま Z キーを1回，2回…と押します。

■ 医薬品の製品名について

医薬品の名前には，薬効成分となる化学物質に対して国際的な基準に基づき命名されている**一般名**（generic name）と，製薬会社がその化学物質を用いて製品化する際，会社の独自性を表すために付けられる**製品名**の2種類があります。製品名は「保健衛生上の危害の発生する恐れのないものであり，かつ，医薬品として品位を保つものであること」という制限はあるものの，各社が一般名の一部を使ったり，薬効部位となる臓器名の一部を使ったりしながら名付けることから，薬効が大きく異なるにも関わらず類似した製品名の医薬品が存在してしまいます。特に，薬効が異なる医薬品と取り違えた場合やハイリスク薬を取り違えた場合は医療事故につながる可能性があります。実際に，名称が類似した医薬品を医師，薬剤師や看護師が取り違えたことによって患者が死亡する事例も発生していることから，近年になって名称を変更する医薬品も出てきました。

2017年時点では，前頁のリストのうち以下の3つの医薬品についてすでに名称が変更され，一般名にかぎ括弧で会社名の略号を追記するという形式になりました。

- アルマール → アロチノロール塩酸塩錠「DSP」
- メテナリン → メチルエルゴメトリン錠／注「あすか」
- サクシン → スキサメトニウム注「マルイシ」

5.4 文書の保存

■ 初めて保存するとき

［ファイル］タブの［名前を付けて保存］をクリックすると，［**名前を付けて保存**］ダイアログボックスが表示されます。［参照］をクリックし，保存先を選択します。

■ファイルの更新

一度保存したファイルを修正し，同じ場所に同じファイル名で保存するときには，**上書き保存**をします。[ファイル]タブの[上書き保存]をクリックするか，または，クイックアクセスツールバーの 🖫（上書き保存）をクリックします。

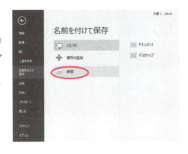

> **Point** こまめに上書き保存！
>
> せっかく作った文章を保存しないうちにトラブルが起こって，キー入力を受け付けなくなり，マウスもきかないときには，「ワープロソフトを終了させる」または「パソコンのリセット」が必要になります。この場合，文章は消えてしまいます！ 多くのアプリケーションには自動バックアップ機能はありません。こまめに「上書き保存」をしましょう。

■自動バックアップ機能

Wordには作業中の文書を"一定時間ごとに自動的に保存しておいてくれる"**自動バックアップ機能**が用意されているので，この機能を働かせておきましょう。

❶ [ファイル]タブの[オプション]を選択します。
❷ 開いたダイアログボックスで[保存]を選択します。
❸ [次の間隔で回復用データの自動保存を行う]をチェックします。
❹ 時間間隔を指定して，[OK]をクリックします。

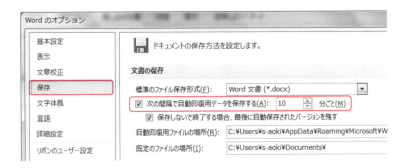

Office 2010からは，自動バックアップ機能を有効にした上で[保存しないで終了する場合，最後に自動保存されたバージョンを残す]にもチェックを入れておくと，**未保存のファイルを回復**することができるようになりました。保存を忘れてしまった文書を回復したい場合，[ファイル]タブの[ドキュメントの管理]から，[保存されていない文書の回復]をクリックします。未保存の文書一覧が表示されたら目的のファイルを選択し，[開く]をクリックすると回復できます。

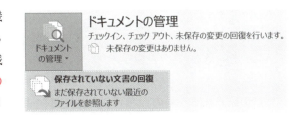

5.5 編集範囲の指定

> **例題 5-3**
> 演習問題 5.4 の「夏日小味」でさまざまな編集作業の出発点となる編集範囲の指定を任意の文字列・文・行・段落・文章全体・複数範囲の指定・ブロックなどの単位でやってみましょう。

■編集範囲の指定

文字のサイズなどの変更，語句や文のコピー・移動・削除などの編集を行うには，任意の文字列・文・行・段落・文章全体・ブロックなどの編集範囲を指定する必要があります。

編集単位の指定は，次のように行います。

- **任意の文字列**：始点から終点までマウスをドラッグして反転します。または，先頭の文字をクリックし，末尾の文字を Shift キーを押しながらクリックします。

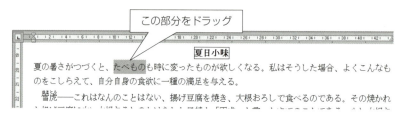

- **行**：行先頭の空白部分にマウスポインタを合わせ に変わったらクリックします。

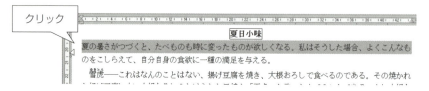

- **文章全体**：［ホーム］タブの［編集］→［選択］→［すべて選択］を選びます。または，ウィンドウの左端を Ctrl キーを押しながらクリックします。

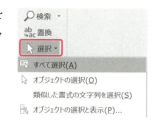

- **複数の範囲を同時選択**：2 箇所以上の範囲を同時に選択したいときには，1 番目の範囲を通常のマウス操作でドラッグし反転したあと，2 番目以降の範囲は Ctrl キーを押しながら選択します（3.3 節【6】の Point 欄を参照）。

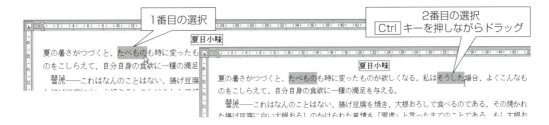

・ブロック（矩形）指定：Alt キーを押しながら指定範囲をドラッグします。

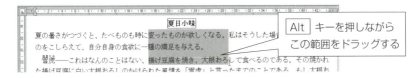

■編集範囲の指定の解除

文字入力ウィンドウ内の任意の点（ただし，文字・図などのない空白領域であること）でクリックします。

5.6 文のコピー

例題 5-4

■文字列単位

次の文を入力し，さらに，2行目の網掛けの位置に1行目の学科名をコピーしましょう。

    薬学部薬学科 安藤 久美
    　　　　　　　 今野 邦彦

■ブロック単位

左列の網掛けの部分を右列の網掛けの位置にブロック単位でコピーしましょう。

  医学部医学科 坂本 理沙 　　　　　 田中 ゆか
  薬学部生命薬科学科長谷川 学 　　　　　 渡辺 啓太

【1】 文のコピー

■文字列単位でのコピー

❶ コピーする範囲をドラッグして反転させます。
❷ ［ホーム］タブの［コピー］をクリックします（選択範囲がクリップボードに書き込まれます）。
❸ マウスポインタをコピー先へおいてクリックし，カーソルがそこにあることを確認します。
❹ ［ホーム］タブの［貼り付け］をクリックします。

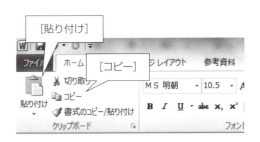

> コピー元の部分を選択反転し，Ctrl キーを押しながらコピー先にドラッグ＆ドロップすることでもコピー操作が可能です。

■ブロック単位でのコピー

コピーする範囲をドラッグして反転させるときに Alt キーを押しながらである点に注意してください。あとは［文字列単位］の場合と同じ手順です。なお，この際に右クリックをすると選択が解除されてしまうので，必ず［ホーム］タブの［コピー］から操作しましょう。

参考　コピー操作の汎用性

コピーや切り取り機能を使用した場合，クリップボードに保管されます。クリップボードとは，メモリ空間のある領域の一時記憶する場所のことです。

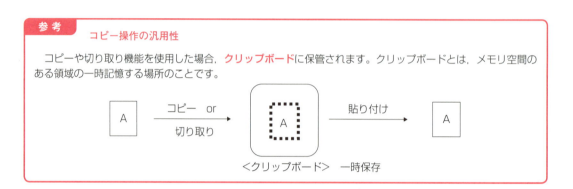

5.7 記号文字・漢字入力

例題 5-5

いろいろな記号の入力をしてみましょう。

■**一般的な記号**
・これらの薬剤を併用すると血中濃度がヒトにおいて○○〜●●倍に上昇する
・この反応の最適温度は 37℃ です
■**特殊な記号**　💻🖱
■**郵便番号から住所への変換**　〒 981-0905　宮城県仙台市青葉区小松島
■**漢字**　蝴

【1】記号の入力
■**一般的な記号**

丸，三角，四角，括弧，矢印や星などの一般的なものならば漢字の変換と同様に，「まる」，「さんかく」などの読みを入力し Space キーで変換すると，候補一覧が表示されます。また，「きごう」と読みを入力して Space キーを押すと多数の候補が表示されます。

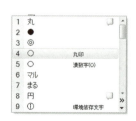
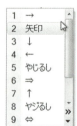

■特殊な記号

キーボードにない記号や読み入力で変換できない記号を入力したいときには，次の手順で記号を入力します。

❶ 記号を挿入したい場所にカーソルをおきます。
❷ ［挿入］タブの［記号と特殊文字］→［その他の記号］をクリックし，開いたダイアログボックスの［フォント］を［Wingdings］に選択後，入力したい記号をクリックします。

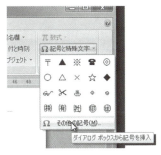

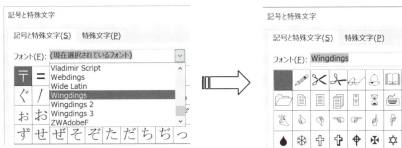

■郵便番号から住所への変換

郵便番号「981-0905」と入力し，Space キーを2回押し，住所を選択します。

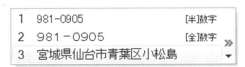

【2】 漢字の入力

かな漢字変換では入力できない難しい漢字の入力には **IMEパッド** を使用します。タスクバー右下の［あ］を右クリック→［IMEパッド］を選択すると［手書き入力パッド］が表示されるので，マウスで「蜩」と書くと，右側の枠に漢字候補一覧が表示されます。

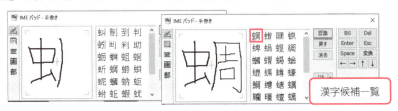

5.8 文字飾り

> **例題 5-6**
>
> 　Word では，入力した文字列を**太字**，*斜体*，にしたり，下線（アンダーライン），文字囲い，文字の網掛け，文字の拡大／縮小，傍点，傍点，取り消し線，二重の取り消し線などの文字飾りを付けたりすることができます。
>
> 　さらに，上付き文字や下付き文字を使って，次のような数式や化学式を書くこともできます。
> $$(x+y)^3 = x^3+3x^2y+3xy^2+y^3 \qquad MnO_4^- + 4H^+ + 3e^- \rightarrow MnO_2 + 2H_2O$$
> 　また，入力した文字列に蛍光ペン，振り仮名などの文字飾りを付けることができます。

　以下で使用するアイコンがリボンに表示されていない場合は，Word のウィンドウの横幅が狭いために，アイコンが隠れている場合があります。その場合は［ホーム］の［フォント］の ▼ ボタンをクリックすると，隠れているアイコンが表示されます。以下の操作では，まず対象とする文字をドラッグして反転させておいてください。

- **太字，斜体**

　［ホーム］の中の B （太字）または I （斜体）をクリックします。

- **下線（アンダーライン）**

　［ホーム］の U ▼ （下線）の ▼ をクリックすると，種類一覧が表示されます。［下線の色］をポイントすると，色を選択することができます。

- **文字の拡大・縮小**

　［ホーム］の （文字の拡大／縮小）の ▼ をクリックし，一覧からサイズを選択します。

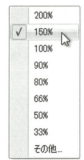

- **傍点**

　［ホーム］の［フォント］の右下のボタン をクリックし，［傍点］から種類を選択します。

- **取り消し線**

　［ホーム］の［フォント］の右下のボタン をクリックし，［フォント］メニューの［文字飾り］から［取り消し線］または［二重取り消し線］にチェックを付けます。

- **上付き，下付き**

　［ホーム］の［フォント］グループの右下のボタン 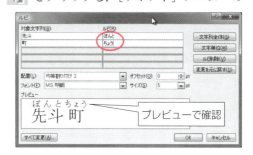 をクリックし，［フォント］メニューの文字飾りから［上付き］または［下付き］にチェックを付けます。

- **ルビ（ふりがな）**

　［ホーム］の ア亜 （ルビ）をクリックするとダイアログボックスが表示されるので，［ルビ］の欄にふりがなを入力します。

「文字の拡大」，「傍点」，「ルビ」，「蛍光ペン」，「下付き」，「囲み線」，「網掛け」について，**操作アシスト**を使って実行してみましょう。

Point　操作アシスト

操作アシスト 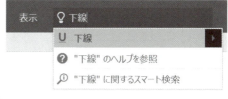 に実行したいことを入力して，ヘルプを参照できます。

さらに，操作アシストは**リボンから探し出せないコマンドをダイレクトに実行**できる機能を持っています。Word，Excel，PowerPoint，Access に共通の強力な機能です。

例：文「あいうえお」に下線を引きたい場合，文字飾りを施したい部分を選択後 あいうえお，［操作アシスト］に「下線」または「下線を引く」と入力し，Enter を押すと，右図のように下線のコマンドが表示されるのでクリックして実行すると下線が引かれます。

あいうえお

5.9　文字位置の指定

例題 5-7

次の文を作成しましょう。

　　　　　　　　　　　　　　　　　　　　　平成 30 年 5 月 25 日

秋山良之様

　　　　　　　　　　　　　　　　　　　　　○○○○大学合唱部
　　　　　　　　　　　　　　　　　　　　　部長　　田中ゆか

　　　　　　平成 30 年度　合唱部発表会開催のご案内
　拝啓　新緑の候，ますますご健勝のこととお慶び申し上げます。
　　　　　　　　　　（以下省略）
　　　　　　　　　　　　　　　　　　　　　　　　　　　　敬具

はじめに文全体を左揃えで入力しておきます。
「拝啓」を入力後，Space キーまたは Enter キーを押すと「敬具」が自動入力されます。

次に［挿入］タブの［テキスト］の［挨拶文］をクリックして［あいさつ文の挿入］を選びます。［あいさつ文］ダイアログボックスで，時季，［安否のあいさつ］，などをそれぞれ選択し，［OK］をクリックします。

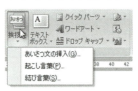
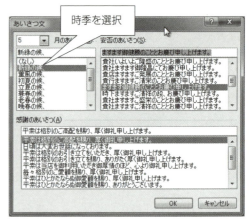

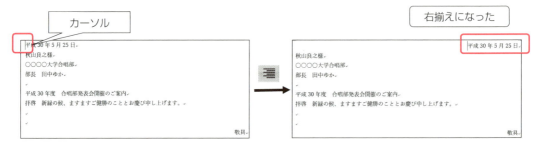

■右揃え

❶ 「右揃え」したい1行目にカーソルを置きます。

❷ ［ホーム］の ≡ （文字列を右に揃える）をクリックします。

❸ 3，4行目はドラッグして選択し， ≡ をクリックします。

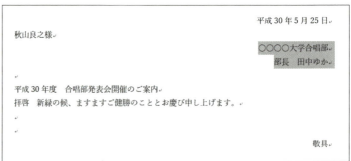

■中央揃え

❶ 「中央揃え」したい5行目にカーソルを置きます。

❷ ［ホーム］の ≡（中央揃え）をクリックします。

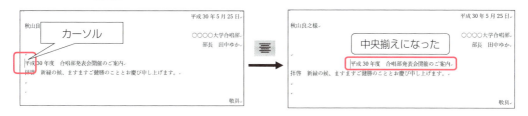

■両端揃え（Word の初期設定），左揃え

≡（両端揃え）は行頭，行末ともに文字を揃える機能です。通常は色が付いていて選択状態になっています。このボタンをクリックすると色が消え，選択されていない状態になります。この状態が左揃えです。左揃えは行頭では文字が揃いますが，行末では揃いません。

■均等割り付け

上下の行で文字幅を揃えたいときには，この機能を使います。「○○○○大学合唱部」（9字）と「部長　田中ゆか」（7字：スペース含む）の文字列の幅を均等にしましょう。

❶ 均等割り付けする範囲として「部長　田中ゆか」をドラッグし選択（注意： ↵ （段落記号）まで含めると正しく操作ができないので，確実に必要な部分のみ選択するには，Alt キーを押しながらドラッグ）します。［ホーム］の ≣（均等割り付け）をクリックします。

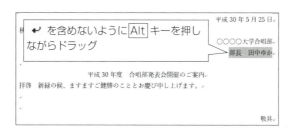

❷ ［文字の均等割り付け］ダイアログボックスが表示されます。［割り付け幅］を「○○○○大学合唱部」と同じ「9字」とし，［OK］をクリックします。

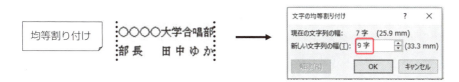

5.10 表の作成

例題 5-8

次の表を，例題 5-7（「敬具」の下）に追加作成しましょう。さらにページ罫線を設定して整えましょう。

日時	平成 30 年 6 月 20 日　18：00
場所	青葉会館中ホール
曲目	海の匂い　雨　　地球へのピクニック

❶　表を作成する位置（「敬具」の下）にカーソルを置きます。

❷　［挿入］タブの［表］をクリックします。マス目のパネルが表示されるので，マウスで必要なマス目をドラッグします。

❸　3 行 2 列の表を作成したいので，［行数］は「3」，［列数］を「2」にします。

❹　表に文字を入力しましょう。文字入力後 Enter キーを押すと行の高さが変わるので注意しましょう。 Tab キーを押すと，左から右へカーソルが移動します。

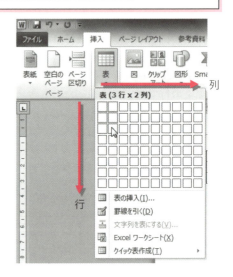

日時	平成 30 年 6 月 20 日　18：00
場所	青葉会館中ホール
曲目	海の匂い　雨　　地球へのピクニック

> **Point**　罫線の削除・余分なセルを削除したいとき
>
> ・該当するセルをドラッグし反転後，［表ツール］の「レイアウト」タブの「削除」から該当するものを選択します。

❺　列幅を整えましょう。1 列目を狭くします。1 列目左側の境界線にマウスを合わせると，ポインタが ↔ に変わります。右方向へドラッグして幅を狭めます。

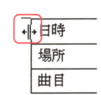

右へドラッグ

日時	平成
場所	
曲目	

日時	平成 30 年 6 月 20 日　18：00
場所	青葉会館中ホール
曲目	海の匂い　雨　　地球へのピクニック

❻　セル内の文字配置を整えましょう。文字を中央揃えにします。表全体をドラッグし選択し，［ホーム］の ≡（中央揃え）をクリックします。

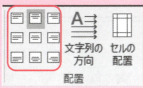

セル内の文字配置の設定の細かい設定

設定したいセルをクリックして［表ツール］の［レイアウト］タブの［配置］メニューから９種類の配置を選択できます。

❼　表を文書の真ん中に移動しましょう。表にマウスを近づけると，左上に ✥ が表示されます。このマークにマウスポインタを合わせ，左方向へドラッグし移動します。

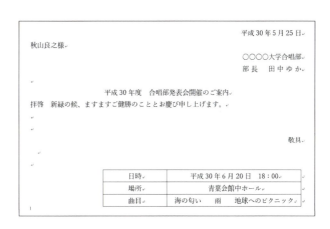

左方向へドラッグ

日時	平成 30 年 6 月 20 日　18：00
場所	青葉会館中ホール
曲目	海の匂い　雨　　地球へのピクニック

5.10　表の作成

❽ 表の外枠の線種を変更しましょう。❼と同様に を表示させ，これをクリックします。表全体がグレー反転された状態になります。［表ツール］の［デザイン］タブの［飾り枠］の［ペンのスタイル］をクリックすると線種一覧が表示されます。一覧から線種を選択し，ボタンの ▼ をクリックし，［外枠］を選択します。

❾ さらにもう少し線を太くしたいので，ポイントを変えましょう。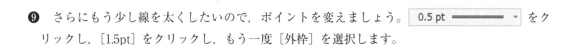 をクリックし，［1.5pt］をクリックし，もう一度［外枠］を選択します。

❿ 文書全体を整えたら，ページ罫線を入れて仕上げましょう。［デザイン］タブ→［ページ罫線］→［線種とページ罫線と網かけの設定］の［ページ罫線］タブの［囲む］をクリックします。線種や色，太さを組み合わせるか，または，［絵柄］から絵柄を選択します。

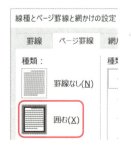

5.11 印刷とページの設定

例題 5-9

演習問題 5.4 の「夏日小味」の文書のページスタイルを次のように設定しましょう。
- 用紙サイズ：A4
- 印刷の向き：縦
- 一行文字数：40 字
- 一頁行数：40 行
- フォント：MS ゴシック
- 余白サイズ：上 35mm，下 30mm，左 30mm，右 30mm
- 下中央にページ番号

【1】 ページの設定

■用紙の大きさや縦横の方向などの設定

❶ フォント，フォントサイズを設定します。文章全体を選択状態にしたうえで，［ホーム］→［フォント］右下の ▭ をクリックすると，［フォント］ダイアログボックスが表示されます。フォントを［MS ゴシック］にし，［OK］をクリックします。

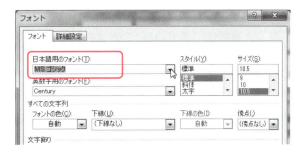

❷ ［ページレイアウト］タブの［ページ設定］グループの右下の ▭ をクリックすると［ページ設定］ダイアログボックスが表示されます。

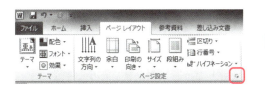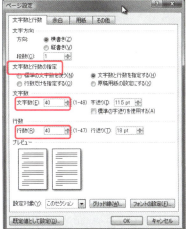

❸ ［文字数と行数］タブをクリックし，文字数「40」と行数「40」の設定をします。

❹ 余白，印刷の向きを設定します。［ページ設定］ダイアログボックスの［余白］タブをクリックし，［余白］と［印刷の向き］を確認します。

❺　用紙サイズを設定します。同様に，［ページ設定］ダイアログボックスの［用紙］タブをクリックし，［用紙サイズ］を確認し［OK］をクリックします。

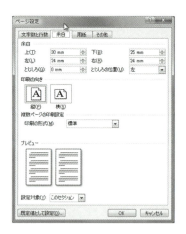 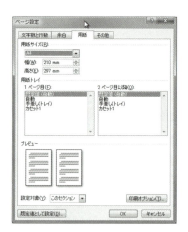

❻　文書下中央にページ番号を挿入しましょう。［挿入］タブの ページ番号 から［ページの下部］を選択し，［番号のみ2］を選択します。挿入が終わるとフッターの編集モードに切り替わりますが，Esc キーを押すか，右上の［ヘッダー/フッターツール デザイン］タブの［ヘッダーとフッターを閉じる］ボタン × を押すことで編集モードを終了することができます。

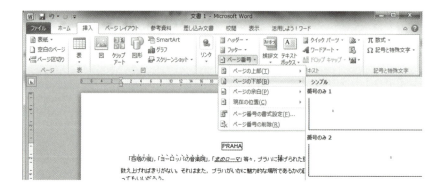

【2】 印刷プレビュー

　印刷プレビューは，パソコンの画面上でその内容をプレビュー（事前確認）する機能です。［ファイル］タブ→［印刷］をクリックすると，画面左側にはプリンターの設定などを行えるメニューが表示され，画面右側にプレビューが広がります。この画面からもページ設定を行うことが可能です。プレビュー表示の倍率は右下のスライダーで変更可能ですが，ここで表示サイズを変えても印刷結果への影響はありません。

　［印刷］ボタンを押すことで印刷を開始します。

　Wordを終了するのでなければ × を押さないで，［ホーム］や他のタブを押して戻りましょう。

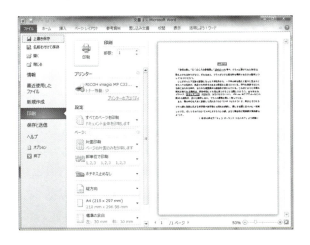

> **注意** 印刷する前には必ず印刷プレビューで確認しましょう
>
> 印刷してからのミスを防ぐためにも，印刷前にはプレビューで全体のイメージを確認しましょう。また，出力するプリンター名が正しく適合しているかどうかも確認しましょう。

第5章 演習問題

[**5.1**] 例題 5-1 にならい，文字コード表から「仁」と「本」のシフト JIS コードを調べましょう。

[**5.2**] 次に記述した4つのコード名に関する説明を読み，①〜④に該当するコード名を記しなさい。

①マルチバイト・コードによって世界各国の文字を表現するためのコード体系。日本では 1995 年に JIS 規格に定められた。

②使用頻度の高い漢字を集めてコードを割り当てたコード。日本語表記の標準的な文字コード。

③ UNIX と呼ばれる OS の国際化対応のために 1985 年にアメリカで規定されたマルチバイト・コードで，日本語コードに限らず各国の文字コードが規定されている。

④文字の割り当て位置を移動（シフト）して，改良した日本語コード体系が考案され，パソコンで広く使われるようになった。

[5.3] 次の文章で「落ち着いた地方都市」の部分の段落全体と「ルネッサンス発祥の地」の部分の段落全体を入れ替え，また，「偉大な人間達の足跡」の部分を削除しましょう．

フィレンツェ

落ち着いた地方都市　ローマやミラノからやってくるとフィレンツェの静かさが珠玉のように思えてくる．人々の歩みはゆったりしているし，商人達の応対振りにも心がこもっている．

ルネッサンス発祥の地　フィレンツェは北部のミラノと中部にあるローマのちょうど中間に位置している．この町こそ15～16世紀にヨーロッパを席巻したルネッサンス発祥の地である．

偉大な人間達の足跡　フィレンツェは数多くの偉人を生んだ町である．イタリア語の基礎を築いたと言われるダンテはこの町で生まれた．

[5.4] 次の文章を作成し，さまざまな文字飾りをつけましょう．操作アシストも活用して下さい．

夏日小味

夏の暑さがつづくと、たべものも時に変ったものが欲しくなる。私はそうした場合、よくこんなものをこしらえて、自分自身の食欲に一種の満足を与える。

　雪虎（ゆきとら）——これはなんのことはない、揚げ豆腐を焼き、大根おろしで食べるのである。その焼かれた揚げ豆腐に白い大根おろしのかけられた風情を「雪虎」と言ったまでのことである。もし大根おろしの代りに、季節が冬ででもあって、それがねぎである場合には、これを称して「竹虎（たけとら）」と言う——京都での話である。これはまったく夏向きのもので、朝、昼、晩の、いずれに用いてもよい。まず揚げ豆腐の五分ぐらいの厚さのもの（東京では生揚げと称しているもの）を、餅網にかけて、べっこう様の焦げのつく程度に焼き、適宜に切り、新鮮な大根おろしをたくさん添え、いきなり醤油をかけて食う。

　分量と器を、その場その場で加減し、注意さえすれば、単に自家用の美食に止まらず、来客に用いても、立派な役目を果たすのである。

（北大路魯山人「夏日小味」より改編）

[5.5] 次の文章の文字列全体をまず打ち込んで，次に編集して文章を完成させましょう．さらに，ページ罫線を入れて仕上げましょう．

平成 30 年 6 月 10 日

平成 26 年度△△中学校 B 組卒業生各位

幹事　村川晃二

同窓会のご案内

拝啓　梅雨の季節となりすっきりしない毎日ですが，皆様いかがお過ごしでしょうか．
それぞれの新しい生活にも慣れ，充実した日々を送られていることと思います．
さて，卒業後初めての同窓会を下記の通り開催することとなりました．
懐かしい思い出話ができることを楽しみにしています．
恩師の尾形先生もお招きする予定です．
ぜひともご出席くださいますようご案内申し上げます．

敬具

記

日時	8 月 15 日 19 時
場所	青葉ホテル
集合	ホテルロビー
会費	5000 円＋α

出欠の返事は 7 月 20 日までに返信ハガキまたは電子メール（k-murakawa@xxx.xxx.jp）でお知らせ下さい．二次会も予定しています．

第6章 ワープロソフトの基本機能と応用機能

6.1 検索と置換

　Wordでは文書の中から特定の文字列を探し出す検索機能と，これを別の文字列に置き換えたり，書式を変更したりする置換機能があります。検索と置換は特に長文の編集作業で大変有用です。

例題 6-1

　下記の「医療用医薬品添付文書」の説明文を入力後，

❶ 「文章」を「文書」に置換して，正しい文にしましょう。

❷ 「添付文書」を「*添付文書*（斜体，赤色）」，「添付文書（MSゴシック，フォントサイズ12，蛍光ペン）」に置き換えてみましょう。

❸ 「添付」，「医薬品」を検索してみましょう。

医療用医薬品添付文章（添付文章）

　添付文章は薬事法で定められた医薬品情報伝達のための公的文章で，製薬会社が作成し，個々の医薬品の包装ごとに添付・封入されて，医師，歯科医師および薬剤師等の専門的な医療従事者へ当該医薬品の基本的な情報を提供する。医薬品医療機器等法第52条には，「用法，用量その他使用及び取り扱い上の必要な注意」，その他の事項を「添付する文章又はその容器若しくは被包」に記載せねばならないと規定されている。また，記載方法については第53条で，「使用するものが読みやすく，理解しやすいような用語による正確な記載」がなければならないとされ，さらに第54条では，「虚偽若しくは誤解を招くおそれのある事項」，「承認を受けていない効能若しくは効果又は保健衛生上危険がある用法，用量若しくは試用期間」が記載されていてはならないとされている。

　新医薬品の研究開発段階で得られた非臨床および臨床のすべての情報の概要が記載要領で示された項目に従い要約されている。さらに，有効性，安全性，品質の適正使用に関する重要な情報が得られた時には速やかに改訂を行い，医療従事者に伝達徹底されなければならない。また，企業は，定期的に添付文章をまとめ関連情報を加えた「添付文章集」を作成し医療関係者に配布している。

【1】 置　換

　間違えて入力した文字列が複数箇所ある場合など，**置換機能**を使うことによって，その文字列を別の文字列に置き換えたり，語句はそのままでフォント，サイズ，色などのスタイルを変えることができます。

■ 「文章」を「文書」に置換する

❶ カーソルを文書先頭行の左端に移動しておきます（いまの場合はタイトルの「医」の左側におく）。

❷ ［ホーム］タブの 置換 をクリックすると，［検索と置換］ダイアログボックスが表示されます。

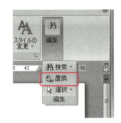

❸ ［置換］タブが選択されていることを確認し，［検索する文字列］に「文章」，［置換後の文字列］に「文書」と入力します。

❹ ［置換］ボタンをクリックするたびに，1つずつ順に置換されます（［すべて置換］ボタンをクリックすると，一度に全部置換することができます）。

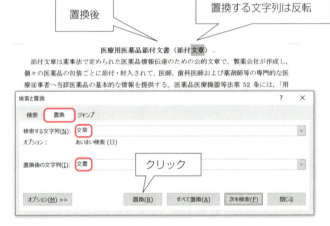

❺ 置換が終了すると次のようなメッセージが表示されます。［OK］ボタンをクリックします。「文章」が「文書」に置換されます。

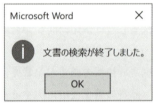
［置換］の場合の終了メッセージ

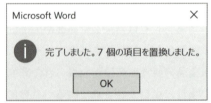
［すべて置換］の場合の終了メッセージ

GUI 操作ができないとき

［検索と置換］ダイアログボックスのテキストボックスに Word の文章中やブラウザの画面からコピーした文字列を入力したい場合がよくあります。このように，GUI 操作では貼り付けができない場合，キー操作 [Ctrl] + [V] で貼り付けましょう。また，GUI 操作ではコピーができない場合，キー操作 [Ctrl] + [C] でコピーしましょう。

■「添付文書」を斜体・赤色に置換する

❶ 先と同様に，［検索と置換］ダイアログボックスが表示されたら，［検索する文字列］に「添付文書」と入力します。（前回入力した文字列が残っている場合は，削除後入力します。）

❷ ［オプション］をクリックします。

❸ ［置換後の文字列］に「添付文書」と入力します。

❹ 一度［置換後の文字列］の入力欄をクリックして，カーソルを確認します。

❺ ［書式］→［フォント］をクリックします。

❻ ［置換後の文字］ダイアログボックスが表示されていることを確認して［スタイル］から［斜体］を，［フォントの色］から［赤］を選択し，［OK］をクリックします。プレビューで確認します。

❼ ［検索と置換］ダイアログボックスで，［置換後の文字列］の書式が［フォント：斜体，フォントの色：赤］と表示されていることを確認します。

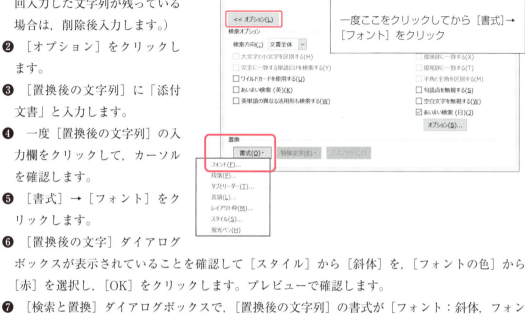

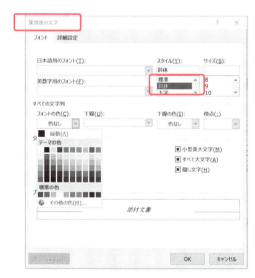

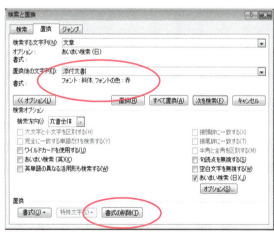

書式を削除するとき
書式の指定を誤ってしまった場合など，書式を元に戻すときには，[書式の削除(T)]をクリックします。

6.1　検索と置換　　115

❽　先と同様に，［置換］ボタンを必要回数だけ，または［すべて置換］ボタンをクリックします。終了メッセージが表示されたら終了です。

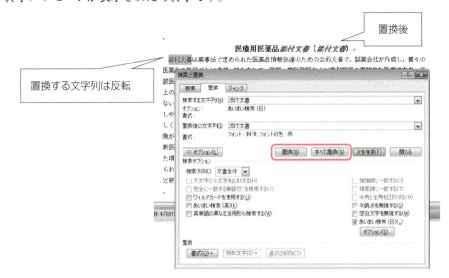

【2】検　索

ある文字列を探し出すだけのときには，検索機能を実行します。以下では「添付」という文字列を検索してみます。

❶　カーソルを検索する文書の先頭行左端に移動します。
❷　［ホーム］タブの　検索（検索）ボタンをクリックすると，「ナビゲーションウィンドウ」が表示されます。

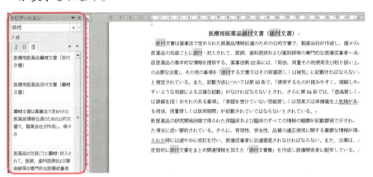 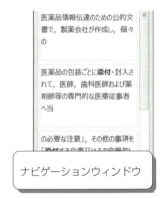

❸　［文書の検索］ボックスに「添付」と入力します。
❹　入力すると瞬時に検索され検索語に蛍光ペンでマークされ，件数も表示されます。
❺　検索を終了するには，ナビゲーションウィンドウの　（閉じる）ボタンをクリックし，ダイアログボックスを閉じます。「医薬品」の検索も❶に戻って同様に行います。

> **検索機能**
> 最近ではオンライン検索の際に，ブラウザや多くのサーバーがこれらの機能を提供していますし，ワープロ以外のアプリなどでもこれらの機能を利用できる場合が多くなっています。

【3】 スマート検索

Office 2016では「スマート検索」を用いて，文書内にある文字の意味をオンラインで簡単に調べることができます。スマート検索ではブラウザを起動することなく，文書の右欄に［スマート検索］作業ウィンドウが現れ，検索結果が表示されます。

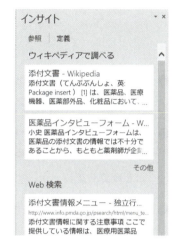

例題6-1の文章に出てくる「添付文書」について調べてみましょう。

❶ 「添付文書」の部分をドラッグして選択し，右クリックします。
❷ 表示された一覧から［スマート検索］をクリックします。
❸ ［スマート検索］作業ウィンドウが現れ，検索結果が表示されました。

6.2 ハイパーテキストとリンク

Wordを**ハイパーテキスト**として利用すると，パソコンやモバイルPCでオンラインにより仕事する場合，非常に効果的です。また，自分流にカスタマイズした「お気に入り」を作成できます。

例題6-2

下記の文章を入力し，「医薬品医療機器総合機構（PMDA）」と「Rxlist（米国処方薬集）」へリンクを張り，また関連する文献もすぐ調べられるように医学系文献データベース「Medline」へのリンクを張りましょう。

> 国内では「医薬品医療機器総合機構（PMDA）」で添付文書情報等が提供され広く活用されています。米国の同様サイト「Rxlist」では医薬品情報の評価をするのに役立つ多くのデータが提供されています。この一例をみても医療関係者が医薬品の適正使用に能動的に取り組むためにはインターネットで英語のWebサイトを利用できる能力を磨くことも大切です。
> 《PubMed》

❶ 「PMDA」（リンクを張る文字列）を選択反転し，［挿入］タブの［リンク］グループ → 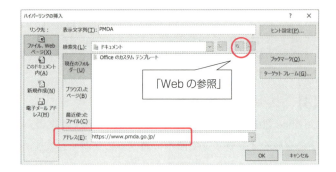 をクリックし，［ハイパーリンクの挿入］ダイアログボックスを開きます。

❷ （Webの参照）をクリックし，検索エンジンでキーワード「PMDA」と入力してリストアップされる中から適当なホームページを探し，そのページを開きます。

❸ Wordに戻るとアドレス欄にURLが自動的に入力されるので［OK］をクリックします。これでリンクができたので，「PMDA」をポイントするとURLがツールチップテキストとして現れることを確認しましょう。

❹ Rxlist，PubMedのウェブサイトを検索エンジンで探し，ハイパーリンクを作成します。

クリッカブル機能

Wordでは，URLや電子メールアドレスを入力し Enter キーを押すと自動的にリンクが生成されます。これをクリッカブル機能といいます。Word，Excel，PowerPointや高機能なエディターなどクリッカブル機能を持つものは多いです。

6.3 ワードアートとイラストの挿入

本節では，いろいろなタイプの図形も**オブジェクト**として統一的に扱えることを確認します。

例題 6-3

「添付文書とは？」を次のようなワードアートで表現してみましょう。

医療用医薬品添付文書（添付文書）

添付文書は薬事法で定められた医薬品情報伝達のための公的文書で，製薬会社が作成し，個々の医薬品の包装ごとに添付・封入されて，医師，歯科医師および薬剤師等の専門的な医療従事者へ当該医薬品の基本的な情報を提供する。医薬品医療機器等法第52条には，「用法，用量その他使用及び取り扱い上の必要な注意」，その他の事項を「添付する文書又はその容器

また，適当なクリップアートや準備してあるイラスト，グラフなどのファイルを文書内に貼り付けてみましょう。

【1】 ワードアート

「添付文書とは？」を**ワードアート**で作成しましょう。

❶ ワードアートを挿入する位置にカーソルをおきます（カーソルの位置は大事です。そこにワードアートが挿入されます）。

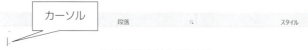

❷ ［挿入］タブの ![A] （ワードアートの挿入）ボタンをクリックします。［ワードアートスタイル］からスタイルを選びます。

❸ 「ここに文字を入力」という文字を「添付文書とは？」と書き換えると，ワードアートが挿入されます。

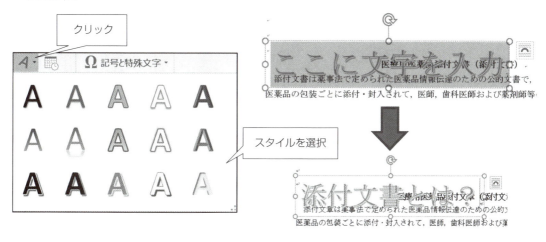

❹ ワードアートの色を変えてみましょう。挿入したワードアートの文字をドラッグし選択します（グレーで選択されます）。

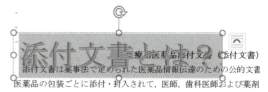

❺ ［描画ツール］→［書式］タブ→［ワードアートのスタイル］グループにある［文字の塗りつぶし］をクリックして色を選択すると，ワードアートの色が変わります。その下にある［文字の輪郭］，［文字の効果］ボタンではさらに効果を組み合わせることでデザインを変更することができます。

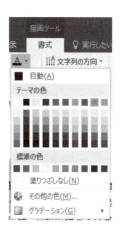

❻ フォントサイズを少し小さく変更してみましょう。❹のように文字を選択して，［ホーム］タブからフォントサイズを変更して調整します。

6.3 ワードアートとイラストの挿入

❼　ワードアートは文字の折り返しが［前面］（初期設定）で挿入されますので，本文に影響されません。文字をきれいに配列しながらワードアートを挿入するためには，ワードアートをクリックして選択し，［書式］タブの［配置］グループにある をクリックして［四角形］を選択します。 （文字の効果）を組み合わせながら整えましょう。

■折り返しの種類

折り返しの種類には，次の7種類があります。本文中への挿入で最も適した，効果的な設定を選択することができます。

① 行内

＊Bing 検索（写真，クリップアート等），画像の初期設定

② 四角形

③ 狭く

④ 内部

⑤ 上下

⑥ 背面

＊文字の背面に配置されるので，移動にしにくいことがありますので注意しましょう。［ホーム］タブ→［編集］グループ→［選択］→［オブジェクトの選択］をクリックして背面のワードアートをクリックするとハンドルがついてアクティブになります。

⑦　　前面　　添付文書は薬事法で定められた医薬品情報伝達のための公的文書で，医薬品の与奏ごとに添付，封入されて，医師，歯科医師および薬剤師等該医薬品の基本的な情報を提供。医薬品医療機器法第52条には取り扱い上の必要な注意」，その他の事項を「添付する文書又はその

＊ワードアート，図形，テキストボックスの初期設定

【2】 イラストの挿入

Wordには，いろいろなイラストのサンプルが用意されています。インターネット上に公開されている豊富な画像・イラストを無料でダウンロードして利用することができます。ただし，これらの作品は，クリエイティブ・コモンズライセンスにより著作権が保持されていますので，ルールに従った利用をしましょう。

■ ［Bing イメージ検索］からクリップアートの挿入

「薬」のイラストを挿入しましょう。

❶　挿入する位置にカーソルを置き，［挿入］タブの　　　［オンライン画像］をクリックします。

❷　［画像の挿入］作業ウィンドウが表示されたら，［Bing イメージ検索］の検索欄に「薬」と入力後，Enter を押します。

❸　［種類］でイラストの種類を選択します（ここでは，クリップアートを選択します）。

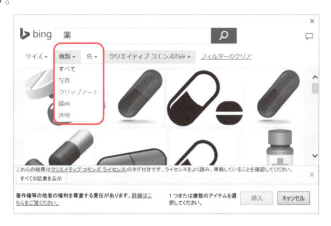

❹　気に入ったイラストを選択し，☑ を入れ［挿入］ボタンをクリックします。カーソルの位置に挿入されます。

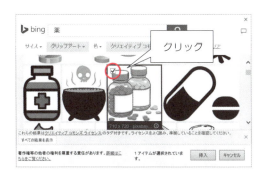
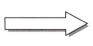
クリック
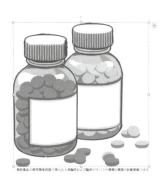

> クリップアート挿入の初期設定は［行内］なので，字送りされます（本節【1】を参照）。

❺ イラストのサイズを変更して体裁を整えましょう。イラストをクリックして選択すると白い○印のハンドルが付きます。マウスを合わせて大きさを変更しましょう。[折り返しの種類]は[四角形]を選択しクリップアートを文書の右側へ移動し，整えます。

■ファイルから挿入する

❶ ペイントで描いたイラスト図やデジカメで撮った写真などのファイルをUSBメモリやハードディスクに保存し，それらを文書内に貼り付けることもできます。挿入する位置にカーソルを置き，[挿入]タブの をクリックします。

❷ [図の挿入]ダイアログボックスが表示されます。ファイルを保存しているドライブまたはフォルダーを指定します。挿入したい写真画像に☑を入れ[挿入]ボタンをクリックします。

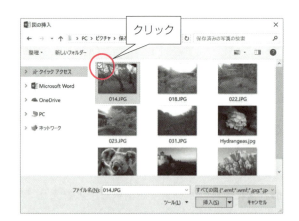

❸ 本文中のカーソルのある箇所に挿入されます。サイズを調整しましょう。

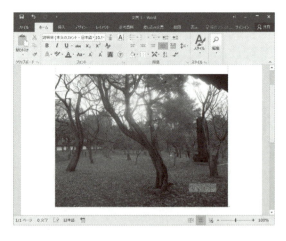

■取り込んだ画面を挿入する

　Print Screen キーでデスクトップ画面をコピーし，画像として貼り付けることができます（3.1節【6】を参照）。

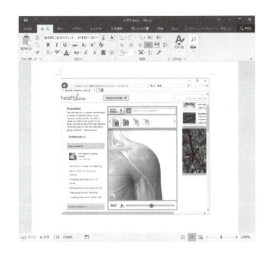

■画像やクリップアートのトリミング

　挿入した画像やクリップアートの不要な部分の削除，丸や星型などに切り抜いて見栄えよく仕上げることができます。

❶ トリミングしたい画像をクリックして選択します（画像の周囲8ヵ所に白い○印のハンドルが付きます）。

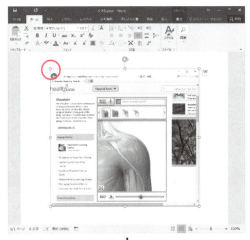

❷ ［図ツール］→［書式］タブの［サイズ］グループの［トリミング］をクリックします。

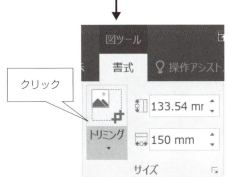

クリック

6.3　ワードアートとイラストの挿入

❸ 画像の○印ハンドルがトリミング用の黒いマーカーになるので，マウスポインタをマーカーに重ねてドラッグして必要な部分を残します。Enter キーまたは画像以外の部分でクリックするとトリミングされます。

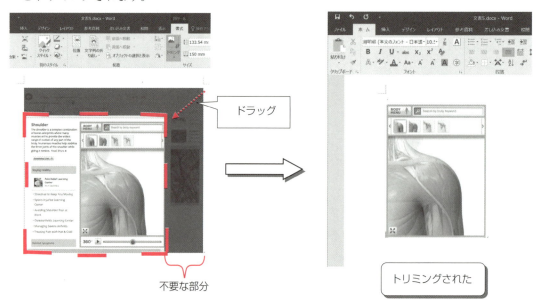

図形の形でトリミングするには

トリミングは図形の形でもできます。これまでと同様に，トリミングしたい画像をクリック→［図ツール］→［書式］タブ→［トリミング］→［図形に合わせてトリミング］からトリミングしたい形の図形を選択します。

元の画像に戻す場合は，画像をクリック→［図ツール］→［書式］タブ→［調整］グループ→［図のリセット］をクリックします。

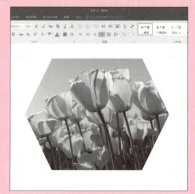

【3】 オートシェイプによる図形描画

Wordでは，作図も簡単にできます。四角形や円といった基本的な図形はもちろん，**オートシェイプ機能**を使うと吹き出しや星の形なども簡単に描画することができます。文書中にうまく図形描画を挿入することにより，見栄えのよい文書に仕上がるでしょう。

❶ ［挿入］タブの 図形 をクリックします。

❷ ［ブロック矢印］の中の［右矢印］をクリックします。

❸ マウスポインタが＋の形になるので，マウスを始点から終点までドラッグして図形を描きます。

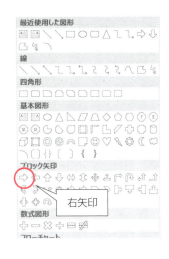

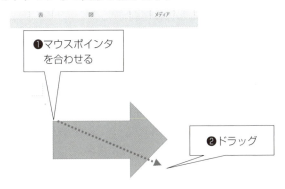

❹ 図形の中に色を塗ってみましょう。図形を選択して，周囲にハンドル（○印）が表示されていることを確認します。［書式］タブの［図形の塗りつぶし］の矢印をクリックするとパレットが表示されるので，色を選択します。

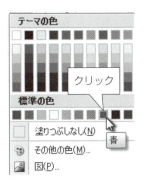

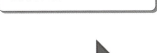

❺ 影を付けたり，より立体的にするには，［図形の効果］ボタンをクリックしましょう。［影］，［反射］などのメニューの中にさらにサブメニューがあり，さまざまな効果を付加することができます。

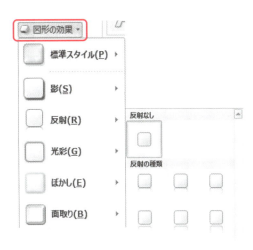

6.3 ワードアートとイラストの挿入

6.4 描画キャンバスの活用—異なる種類のオブジェクトをグループ化する

描画キャンバスは，画像やテキストボックス，クリップアート，図形など種類が異なる**複数のオブジェクト**を一つのオブジェクトとして扱いたいときにとても便利です。また，それらのオブジェクトを自由に配置したいときには，レイアウトを崩すことなくまとめて移動したりサイズの変更も可能になるので，図形を使った地図やフロー図を作成するときに便利です。

❶　描画キャンバスを挿入する場所にカーソルを置きます。

❷　［挿入］タブの［図形］→［新しい描画キャンバス］をクリックします。

❸　描画キャンバス内にオブジェクトを挿入します。通常，クリップアートと画像は初期設定が［行内］になっているので（6.3節【1】を参照），移動に制限がありましたが，描画キャンバス内では自由に移動ができます。

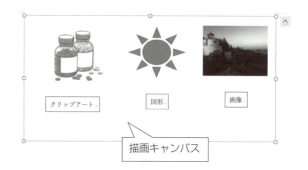

❹　配置した図形や画像のサイズに合わせて，描画キャンバスのサイズを調整しましょう。描画キャンバスの枠線を右クリック→［描画に合わせる］をクリックすると，配置した図形や画像のサイズに合わせたキャンバスに調整されます。また，挿入された図形や画像をまとめて拡大・縮小するには，描画キャンバスの枠線を右クリック→［描画のサイズ変更］をクリックしマウスでドラッグして調整します。

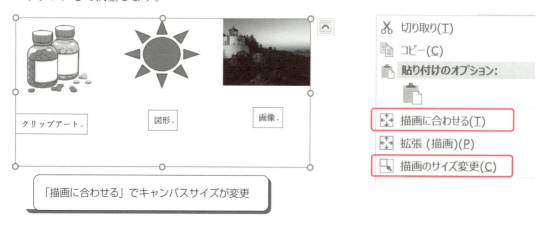

描画キャンバス自体がオブジェクトで初期設定が［行内］なので，移動やコピーをするときは［文字列の折り返し］で［行内］以外を選択するとよいでしょう。

> **描画キャンバス内のテキストボックスを拡大・縮小をするには**
> テキストボックスを右クリック→［図形の書式設定］→ [＋]
> （レイアウトとプロパティ）をクリック→［テキストに合わせて図形のサイズを調整する］にチェックを入れます。
> ただし，縦方向のサイズは変わりません。

6.5 段組み

> **例題 6-4**
> 次頁のような2段組みの文章を作成しましょう。

まず，全文を標準の書式で入力後，以下の要領で全体の体裁を整えます。

❶ 薬剤師の在宅訪問により〜：タイトルを行の中央に配置［中央揃え］，サイズ14，フォントはMSゴシック，太字。

❷ 畠中　岳[1,2]，伊藤　良[3]，小林靖奈[1]，山元俊憲[1]：配置［中央揃え］，サイズ10.5，フォントはMS明朝，1），2）は上付き。文中も同様。

❸ [1]昭和大学薬学部臨床薬学教室　[2]医療法人伊藤内科医院…配置［中央揃え］，サイズ9，フォントはMS明朝。

❹ 緒言，症例，経過概略の見出し：サイズ10.5，フォントはMS明朝，太字。

❺ Rp.1処方内容：サイズ10，フォントMS明朝。

❻ **2段組み**にしたい部分を反転（選択）します。【緒言】の下の行（在宅医療の〜）から最後までドラッグし選択します。

❼ ［レイアウト］タブの［段組み］ボタンをクリックして，［2段］を選択します。

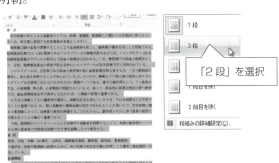

> 左右の段分けを修正したい場合は [↶]（元に戻す）を選び，編集し直すか，1段組に戻し修正しましょう。

薬剤師の在宅訪問によりシロスタゾールの心機能に対する副作用の可能性を回避できた一例

畠中　岳[1,2]，伊藤　良[3]，小林靖奈[1]，山元俊憲[1]

[1] 昭和大学薬学部臨床薬学教室　[2] 薬局すばる（秋田県大仙市）
[3] 医療法人伊藤内科医院

緒　言

　在宅医療の中心となる高齢者のケアは，医師，看護師，薬剤師らの関わりが月数回に限られているため，処方薬に起因する有害事象を見落としやすい。

　脳梗塞は脳の血管が閉塞することにより血流障害を起こし，脳実質が壊死を起こした状態である。脳梗塞急性期では，t-PA 製剤であるアルテプラーゼの静脈内投与をはじめ，トロンボキサン A2 合成酵素阻害薬オザグレルの投与など抗血小板療法が行われる。一方，慢性期では抗血小板療法として，近年，脳梗塞発症後の再発予防を目的にシロスタゾールが在宅医療で広く汎用されている。

　シロスタゾールは，主作用である抗血小板作用の他に血管拡張作用も有するが，一方で脈拍数が増加し，狭心症を発現することが知られている1)。そのため，胸痛などの狭心症の症状に対するモニタリングを注意深く行わなければならない薬剤の一つである。重大な副作用として，うっ血性心不全，心筋梗塞，狭心症，心室頻拍が明記されている1)。従って，虚血性心疾患を既往に持つ患者では，脳血管障害発生率が高率となるため2)，心機能の管理が重要である。

　心不全は加齢とともに罹患率が増加し，高齢化社会を迎えている今日，それを回避または予防することは重要である3)。特に高齢者の薬物治療は在宅で行われることが多いので，在宅医療に関わる薬剤師にとって，治療薬の薬効を評価することはもちろん，副作用とそれに伴う患者の症状に注意を払うことは極めて重要である。

　今回，薬剤師がシロスタゾールによる治療中の高齢者を訪問することで，本剤の副作用の一つである狭心症発症の可能性を回避できた例を経験したので報告する。

症　例

性別：女性　年齢：80歳代　主病名：脳梗塞後遺症，糖尿病，認知症，骨粗鬆症
介護状況：医師や薬剤師の訪問日以外は，殆ど短期入所生活介護を利用して介護老人福祉施設へ外泊している。

経過概略

　患者は介護老人福祉施設に短期入所中から胸痛の範囲が一点を指で指すような範囲に定まらず漫然としていたことから，それを言葉でうまく表現できずにいた。

　患者の処方内容（Rp.1）を示したものである。

Rp.1:
退院時処方内容
シロスタゾール 1日 200mg（1日2回朝食後・夕食後）
トリアゾラム 1日 0.125mg（1日1回寝る前）
グリメピリド 1日 1mg（1日1回朝食後）
酸化マグネシウム 1日2回 2000mg（1日2回朝食後・夕食後）
2009年3月6日昼過ぎに主治医による訪問診察時に薬剤師が同行した。

（昭和大学薬学雑誌　第2巻　第1号 2011年　改編）

6.6 数式の作成

Wordの文書中には数式を挿入することができます。数式は，英数字だけでなく，かな漢字などの全角文字を含むこともできます。数式の中に全角文字を入力するには，日本語入力システムをオンにし，Wordの文書中と同じ方法で必要な文字列を入力してください。

【1】数式オブジェクトへの直接入力

❶ 数式を挿入するところにカーソルをおき，[挿入] タブの [π 数式▼] から [新しい数式の挿入] を選択します。

❷ **数式オブジェクト**が表示されて，入力待ち状態になります。また，画面上部には**数式ツール**の [デザイン] タブが追加されます。

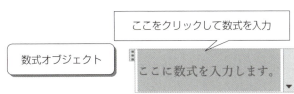

数式ツールの [デザイン] タブ

例題 6-5

次の数式を入力しましょう。

$$\alpha-D-グルコース \underset{k_{-1}}{\overset{k_1}{\rightleftarrows}} \beta-D-グルコース$$

---

❶ 前記の手順で数式オブジェクトを挿入します。

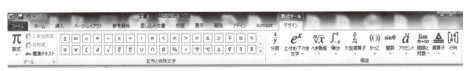

❷ 「$\alpha-D-$グルコース」の文字を入力します。数式ツールの [デザイン] タブの [記号と特殊文字] の ▼ ボタンをクリックすると [基本数式] の一覧が表示されるので，[α] をクリックします。

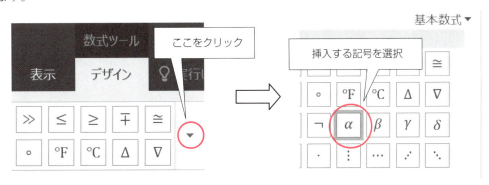

入力した［α］の右に続けて「−D−グルコース」と入力します。「グルコース」は入力モードを あ （ひらがな）にして入力します。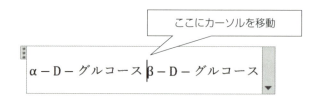

同様に「β−D−グルコース」と入力します。

「α−D−グルコース」と「β−D−グルコース」の間にカーソルを移動させます。

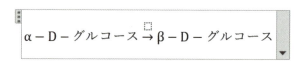

❸ 矢印を入力します。［デザイン］タブの △ を押して，［右向き矢印（下）］を挿入します。矢印の上には点線で囲まれた四角形とカーソルが表示され，文字を入力できるようになっています。これを**スロット**と呼びます。

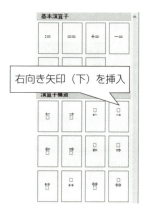

❹ 次に，キーボードの ← キーを押して，**挿入した矢印の部分が反転している状態にしてから**（カーソルの位置にも注意） Enter キーを押すと，矢印の下にスロットが追加されます。

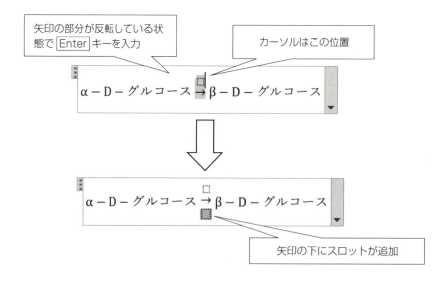

再度 △ を押して，追加されたスロットに［左向き矢印（上）］を挿入します。

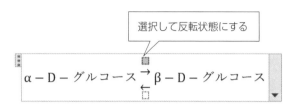

❺ 次に，矢印の上下にあるスロットに k_1, k_{-1} を入力します。まず矢印の上のスロットを選択して反転状態にします。

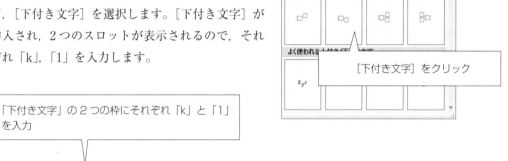

上付き／下付き文字ボタン をクリックして，［下付き文字］を選択します。［下付き文字］が挿入され，2つのスロットが表示されるので，それぞれ「k」,「1」を入力します。

「下付き文字」の2つの枠にそれぞれ「k」と「1」を入力

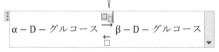 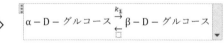

同様の手順で下のスロットにも下付き文字を挿入し，「k」,「−1」と入力します。

❻ 英字を斜体にします。マウスで「α−D」をドラッグして反転させ，［ホーム］タブの I （斜体）をクリックします。同様に「β−D」も斜体にします（"黄金の" Ctrl キー（3.3節【6】Point 欄を参照）を使ってもよい）。

❼ 数式の位置を設定します。数式オブジェクトを選択して［ホーム］タブの ボタンで［左揃え］，［中央揃え］，［右揃え］のいずれかを指定します。

> **例題 6-6**
> 次の数式を入力しましょう。
> $$\log \frac{k_2}{k_1} = \frac{E}{2.303R}\left(\frac{T_2 - T_1}{T_1 T_2}\right)$$

❶ 例題 6-5 の❶の操作を行います。「log」の文字を入力します。

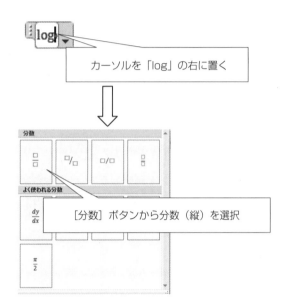

カーソルを「log」の右に置く

❷ 分数を入力します。数式ツールの［デザイン］タブの $\frac{x}{y}$（分数）をクリックし，分数（縦）を選択します。

［分数］ボタンから分数（縦）を選択

❸ 分数が挿入されます。分子のスロットを選択した状態にして，［上付き／下付き文字］ボタンから［下付き文字］を挿入します。

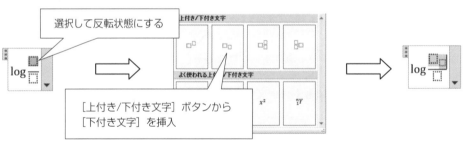

選択して反転状態にする

［上付き/下付き文字］ボタンから［下付き文字］を挿入

分子のスロットに「k」，「2」を入力します。

同様に分母にも［下付き文字］を挿入して，「k₁」を入力します。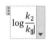

❹ 分数の右にカーソルを置いて，キーボードから「=」を入力します。

ここにカーソルを置く

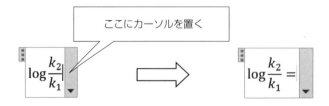

❺ 「=」の右にも分数を挿入し，分子と分母を入力します。

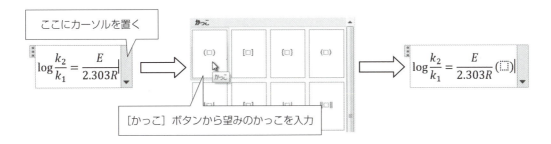

❻ {()} から［かっこ］の () マークをクリックして入力します。

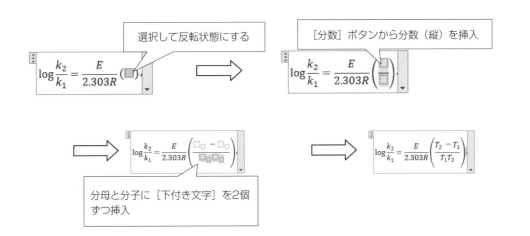

❼ かっこの中にこれまでと同様の手順で分数を挿入し，式を完成させます。

【2】インク数式による入力

　Office 2016 ではマウスやタッチで数式を入力すると，自動的に判別して数式の入力をやってくれる**インク数式**機能があります。漢字を手書き入力するのと似た機能であり，丁寧に手書きしないと類似の別の文字・数字に変換されてしまうことも起きてしまいますが，手軽に入力できて有用です。

例題 6-7

次の数式をインク数式で入力しましょう。

$$S_{xy} = \frac{1}{n}\sum_{i=1}^{n}(x_i - \bar{x})(y_i - \bar{y})$$

6.6　数式の作成

❶ ［挿入］→ π数式 ▼ → インク数式(K) をクリックすると数式を入力する画面が表示されます。

❷ ［書き込み］が選択されていることを確認し，［ここに数式を書きます］の欄にマウスやタッチ操作で数式を書き込むと，入力欄の上部のプレビュー欄に変換される数式が表示されます。間違って表示される部分があっても気にしないで最後まで書き込みましょう。

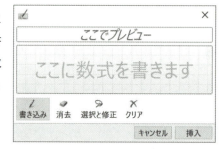

❸ 出来上がった数式に間違っている部分がある場合は，(1)［消去］をクリックして表示される消しゴムで該当する手書き部分をクリックして消し，［書き込み］に代えてもう一度書き直します。または，(2)［選択と修正］をクリックして表示された縄で該当部分を囲むと変換候補のリストが現れるので正しいものを選びます。

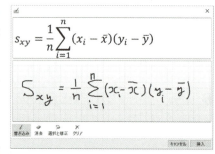

❹ 入力したい数式がプレビューに正しく表示されたら［挿入］をクリックすると文書内に数式オブジェクトが埋め込まれます。

$$s_{xy} = \frac{1}{n}\sum_{i=1}^{n}(x_i - \bar{x})(y_i - \bar{y})$$

数式オブジェクト以外のところをクリックし，確定します。

$$s_{xy} = \frac{1}{n}\sum_{i=1}^{n}(x_i - \bar{x})(y_i - \bar{y})$$

6.7 テキストボックスとSmartArtの利用

　文書中に図表を挿入することによって，言葉では表現しにくいものを視覚的に表すことができ，より効果的な文書を作成することができます。**テキストボックス**は文書中の任意の位置に挿入することができるので幅広く利用できます。**SmartArt**は9つのグループに分類されたさまざまなタイプのグラフィックが用意されているので，用途に応じたひな形から手軽に作成することができます。図形描画と同様に塗りつぶしや線の色の変更，また，移動もできます。

例題 6-8

テキストボックスを使用して，次のフローを作成しましょう。

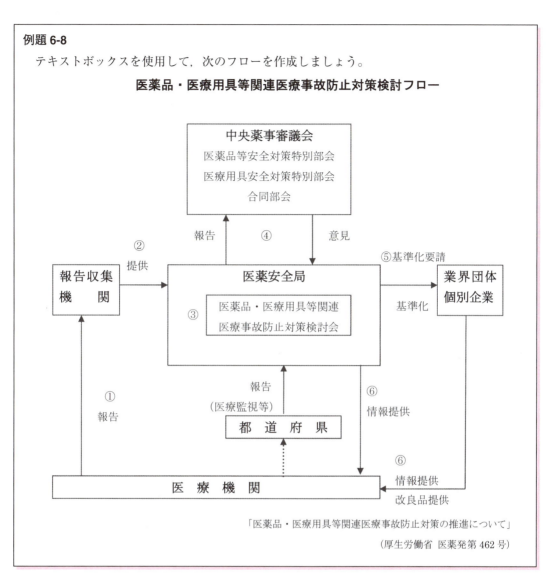

❶ 複数のオブジェクトを使用するので，初めに描画キャンバスを挿入しましょう。[挿入] タブの [テキストボックス] をクリックします。[横書きテキストボックスの描画] を選択すると，マウスカーソルが ╋ の形になりますので，画面上でドラッグして，テキストボックスを作成します。

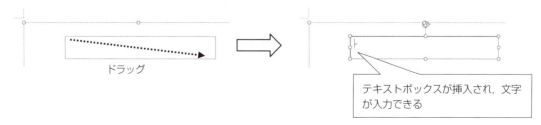

6.7 テキストボックスと SmartArt の利用

❷ テキストボックス内にタイトルの文字列（医薬品・医療用具等関連医療事故防止対策検討フロー）を入力します。

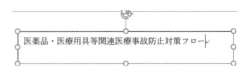

❸ 文字列のフォントとサイズを変更しましょう。文字列をドラッグして選択し，［ホーム］タブでフォントを［MSゴシック］，サイズを「12」，［太字］にします。

❹ テキストボックスの枠の大きさを文字に合わせます。テキストボックスをクリックすると，枠に網線と○印が表示されます。○印にマウスを合わせ，高さ，幅を調整します。

❺ テキストボックスの枠線を削除します。テキストボックスをクリックして選択し，［描画ツール］→［書式］タブの (図形の枠線) をクリックし，［線なし］をクリックします。

線あり　医薬品・医療用具等関連医療事故防止対策フロー

線なし　医薬品・医療用具等関連医療事故防止対策フロー

❻ 上から順にボックスを作成，入力します。

❼ 矢印を入力します。［挿入］タブの［図形］から矢印 ＼ を選択します。マウスポインタが ＋ の形になるので，ドラッグして矢印を描きます。このとき，Shift キーを押しながらテキストボックスの枠の線を合わせると，きれいな直線矢印が描けます。

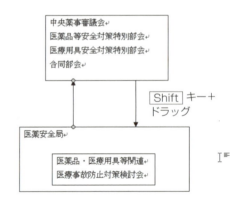

❽ 矢印の横へ，同じようにテキストボックスを使って入力します。❺の手順で，テキストボックスの枠線を削除しましょう。

❾ 残りも同じ手順で，仕上げていきます。

❿ テキストボックス内の文字列を移動しましょう。文字位置の移動は，［ホーム］タブの ボタンで文字列の配置を変えましょう。

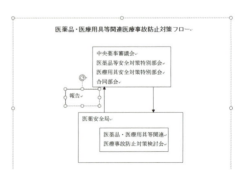

❶ 直線と矢印を組み合わせて ┘ を作成します。［挿入］タブの［図形］から直線 ＼ をクリックします。マウスポインタの形が ＋ になりますので、ドラッグして直線を描きます。同様に［挿入］タブの［図形］から矢印 ＼ を挿入して直線の終点からドラッグし、矢印を作成します。

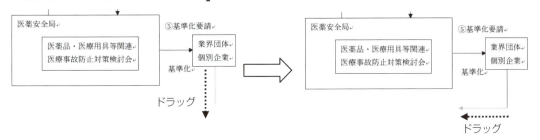

❷ 最後にフォント、テキストボックスの大きさを整えて完成させます。ボックスの中心に文字列を移動したいときはドラッグして選択し、［ホーム］タブの ≡ （中央揃え）をクリックします。

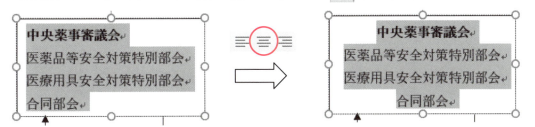

❸ 文字列とテキストボックスの大きさを調節するには、テキストボックスをクリック（○印が出ます）→ 枠線部分を右クリック → ［図形の書式設定］→ ▦ （レイアウトとプロパティ）→ ［テキストボックス］の［テキストに合わせて図形のサイズを調整する］にチェックマークをつけ、［図形内でテキストを折り返す］のチェックを外す →右上の × で閉じます。

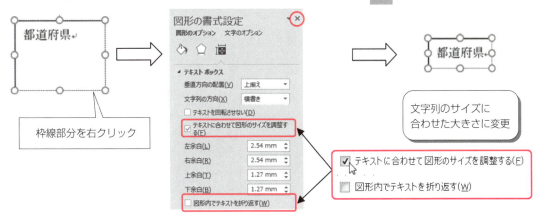

6.7 テキストボックスと SmartArt の利用

例題 6-9

SmartArt を使用して、次の図を作成しましょう。

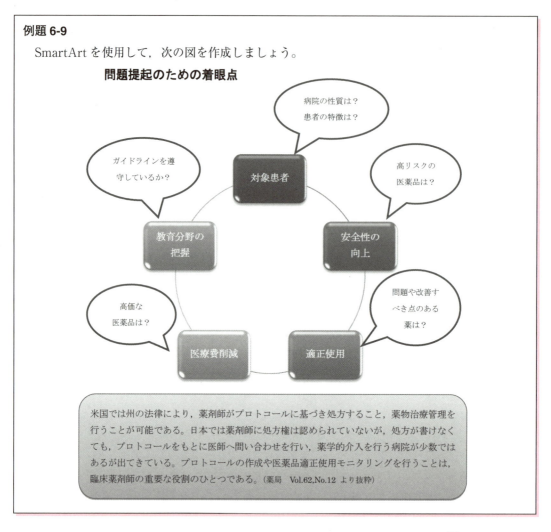

❶ **SmartArt** を挿入する位置にカーソルを置き、[挿入] タブの [SmartArt] をクリックします。

❷ グラフィックの種類を選択します。
[循環] → [矢印なし循環] → [OK] をクリックします。

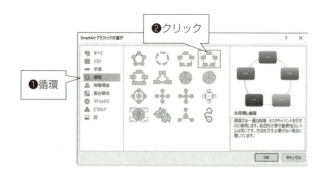

❸ カーソルの位置に挿入されます。

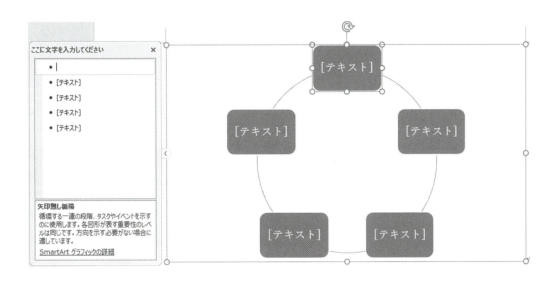

❹ SmartArt に文字を入力するのは，テキストウィンドウで行います。すべて入力が終わったらテキストウィンドウは不要なので閉じましょう。右上の ✕ で閉じます。

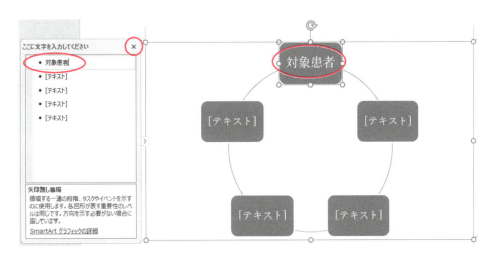

テキストウィンドウの表示／非表示の切り替え
テキストウィンドウが表示されないときには，SmartArt の枠の左側に出ているボタンをクリックすることで，表示／非表示と切り替わります。

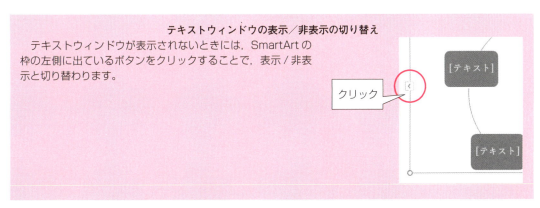

❺ 文字を入力したらフォントサイズを整え，さらに見栄えよくなるように SmartArt のスタイルを変更してみましょう。［SmartArt ツール］→［デザイン］タブ→［SmartArt のスタイル］から選択します。

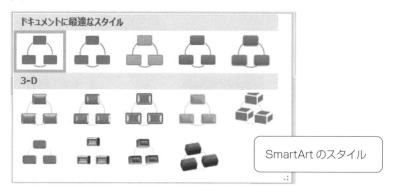

❻ 配色も変更してみましょう。スタイルと組み合わせることでさらに効果的に表現することができます。［SmartArt ツール］→［デザイン］タブ→ で，一覧から選択します。

❼ 吹き出しや説明文を入力して全体の体裁を整えましょう。SmartArt は描画キャンバスなどと同様に初期設定が［行内］になっているので，［SmartArt ツール］→［書式］タブ→［文字列の折り返し］（6.3節【1】を参照）で［行内］以外に変更すれば，移動が簡単に行えます。

第6章　演習問題

[6.1] 演習問題5.4の「夏日小味」で「食」をすべて検索し，何個あるか調べましょう。次に，「豆腐」を赤に置換してみましょう。

[6.2] Bing イメージ検索から「今年のえと，ドア，電球，人物像，コンピューター」のイラストを探し文書へ貼り付けてみましょう。

[6.3] 患者に対しての医薬品情報の提供や服薬指導をする場合を想定して，資料に付加する簡単なイラストをペイントで作成してみましょう。

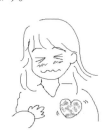

[6.4] オートシェイプ機能を使い,試験管と注射器のイラストを描きましょう。

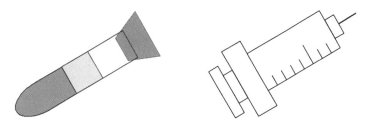

[6.5] 次の数式を入力しましょう。

❶ $\mathrm{E + S} \underset{k_{-1}}{\overset{k_1}{\rightleftarrows}} \mathrm{ES} \overset{k_2}{\rightarrow} \mathrm{P + E}$

❷ $C_{\max} - C_{pre} \cdot e^{-Kt_0} = \dfrac{R_0}{K \cdot V_d}\left(1 - e^{-Kt_0}\right)$

❸ $\ln p_2 - \ln p_1 = \dfrac{L}{R}\left(\dfrac{1}{T_1} - \dfrac{1}{T_2}\right)$

❹ 質量対容量百分率$(w/v\%) = \dfrac{\text{溶質の質量}(\mathrm{g})}{\text{溶液の体積}(\mathrm{mL})} \times 100$

[6.6] 下の2段組みの文章を作成しましょう。

イギリスの薬学教育

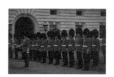

明治薬科大学　薬学部　薬学科6年
渡辺　沙織

■イギリスの薬学制度

　日本では平成18（2006）年度より6年制薬学教育がスタートし，今年で7年目を迎えました。4年間の学部教育と薬学共用試験（OSCE・CBT），薬局・病院での長期実務実習を経て，薬剤師国家試験に合格すれば晴れて薬剤師になることができます。イギリスの薬学部はどのようになっているのでしょうか。資料1にまとめてみました。

　イギリスの薬学教育は，4年間の学部教育と1年間の実習から成る5年制です。日本の実務実習期間に当たるのが"Pre-registration Year"です。日本においては，実務実習の配属先は「病院・薬局実務実習調整機構」と呼ばれる団体や大学独自の提携枠の中から割り振られますが，イギリスの学生は自ら薬局や病院を選び，面接を受け，自分の意志で実習先を決めます。このとき中途半端な気持ちで臨めば，面接の時点で不採用となり，実習を受けることができなくなります。また，実習期間も長く，52週間にも及びます。この期間中，学生は"Pre-register Pharmacist"と呼ばれ，"Pharmacist"という単語からも分かるように，見習い"薬剤師"として給料を貰いながら研修を受けます。同じ研修生といっても，イギリスの薬学生は既に社会人そして医療人として責任ある立場で医療の現場に立つのです。

（MIL　vol.51 2012 Autumn より改編）

資料1　日本とイギリスの薬学教育の比較

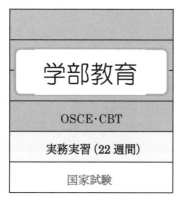

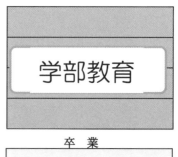

第7章 表計算の基本操作

7.1 Excel の画面構成

■ Excel の画面構成

Excel のウィンドウの各部の名称と役割を学習しましょう。

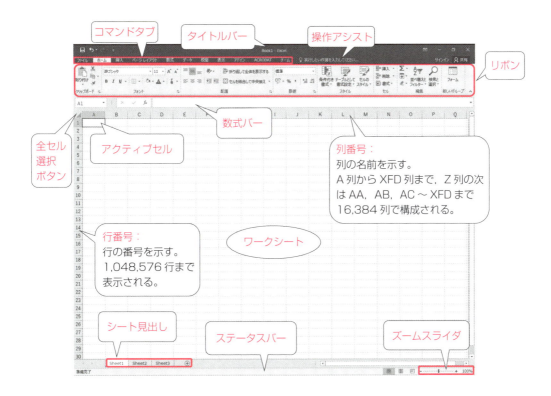

■ワークシート

表計算・グラフ作成・データベース処理のいずれもワークシートで行います。ワークシートは行と列からなり，標準では3枚 [Sheet1 Sheet2 Sheet3 ⊕] ですが，追加や削除もできます。ワークシートやグラフシートをまとめたバインダーのようなものを**ブック**と呼びます。

7.2 計算表の作成

例題 7-1
次の計算表を作成し，合計点や平均点，最高点，最低点などを計算してみましょう。

【1】 データの入力・修正・消去

■データの入力
データの入力は，入力するセルをクリックなどで選択してアクティブにする → データを入力する → Enter キーで確定する，の順で行います。

> **Point**
> Excel の入力は数字・記号が多いので，原則，半角入力モードにしておきましょう。

■データの修正と消去
データの修正は，修正するセルを選択してアクティブにした後，そのまま入力すると入力したデータで上書きすることができます。また，アクティブなセルをダブルクリックするとカーソルが現れるので，セル中の修正したい文字や数字のみを消して書き換えることもできます。

データを消去したいだけであれば，アクティブにした状態で Delete キーを押すと選択中のセルや範囲をまとめて消すことができます。

【2】 数式入力による簡単な計算・数式のコピー（オートフィル）

■合計点の計算

❶ 合計点を入れるセル『E4』をクリックし，まず半角で「=」を入力します。3科目の点数が入力されているセルを参照して合計するため，まずは情報科学の点数が入っているセル『B4』をクリックします。セル『B4』は点滅線で囲まれ，セル『E4』には「B4」が入力されます。

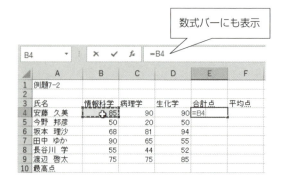

❷ 足し算記号「+」を入力したら，次の病理学の点数が入っているセル『C4』をクリック，さらに「+」を入力したら最後の生化学の点数が入っているセル『D4』をクリックします。Enter キーを押すと安藤さんの合計点数が計算されます。

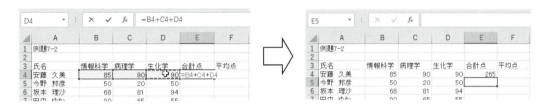

❸ セル『E4』をクリックし，セルの右下の■（**フィルハンドル**）にマウスをポイントするとマウスポインタの形が ✚ に変わります。セル『E9』までドラッグするか，またはダブルクリックすることで**オートフィル**を行うと，残りの学生達の合計点が求まります。

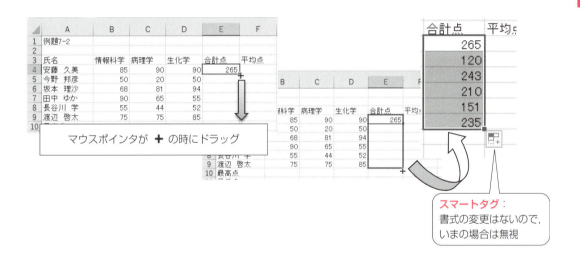

オートフィルを使うと，1つまたは複数のアクティブにしたセルの内容をもとにして，隣り合うセルへ規則性のある連続データを自動的に入力したり，数式やセルの内容をコピーしたりすることができます。フィルハンドルをドラッグして数式のコピーをしたときには，最終セルの右下に （**スマートタグ**）が表示されます。マウスポインタを合わせると （**オートフィルオプション**）となり， をクリックすると，メニューよりコピー様式を選択できます。

■平均点の計算

❶ 平均点を入れるセル『F4』をクリックし，まず半角で「=」を入力します。合計点の入っているセル『E4』をクリックすると，セル『E4』は点滅線で囲まれ，セル『F4』には「E4」の値が入力されます。

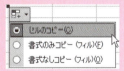

7.2 計算表の作成

❷ 割り算記号「/」と「3」を入力し，Enter キーを押すと平均点が求まります。

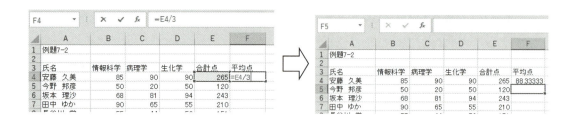

❸ 残りの学生達の平均点は，セル『F4』から『F9』までオートフィルを行って求めます。

【3】 関数計算

合計・平均などの計算は，データが多くなると計算式で行うのは大変です。一般的にいろいろな計算を行うには，**関数**を使うと便利です。ここではまず，よく集計に用いられる関数機能を用いて最高点，最低点，平均点の計算をしてみましょう。

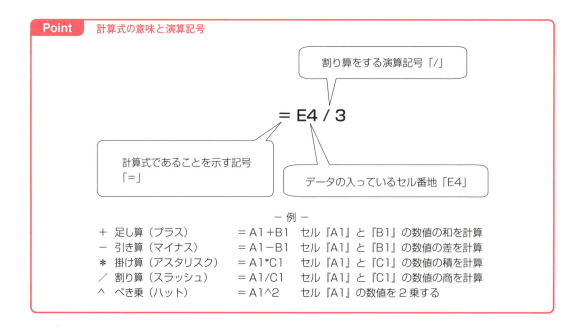

■最高点の計算

❶ 「情報科学」の最高点を入力するセル『B10』をクリックし，［ホーム］→［編集］グループの （オート SUM）の ▼ をクリックします。一覧から［最大値］をクリックします。

❷ 計算の対象となるセルが点滅線で囲まれ，セル『B10』には「=**MAX**(B4:B9)」と表示されます。正しい範囲かどうかを確認して，Enter キーを押します。

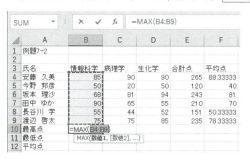

| Point | マウスポインタの形状 |

Excel では，マウスポインタの位置や操作状況に応じてポインタの形が変化します。
クリックやダブルクリック，ドラッグした際の動作も大きく変わるので，ポインタの形には常に注意しましょう。

ポインタの形状	変化する位置・状況	動作
✥	通常のセルの上	クリックやドラッグすることでセルを選択し，アクティブにできる。
＋	アクティブセル右下のフィルハンドル上	ドラッグやダブルクリックすることでオートフィルを行う。
✥	アクティブセル周囲の太線上	ドラッグするとドラッグ先へセルを移動する。
↔ ↕	行番号・列番号などの境界	ドラッグするとセルの幅や高さを変更できる。
↓ →	行番号・列番号などの上	クリックすると行・列の全体を選択できる。

7.2 計算表の作成

■最低点の計算

❶ 同様に，入力するセル『B11』をクリックした後 Σ▼ →［最小値］を選択します。

❷ 計算の対象となるセルが点滅線で囲まれ，セル『B11』には「=**MIN**(B4:B10)」と表示されます。最高点を入力したセル『B10』は対象外のセルです。対象セル範囲は『B4:B9』なので，対象範囲をドラッグし直して，Enter キーを押します。

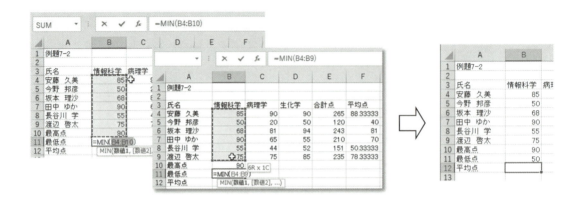

■平均点の計算

平均点を入力するセル『B12』をクリックし，Σ▼ →［平均］をクリックします。平均点も対象セル範囲は『B4:B9』であることに注意し，対象範囲をドラッグし直して，Enter キーを押します。

■セル範囲からオートフィル

同じ操作を繰り返すのは大変なので，他の科目については［数式のコピー］（オートフィル）を使って最高点，最低点，平均点を求めましょう。

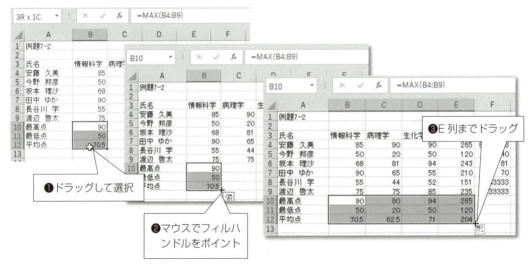

❶ セル範囲『B10:B12』をドラッグします．

❷ セルの右下の■（フィルハンドル）にマウスをポイントするとマウスポインタの形が ✚ に変わります．E 列までドラッグすると病理学，生化学の平均点，最高点，最低点が求まります．

> Excel では通常，セルに数式を入力すると自動的に計算結果のみを表示しますが，［数式］タブ→［**数式の表示**］をクリックすることで，セルに数式そのものを表示させることも可能です．この機能を使えば，どんな関数を用いて，どんな範囲を選択したのかすぐに把握できるため，計算を行った後の確認に役立ちます．

	A	B	C	D	E	F
1	例題7-2					
2						
3	氏名	情報科学	病理学	生化学	合計点	平均点
4	安藤 久美	85	90	90	=B4+C4+D4	=E4/3
5	今野 邦彦	50	20	50	=B5+C5+D5	=E5/3
6	坂本 理沙	68	81	94	=B6+C6+D6	=E6/3
7	田中 ゆか	90	65	55	=B7+C7+D7	=E7/3
8	長谷川 学	55	44	52	=B8+C8+D8	=E8/3
9	渡辺 啓太	75	75	85	=B9+C9+D9	=E9/3
10	最高点	=MAX(B4:B9)	=MAX(C4:C9)	=MAX(D4:D9)	=MAX(E4:E9)	
11	最低点	=MIN(B4:B9)	=MIN(C4:C9)	=MIN(D4:D9)	=MIN(E4:E9)	
12	平均点	=AVERAGE(B4:B9)	=AVERAGE(C4:C9)	=AVERAGE(D4:D9)	=AVERAGE(E4:E9)	

【4】 Excel 関数

Excel では 400 種以上の**関数**が 11 項目に分類されて用意されており，それらを利用できれば表計算の用途が大幅に広がります．*fx*（**関数の挿入**）をクリックして表示される［関数の挿入］ダイアログボックスに，選択された関数の説明が表示されます．次頁の**表 7.1** に代表的な関数のリストと機能，使用例を載せました．さらに詳しくは，Excel の（ヘルプ）→［関数リファレンス］から各分類項目に含まれる関数の説明と使用例を調べることができます．

【5】 条件付き書式（ビジュアルに把握）

> **例題 7-2**
>
> 例題 7-1 において各学生の点数をビジュアルに把握するため，各科目の点数が高いほど赤色，低いほど青色に近付くようにセルを塗り分けましょう．また，合計点については高得点ほどセルの右側まで塗りつぶされるように設定してみましょう．

Excel の［条件付き書式］機能を用いると，特定の条件や基準に従ってセルの色を塗り分けたり，セルの中にデータバーを表示したりすることができます．

表 7.1　代表的な Excel 関数

関数と【分類】	機　能	使 用 例　（結果）
【数学／三角】		
ABS(数値)	数値の絶対値を返す	=ABS(−2)　(2)
COMBIN(総数, 抜き取り数)	組み合わせの数を返す	=COMBIN(8,2)　(28)
SIN(数値)	指定された角度のサインを返す	=SIN(0.5236)　(0.500001)
COS(数値)	指定された角度のコサインを返す	=COS(1.047)　(0.500171)
TAN(数値)	指定された角度のタンジェントを返す	=TAN(0.785)　(0.999204)
COSH(数値)	数値の双曲線余弦 を返す	=COSH(4)　(27.30823)
EXP(数値)	e を底とする数値のべき乗を返す	=EXP(1)　(2.718282)
FACT(数値)	整数の階乗を返す	=FACT(5)　(120)
INT(数値)	指定した数値を最も近い整数に切り捨てる	=INT(8.9)　(8)
LN(数値)	数値の自然対数を返す	=LN(86)　(4.454347)
LOG10(数値)	数値の常用対数を返す	=LOG10(86)　(1.934498)
MOD(数値, 除数)	数値を除数で割ったときの剰余を返す	=MOD(3,2)　(1)
PI( )	円周率 π の近似値を返す	=PI()　(3.14159265358979)
POWER(数値, 指数)	数値のべき乗を返す	=POWER(5,2)　(25)
RAND()	0 以上で 1 より小さい乱数を発生させる	=RAND()*100　(56.384911276466375347)
ROUND(数値, 桁数)	数値を四捨五入して指定された桁数にする	=ROUND(2.15,1)　(2.2)
SQRT(数値)	正の平方根を返す	=SQRT(16)　(4)
SUM(数値 1, 数値 2, …)	セル範囲に含まれる数値をすべて合計する	=SUM(3,2)　(5)
SUMIF(範囲, 検索条件, 合計範囲)	検索条件に一致するセルの値を合計する	=SUMIF(A1:A4,">120000",B1:B4)　(￥36,000)
【統計】		
AVERAGE(数値 1, 数値 2, …)	引数の（数学的な）平均値を返す	=AVERAGE(A1:A5)　(11)
CORREL(配列 1, 配列 2)	2 つの配列データの相関係数を返す	=CORREL({3,2,4,5,6},{9,7,12,15,17})　(0.997054)
COUNTIF(範囲, 検索条件)	検索条件に一致するセルの個数を返す	=COUNTIF(A3:A6,"リンゴ")　(2)
MAX(数値 1, 数値 2, …)	引数リストに含まれる最大の数値を返す	=MAX(A1:A5)　(27)
NORM.DIST(x, 平均, 標準偏差, 関数形式)	正規分布関数の値を返す	=NORM.DIST(42,40,1.5,TRUE)　(0.908789)
PERMUT(標本数, 抜き取り数)	標本数から抜き取り数の順列を返す	=PERMUT(100,3)　(970,200)
STDEV.S(数値 1, 数値 2, …)	標本に基づいて予測した	=STDEV.S(A2:E3)　(27.46)
STDEV.P(数値 1, 数値 2, …)	引数を母集団とみなして	=STDEV.P(A2:E3)　(26.05)
T.DIST(x, 自由度, 関数形式)	スチューデントの t 分布の確率を返す	=T.DIST(1.96,60,FALSE)　(0.059848 か 5.98%)
T.TEST(配列 1, 配列 2, 検定の指定, 検定の種類)	スチューデントの t 分布に従う確率を返す	=T.TEST({3,4,5,8,9,1,2,4,5},{6,19,3,2,14,4,5,17,1},2,1)　(0.196016)
【日付／時刻】		
DATEDIF(開始日, 終了日, 単位)	指定された期間内の日数, 月数, または年数を返す	=DATEDIF("2001/1/1","2003/1/1","Y")　(2)

関数	説明	例
NOW()	現在の日時に対応するシリアル値を返す	=NOW() （2017/12/18 12:33）
【論理】		
AND(論理式1, 論理式2, …)	すべての引数がTRUEのとき，TRUEを返す	=AND(TRUE,TRUE) （TRUE）
IF(論理式, 真の場合, 偽の場合)	指定された条件がTRUEのとき真の場合を，FALSEのとき偽の場合を返す	=IF(B2>C2,"予算超過","OK") （"予算超過"）
IFS(論理式1, 論理式1真の場合, 論理式2, 論理式2真の場合, …)	複数の指定された条件について，最初のTRUE条件に対応する値を返す [Office365サブスクリプション購入時のみ使用可]	=IFS(B2>90,"秀",B2>75,"優",B2>65,"良",B2>=60,"可",B2<60,"不可") （"優"）
NOT(論理式)	引数がTRUEのときFALSEを，FALSEのときTRUEを返す	=NOT(FALSE) （TRUE）
OR(論理式1, 論理式2, …)	いずれかの引数がTRUEのとき，TRUEを返す。引数がすべてFALSEなら，FALSEを返す	=OR(TRUE) （TRUE）
【検索/行列】		
LOOKUP(検査値, 検査範囲, 対応範囲)	1行または1列で構成されるセル範囲，または配列に含まれる値を返す	=LOOKUP(4.91,A2:A7,B2:B7) （"橙"）
VLOOKUP(検索値, 範囲, 列番号, 検索の型)	指定された範囲の左端の列で特定の値を検索し，範囲内の対応するセルの値を返す	=VLOOKUP(1,A2:C10,2) （2.16）
MATCH(検査値, 検査範囲, [照合の種類])	指定された範囲内で指定された値を検索し，範囲内に該当した値の存在位置を返す	=MATCH(50,B4:B9,0) （2）
【データベース】		
DCOUNTA(Database, フィールド, Criteria)	リストまたはデータベースの指定された列を検索し，条件を満たすレコードの中の空白でないセルの個数を返す	
【文字列操作】		
CHAR(数値)	数値をASCIIまたはJISコードの番号と見なし，それに対応する文字を返す	=CHAR(65) （"A"）
CODE(文字列)	文字列の先頭文字に対応するASCIIまたはJISコード番号を返す	=CODE("A") （65）
CONCATENATE（文字列1, 文字列2, …）	複数の文字列を結合して1つの文字列にまとめる	=CONCATENATE("総","合計") （"総合計"）
PHONETIC(範囲)	ふりがなの文字列を取り出す	=PHONETIC(C4) （"トウキョウ"）
SUBSTITUTE(文字列, 検索文字列, 置換文字列, 置換対象)	文字列中の指定された文字を他の文字に置き換える	=SUBSTITUTE("Sales Data","Sales","Cost") （"Cost Data"）
TEXT(値, 表示形式)	値を書式設定した文字列に変換	=TEXT(2715,"¥#,##0") （"¥2,715"）
UPPER(文字列)	文字列に含まれる英字をすべて大文字に変換	=UPPER("total") （"TOTAL"）
【エンジニアリング】		
BIN2DEC(数値)	2進数を10進数に変換	=BIN2DEC(1100100) （100）
BIN2HEX(数値, 桁数)	2進数を16進数に変換	=BIN2HEX(11111011,4) （"00FB"）
CONVERT(数値, 変換前単位, 変換後単位)	数値の単位を変換	=CONVERT(1.0,"lbm","kg") （0.453592）

■カラースケールによる塗り分け

❶ 各科目の点数が存在するセル範囲『B4:D9』をドラッグしてアクティブにします。
❷ ［ホーム］→［スタイル］の［条件付き書式］をクリックしてメニューを開き，その中から［カラースケール］→［赤，白，青のカラースケール］を選択すると図のように各セルに色が付きます。

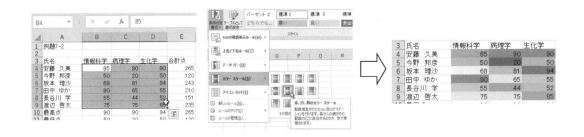

■データバーの表示

❶ 同様に，合計点のセル範囲『E4:E9』をドラッグしてアクティブにします。
❷ ［ホーム］→［スタイル］→［条件付き書式］の［データバー］から任意の塗りつぶしを選択します。

■ルールの管理

　条件付き書式の初期設定ではアクティブにした範囲の最大値・最小値を基にしてカラースケールやデータバーが設定されますが，自分で細かく条件を設定することも可能です。

　設定を変更したい場合は［ホーム］→［スタイル］→［条件付き書式］→［ルールの管理］から，［書式ルールの表示］を表示したい範囲に変更した上で，編集したいルールをクリックして選択後，［ルールの編集］ボタンを押して編集画面を開きます。

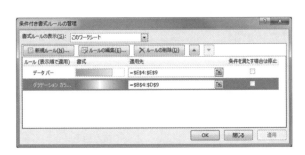

7.3 表の編集

例題 7-3

医薬品副作用モニター制度（1967）

　⇒「医薬品等安全性情報報告制度」へ拡大（1997年7月より）

　　⇒「医薬品・医療機器等安全性情報報告制度」へ変更（2003年7月より）

平成29年12月8日

最近13年間の医薬品の副作用等報告件数の推移（単位：件）

年　度	製造販売業者からの報告			医薬関係者からの報告	副作用報告合計
	副作用報告 （製造販売業者）	研究報告 （製造販売業者）	外国措置報告 （製造販売業者）	副作用報告 （医薬関係者）	
2004年度	25,142	1,311	420	4,594	29,736
2005年度	24,523	971	563	3,992	28,515
2006年度	26,309	818	485	3,669	29,978
2007年度	28,231	858	695	3,891	32,122
2008年度	31,455	855	869	3,839	35,294
2009年度	30,814	933	930	6,181	36,995
2010年度	34,578	940	1,033	4,809	39,387
2011年度	36,641	841	1,347	5,231	41,872
2012年度	41,254	884	1,134	4,147	45,401
2013年度	38,329	962	1,317	5,420	43,749
2014年度	49,198	1,099	1,219	6,180	55,378
2015年度	50,977	1,219	1,273	6,129	57,106
2016年度	55,728	1,117	1,397	6,047	61,775

資料：厚生労働省医薬・生活衛生局調べ。
出典：厚生労働省 平成25年度版厚生労働白書、平成29年度版厚生労働白書

次のデータ表から出発して，Excelに用意されているさまざまな表作成のテクニックを使用して例題7-3の表を作りあげましょう。

【1】 データの入力

■文字列の折り返しとセル内の改行

　セル『C5』には「副作用報告（製造販売業者）」のうち「副作用報」までしか表示されていません。これはセルの列幅よりも文字列が長いためなので，列幅を広げるか，折り返して表示する必要があります。ここでは [折り返し] を付けてみましょう。

❶　データの入ったセル『C5』をクリックし，アクティブにします。

❷　［ホーム］→［配置］グループの (折り返して全体を表示する) をクリックします。

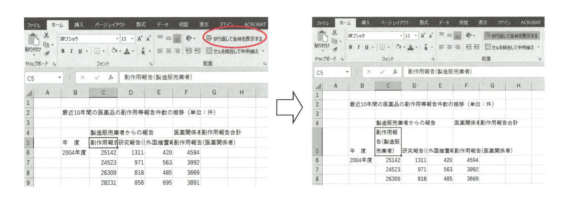

❸　セルの内容が3行にわたってしまったら，セル幅を広げましょう。マウスポインタを，変更する列（行）番号の右（下）側境界線に合わせるとマウスポインタの形が ✥ （✢）となるので，そのままドラッグして列幅を調整します。他のやり方として，ダブルクリックで自動調整するやり方や，［ホーム］→［セル］の 書式 → ［列の幅の（行の高さの）自動調整］でも変更ができます。

❹　また，セル内の任意の箇所で改行して見やすくもできます。項目名のうち，括弧で囲まれた部分が2行目になるようにしてみましょう。セルをアクティブにしたままの状態で，数式バーに表示されている文字列の改行したい箇所をクリックしてカーソルを表示したら，Alt + Enter キーを押すと，その箇所で改行して表示することができます。

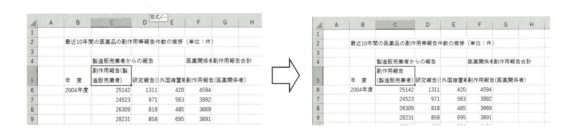

❺　同様に，セル『D5』『E5』『F5』も全体を表示するように設定します。

■日付と時刻

右上の部分に今日の日付を書き込んでおきましょう。選択したセルに今日の日付と現在の時刻は次のように入力します。

・今日の日付 ⟶ Ctrl + ; （セミコロン）
・現在の時刻 ⟶ Ctrl + : （コロン）

❶ 入力するセル『H1』をクリックして Ctrl + ; を押すと今日の日付が入力されるので，Enter キーを押して確定させます。表示形式を和暦にしたいので，もう一度セル『H1』をクリックして，［ホーム］→［数値］グループ右下の 🔲 をクリック→［セルの書式設定］ダイアログボックスの［表示形式］タブが表示されます。

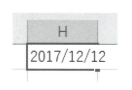 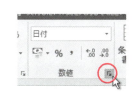 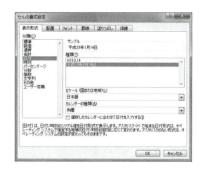

❷ ［分類］欄が［日付］になっていることを確認し，［カレンダーの種類］欄から［和暦］を選択し，［種類］から望みの表示形式を選択します。

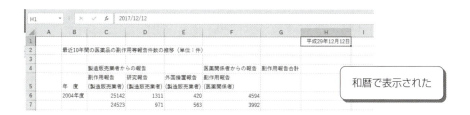

和暦で表示された

＊時刻についても同様です。［分類］欄から［時刻］を選択します。

【2】 オートフィル機能の応用

■連続したデータの入力（規則性のあるデータの入力）

1, 2, 3, …, 10, 20, 30, …, 1, 3, 5, …のように連続した数値は一括して入力することができます。年度の列『B列』に2004年に続く年度を入力しましょう。セル『B6』の「2004年度」を元に，セル『B7』から『B14』に年度を入力します。

❶ 連続データの元になるデータ，セル『B6』をクリックします。

❷ セルの右下にマウスをポイントすると，マウスポインタが ✚ になります。そのままセル『B14』までドラッグします。

❸ 年度が自動的に入力されます。

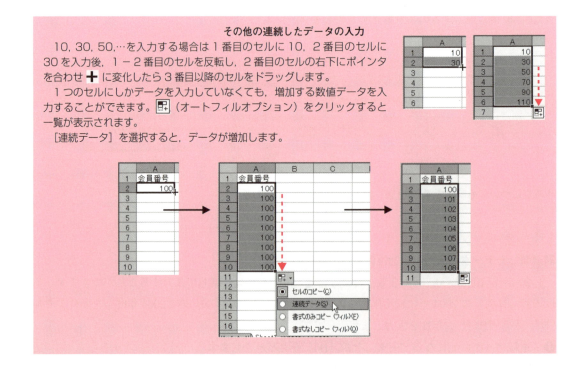

　これで年度がすべて入力されましたが，このデータは 2004 年度〜2012 年度までの 9 年間で終わっているので，どこか 1 年分の行が抜け落ちていることがわかります。与えられたデータと注意深く比べると「2008 年度」のデータが抜けているので，行を 1 行挿入して新しいデータを追加しましょう。

その他の連続したデータの入力

　10，30，50，…を入力する場合は 1 番目のセルに 10，2 番目のセルに 30 を入力後，1 − 2 番目のセルを反転し，2 番目のセルの右下にポインタを合わせ ✚ に変化したら 3 番目以降のセルをドラッグします。

　1 つのセルにしかデータを入力していなくても，増加する数値データを入力することができます。🔽（オートフィルオプション）をクリックすると一覧が表示されます。

　［連続データ］を選択すると，データが増加します。

【3】 行と列の挿入と削除

先のデータは2008年度のデータが抜けていたので，行を挿入し追加しましょう。行番号Xの後ろに1行挿入するには，行番号（X+1）をクリックして（X+1）行を反転し，［ホーム］→［セル］グループの［挿入］を選択します。列の挿入も同様です。行や列を削除するには，その行または列番号をクリックして［ホーム］→［セル］の［削除］を選択します。

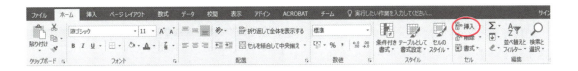

❶ 行番号『10』をクリックして反転させ，［挿入］で1行挿入となります。

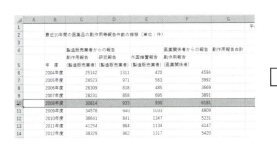 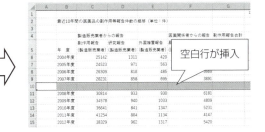

空白行が挿入

> （挿入オプション）は行の挿入直後に表示されます。クリックすると一覧が表示され，挿入先の書式を設定することができます。
> - 上と同じ書式を適用(A)
> - 下と同じ書式を適用(B)
> - 書式のクリア(C)

❷ 2008年度以降の年度を改めて入力しましょう。セル『B9』をクリックして，セルの右下にマウスをポイントし，マウスポインタが ✚ になったらセル『B15』までドラッグします。

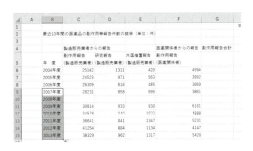

❸ 2008年度の正しいデータを入力しましょう。セル『C10』をクリックし，正しいデータ「31455」と入力し，Tabキーを押します。アクティブセルが右のセル『D10』に移ります。続けて「855」と入力→Tabキー→「869」と入力→Tabキー→「3839」と入力→Enterキーで確定。

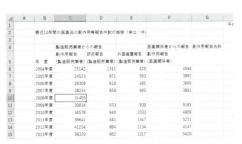

| 2008年度 | | 31455 | 855 | 869 | | 3839 |

7.3 表の編集　157

> **Point** データをまとめて消すには／元に戻すには
>
> ・いくつかのデータをまとめて消すにはドラッグして反転後，Delete キーを押す，または［ホーム］→［編集］の （クリア）→［すべてクリア］を選択します。
> ・間違ってデータを消してしまった，マウスの操作ミスでシートがおかしくなった，などのときは［クイックアクセスツールバー］の （元に戻す）で戻します。

【4】 コピーと移動

2014年度〜2016年度のデータはSheet2に書き込まれています。Sheet1のデータへ追加しておきましょう。シート見出しで［Sheet2］をクリックして，Sheet2を表示させます。

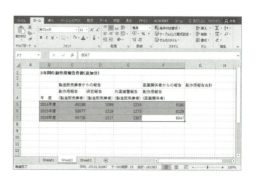

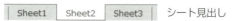 シート見出し

❶ コピー（移動）をしたい部分をドラッグして，指定範囲を反転させます。

❷ ［ホーム］→［クリップボード］の （コピー）または （切り取り）を選択します。指定範囲が点滅線に変わります。

❸ Sheet1を表示して，コピー先のセル『B16』をクリックします。

❹ ［ホーム］→［クリップボード］の （貼り付け）を選択し，3年分のデータを追加します。

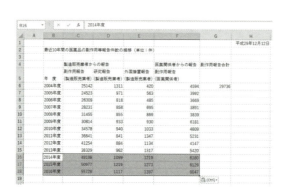

これですべてのデータが揃ったので，C列に入力されている製造販売業者からの副作用報告件数とF列の医薬関係者からの副作用報告件数を合計し，G列に入力してみましょう。離れたセルに対しても例題7-1で用いたSUM関数を使うことができます。

❶ 合計を入れるセル『G6』をクリックし，［ホーム］→［編集］の Σ をクリックします。計算の対象となるセルが点滅線で囲まれますが，いま計算したい範囲はセル『C6』と『F6』なので，再設定する必要があります。

❷ 合計する範囲を再設定するため，まず初めの合計したい値の入っているセル『C6』をクリックし，次に Ctrl キーを押しながら『F6』をクリックします。

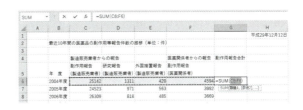

❸ Enter キーで確定後，セル『G18』までオートフィルを行います。

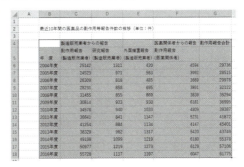

【5】 書式設定

■セル内の文字の位置指定

すべてのデータをそれぞれセルの中央（横・縦どちらも）に配置しましょう。

❶ 文字の位置を変更したい部分をドラッグして選択範囲を反転させます。ここでは，全データをセルの中央に揃えたいので，データ範囲のすべてのセル『B4』から『G18』を選択し，反転させます。

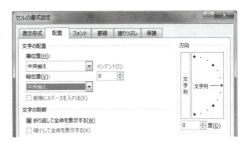

❷ ［ホーム］→［配置］右下の ▫ をクリックします。［横位置］，［縦位置］の ▼ ボタンをクリックし，どちらも［中央揃え］を選択→［OK］をクリックします。

■フォント

タイトルの「最近10年間の医薬品医療機器副作用報告件数」を「13年間」に書き換えましょう。セル『B2』をクリックすると数式バーにタイトルが表示されます。変更する文字のところをクリックするとカーソルが現れますので， Delete キーか Backspace キーで「0」を消して，「3」と入力し直してください。

Point　貼り付けのオプション

コピーしたデータを貼り付ける際，[ホーム] → [貼り付け] ボタン下部の ▼ をクリックするか，右クリックメニューから貼り付けようとするとさまざまな貼り付けオプションを選択することができます。

右のような完成した例題 7-3 の表の一部についてコピーし，新しいシートの『A1』へ貼り付ける場合を例に，代表的なオプションについて紹介します。貼り付け後の数式バーにも注意しながら見てみましょう。

『G6』には数式が入っている

オプション名とアイコン	貼り付け後	説明
貼り付け		表の罫線や背景色などの書式設定，セルに入力した数式を全てコピー元と同じように貼り付ける。
値		書式設定や数式は全てクリアされ，書式設定は貼り付け先に合わせて，数式は計算結果だけを貼り付ける。
数式		書式設定はクリアされるが，[値] の貼り付けと異なり，数式は数式のまま貼り付ける。
行と列を入れ替え		書式設定や数式は全て保持したまま，行と列を入れ替えて貼り付ける。
書式設定		表の罫線や背景色など書式設定のみを貼り付ける。コピー元の入力データは貼り付かず，貼り付け先のデータが保持される。
リンク		コピー元のセルを参照させる数式を貼り付ける。このため，コピー元のデータを更新すると [リンク] による貼り付け先でも反映される。
図		画像ファイルとして貼り付ける。レイアウトは保持されるが，以後表計算的な編集は不可能。

❶ タイトルが入力されているセル『B2』をクリックして，［ホーム］→［フォント］右下の ▼ を選択すると，［セルの書式設定］ダイアログボックスの［フォント］タブが表示されます。

❷ フォント名：MSゴシック，スタイル：太字斜体，サイズ：10に設定し，［OK］をクリックします。または，［ホーム］→［フォント］グループで設定します。

❸ 指定されたフォント，サイズに変更されます。

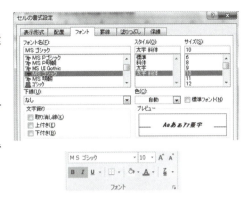

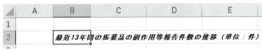

■セルの結合と移動

セル『B2』から『G2』と『C4』から『E4』をそれぞれ結合して1つのセルとし，タイトルや項目名を中央に配置してみましょう。また，項目名「副作用報告数合計」が入力されているセル『G4』をデータすぐ上のセル『G5』に移動してみましょう。

❶ セル『B2』から『G2』までをドラッグして範囲指定します。
❷ ［ホーム］の［配置］にある ▣（セルを結合して中央揃え）をクリックします。
❸ 同様に『C4』から『E4』も結合します。

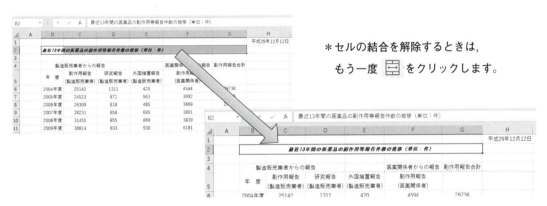

＊セルの結合を解除するときは，もう一度 ▣ をクリックします。

❹ 次に移動したいセル『G4』をアクティブにし，セル枠の太線部へマウスカーソルを移動させてカーソルを ✣ に変化させます。
❺ そのままドラッグして移動させ，『G5』セルの上でマウス左ボタンを離します。

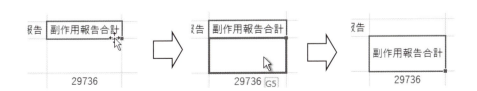

7.3 表の編集

■罫線の引きかた

❶ 罫線を引く範囲をセル『B5』から『G18』をドラッグして範囲指定します。

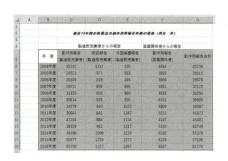 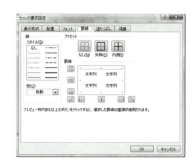

❷ ［ホーム］→［フォント］グループ右下の □ →［セルの書式設定］ダイアログボックスが表示されます。［罫線］タブを選択します。

❸ 線スタイルで［中太線］をクリックして選択してから，［外枠］をクリックします。続けて線スタイルで［細線］→［内側］→［OK］をクリックします。

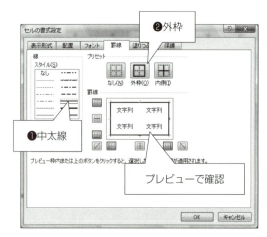 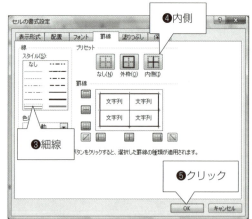

❹ 指定範囲の外枠が中太線に，内側が細線になります。

❺ セル『C4：F4』にも同様の罫線を引いてみましょう。

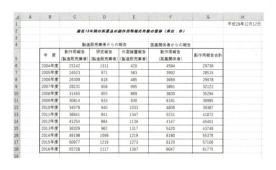

［ホーム］→ ⊞▼（罫線）からも作成できます。▼をクリックすると一覧が表示されます。

■罫線の色の変更

線スタイルを選択してから色を指定し，罫線を選択します。

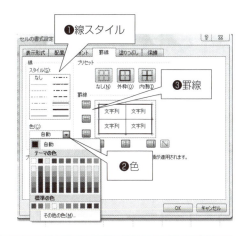

罫線の削除は，削除したい範囲をドラッグしてから，をクリックしてください。または，［ホーム］→の をクリックして，一覧から（枠なし）を選択してください。

■桁区切りスタイルの設定

全ての書式設定が終わったら，最後に報告件数へ3桁ごとの桁区切り記号を入れてみましょう。件数が入っているすべてのセル（『C6』から『G18』）を選択し，［ホーム］→［数値］の［桁区切りスタイルボタン］をクリックします。

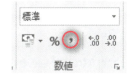

【6】 絶対参照の使い方

例題 7-4

次表の種別と薬剤師数のデータに，計算により構成比（％）を追加しましょう。

業務の種別にみた薬剤師数（平成 28 年）

種　別	薬剤師数（人）	構成比（％）
薬局勤務者	154941	51.4
病院・診療所等医療施設の従事者	58044	19.3
医薬品関係企業の従事者	42024	13.9
薬局開設者・法人代表者	17201	5.7
衛生行政機関・保健衛生施設の従事者	6813	2.3
大学院生または研究生	523	0.2
大学勤務者（研究・教育）	4523	1.5
その他	17254	5.7
総　数	301323	100

出典：厚生労働省「平成 28 年　医師・歯科医師・薬剤師調査の概況」

いままで学習した数式のコピーは，コピー先に合わせて自動的にセルが変化しました（**相対参照**）。しかし，相対参照ではうまく数式のコピーができない場合があります。割合（パーセント）の計算のようにある特定の値を使わなくてはならない場合には，数式のコピーをしても参照先が変わらないように，そのセルを固定する必要があります（これを**絶対参照**と呼びます）。

スパークライン

Excel 2010 から，セルの中に小さなグラフを表示させることができるようになりました。この機能を**スパークライン**といいます。スパークラインを使うと，多数の行にわたるデータの傾向が掴みやすくなります。

例題 7-3 の「年度」末尾の 19 行目に「件数の年次推移」を追記して，スパークラインを表示してみましょう。
スパークラインを挿入したいセル（この画像の例では『B19』）をアクティブにし，[挿入] タブ→ [スパークライン] から [折れ線] をクリックします。

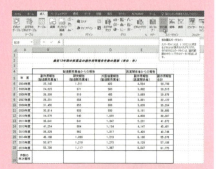

スパークラインを作成するデータ範囲を指定する画面が開くので，データ範囲（『B6』から『B18』）をドラッグで指定して [OK] ボタンを押すと，スパークラインが表示されます。スパークラインもオートフィルが有効なので，右のセル（『F19』）までコピーします。

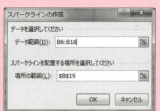

これでそれぞれの報告件数が，年度を追うごとに増加傾向にあるのか減少傾向にあるのか，ビジュアルに一目で把握できるようになりました。
グラフ縦軸のスケールは，スパークライン毎にデータ指定範囲内の最大値をセル上端，最小値をセル下端として自動で決定されますが，個別に最大・最小値などを設定したい場合には [デザイン] タブ→ [軸] をクリックして設定することもできます。

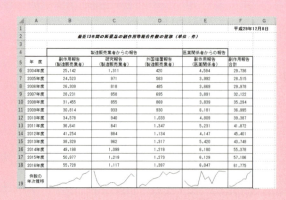
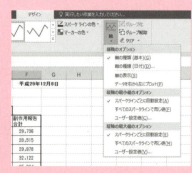

■構成比（％）の計算

❶ 構成比は「＝薬剤師数／総数」で求めます。パーセントを計算するセル『D5』をクリックして，「＝」を入力 →薬剤師数のセル『C5』をクリック →「／（スラッシュ）」を入力します。

❷ 総数のセル『C13』をクリックすると，「＝C5/C13」と表示され「薬剤師数÷総数」が計算できます。

　オートフィルタにより構成比を求めるには，総数のセル『C13』は，固定させたいセルになります。そこでセル『C13』に**絶対参照**の指定をします。絶対参照はコピーしてもセル参照は変わりません。絶対参照はファンクションキー F4 で指定し，セルに「＄」マークがつきます。

❸ カーソルが「／」のすぐ後ろにある状態でファンクションキー F4 を押します。セル内の表示が「＝C5/＄C＄13」に変わります。これで数式をコピーしてもセル参照先「＄C＄13」は変わらなくなります。

❹ パーセント表示にしたいので，続けて「*100」を入力し， Enter キーを押します。

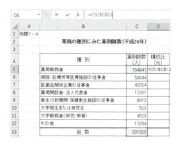

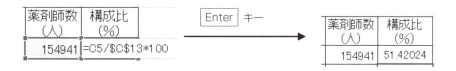

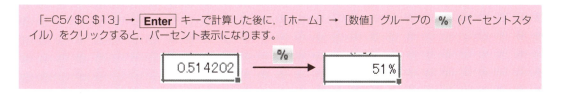

「＝C5/＄C＄13」→ Enter キーで計算した後に，［ホーム］→［数値］グループの ％ （パーセントスタイル）をクリックすると，パーセント表示になります。

❺ セル『D5』をクリックして，右下にマウスポインタを合わせ，形が「＋」に変わったらセル『D12』までドラッグし，数式をコピーします。

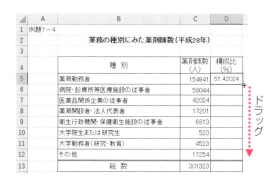

7.3 表の編集　165

❻ パーセント表示の桁数を整えます。小数点第1位まで表示します。［ホーム］→［数値］ (小数点表示桁下げ)をクリックします。1回のクリックで1桁ずつ非表示になります。

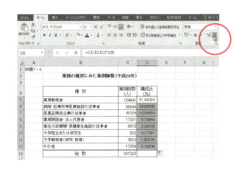

小数点表示桁上げの場合は をクリックします。1回のクリックで1桁ずつ表示されます。

❼ 総数の構成比が100%になるか計算しましょう。セル『D13』をクリック→ Σ （オートSUM）→範囲『D5:D12』を確認→ Enter キーを押します。

『D5』から『D12』の各セルをそれぞれクリックして数式を確認してみると，絶対参照を指定したセルは，どこへコピーしても「C13」と同じままであり，固定されていることがわかります。

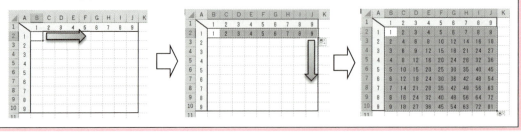

例題 7-5

以下の未完成な九九の掛け算表について，黄色く塗られたセルを適切に参照して掛け合わせる数式を『B2』セルへ入力し，オートフィル操作2回（行方向と列方向）で計算できるようにしてみましょう。

絶対参照と相対参照は F4 を押すと切り替えることができますが，行か列の片方のみを固定することも可能です。この機能を用いると，例えば1列目にx，1行目にyが入力されたとき，それぞれの場合のzの値などを簡単に求めることなどができます。**参照方式は F4 を押す毎に「行，列ともに絶対参照」→「行のみ絶対参照」→「列のみ絶対参照」→「相対参照」の順で切り替わります。**

❶　まず『B2』セルには『A2』セルと『B1』セルを掛け合わせた結果を計算する必要があるので，『B2』セルを選択して半角の「=」を入力したら，最初に参照するセル『A2』をクリックします。

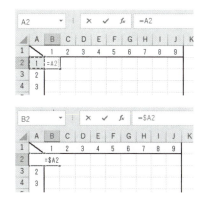

❷　相対参照では右方向へオートフィルをした際に参照範囲が黄色のセルから外れてしまうため，参照方式を変更します。ただし，今回は下方向へオートフィルする際には相対参照して欲しいので，「A列目のみの絶対参照」とするため，F4 キーを3回押して「=$A2」となるようにします。

❸　掛け算記号「*」を入力したら，次の参照セル『B1』をクリックします。

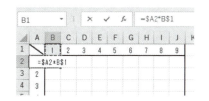

❹　『B1』セルの参照は❷とは逆に下方向へのオートフィルでは参照が固定される必要があり，右方向へオートフィルする際には相対参照して欲しいので，「1行目のみの絶対参照」とするため，F4 キーを2回押して「=$A2*B$1」となるようにし，Enter キーで確定します。

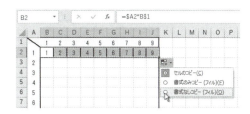

❺　『B2』セルから『B9』セルへ右方向のオートフィルを行います。この際，罫線の書式情報もコピーされてしまうとレイアウトが乱れるので，オートフィル後のオートフィルオプションから［書式なしコピー（フィル）］を選択します。

❻　そのまま『B2:B9』セルがアクティブになっている状態で，『J10』セルまでオートフィルを行い，❺の手順と同様に適切なオートフィルオプションを選択します。

【7】 条件に合致するデータの抽出（VLOOKUP 関数）

例題 7-6

　厚生労働省「平成28年（2016）医療施設（動態）調査・病院報告の概況」(http://www.mhlw.go.jp/toukei/saikin/hw/iryosd/16/) 中の統計表「診療科目別にみた一般病院数の年次推移」に記載されている全診療科のデータから，以下の8診療科目を有する病院数（平成28年度時点）について抜き出してみましょう。

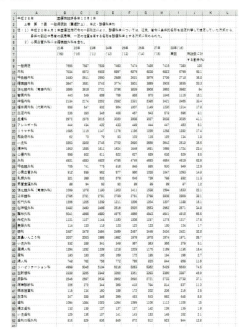
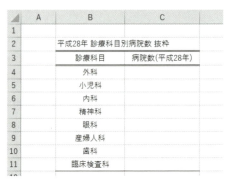

　7.2節で確認した関数計算機能と本節で確認した参照方式の切り替えを組み合わせれば，膨大なデータの中から指定した条件に合致するデータだけを抽出することも簡単にできます。

❶ 『C4』セルを選択して数式バーの隣にある［関数の挿入］ボタンを押します。

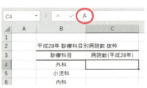

❷ 開いたウィンドウの［関数の検索］テキストボックスへキーワードを入れて検索するか，あるいは［関数の分類］のプルダウンメニューから［検索/行列］を選択後，下部に表示される関数名一覧から「VLOOKUP」関数を選択し，［OK］を押します。

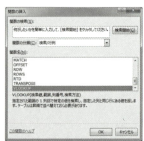

❸ VLOOKUP 関数を使用するにあたって必要な4つの引数を指定するウィンドウが開きます。まず［検索値］のテキストボックスをクリック後，『B4』セルをクリックして検索する単語（外科）を参照させます。

❹ 次にデータ全体が入力されている領域を範囲として選択します。［範囲］のテキストボックスをクリック後，全診療科のデータが入力されているシート ［例題7-6］［例題7-6（全診療科データ）］ をクリックし，診療科名ごとドラッグしてセル『A9:J52』まで選択します。また，この後オートフィルを行った際にこの

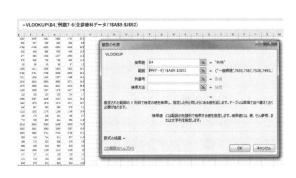

検索範囲がずれないように，F4 キーを押して［行，列ともに絶対参照］へ切り替えます。VLOOKUP 関数はこの指定された範囲の左端の列について合致する［検索値］が存在するかどうかを調べます。

❺ ［検索値］が存在した場合に表示する値の位置を［列番号］で指定します。番号は左端の検索する列を1として数えることから，今回平成28年度のデータは左から9列目にあるので「9」と入力します。

❻ 最後に検索値の探し方について，「完全一致のみ」にするか「近似値」でも許可するか指定します。今回は厳密に同じ診療科名についての結果を得たいので，［検索方法］のテキストボックスへ完全一致の値を検索する「FALSE」と入力し，［OK］ボタンを押します。

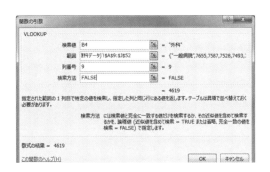

❼ 外科の病院数が表示されます。基となった全診療科データの表と見比べて，正しいかどうか確認してみましょう。問題がなければ他の診療科についてもオートフィルを行って，臨床検査科までの病院数を求めましょう。

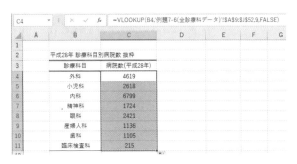

7.4 ブックとウィンドウ

【1】 ウィンドウの分割と枠の固定

データ数が多くなると一度に画面に表示できるのはその一部だけです。このような場合は**ウィンドウの分割**や**ウィンドウ枠の固定**により，シート内の別のセル範囲を表示すると編集しやすくなります。

■ウィンドウの分割

ウィンドウを分割し，シートの別のセル範囲を表示すると編集しやすくなります。

- **縦2分割**：❶ 分割する線を入れたい列の次の列番号をクリックします。
  ❷ ［表示］→［ウィンドウ］グループの ▭（分割）を選択します。
- **横2分割**：❶ 分割する線を入れたい行の次の行番号をクリックします。
  ❷ ［表示］→［ウィンドウ］グループの ▭（分割）を選択します。

例題 7-7

ウィンドウの分割とウィンドウ枠の固定をしてみましょう。

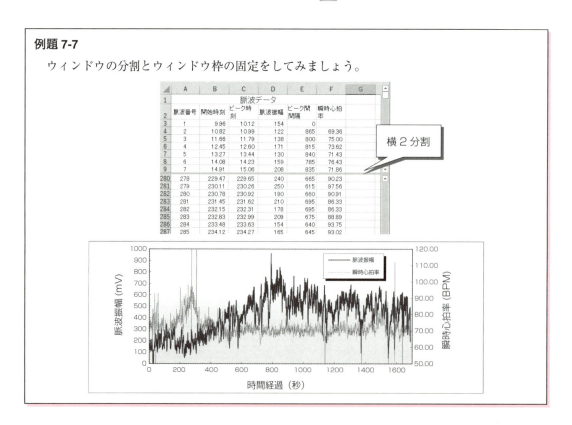

ここでは，［横2分割］をしてみましょう。

❶ 行番号『9』と『10』の間を分割したいので，行番号『10』をクリックします。

❷ ［表示］→［ウィンドウ］の ▭ （分割）を選択します。

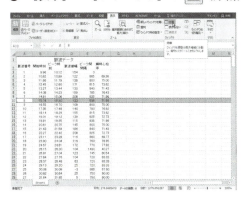
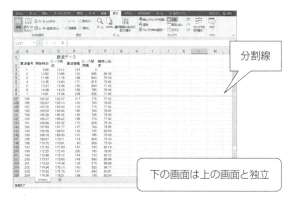

分割線

下の画面は上の画面と独立

・**分割の解除**：再度，▭ （分割）をクリックして選択を解除します。

■**ウィンドウ枠の固定**

データ数が多い表の場合，画面をスクロールしていくとどの列が何を表していたのか，見出しがわからなくなって不便です。このような場合，ある行または列を固定して，スクロールしても見出しが移動しないようにしましょう。

❶ 固定したい行（列）の次の行（列）をクリックします。見出しは2行目にあるので行番号『3』をクリックして，反転させます。

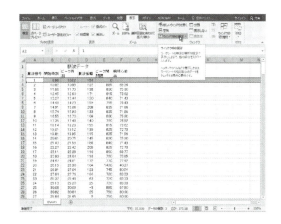

❷ ［表示］→［ウィンドウ］の ▭ウィンドウ枠の固定▾ をクリックし，［**ウィンドウ枠の固定**］を選択します。

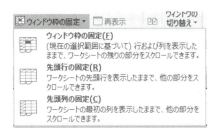
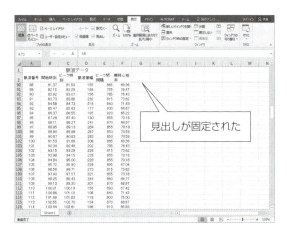

見出しが固定された

7.4 ブックとウィンドウ　171

■ウィンドウ枠固定の解除

［表示］→［ウィンドウ］の［ウィンドウ枠の固定］→［ウィンドウ枠固定の解除］を選択します。

【2】　ブックの編集

■シート見出しの変更

Sheet名をダブルクリックすると，灰色に反転します。新しいシート名を入力します。

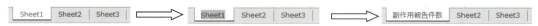

■シートの入れ替え

シート見出し［Sheet2］をドラッグして「副作用報告件数」の左端でドロップすると2つのシートの順序が入れ替わります。

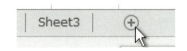

■シートの追加

標準では3枚のシートで構成されていますが，足りなくなった場合は新規のシートを追加することができます。見出し右端の ⊕ をクリックすると新しいシートが挿入されます。

■シートの削除

削除したいシート見出しを右クリックし，表示されるメニューから［削除］をクリックします。

7.5 表計算アプリを使うときの注意など

【1】　表計算アプリの能力と使うときの注意

表計算アプリは大変便利な道具で，開発当初の単なる表作成や簡単な集計にとどまらず，現在ではグラフ作成，関数，統計処理，データベースなどの豊富な機能やゴールシーク・ソルバーなどの最適化機能などを持つように進化しています。

グラフ作成機能はさまざまなプレゼンテーション用のみならず，等高線表示や3次元表示を利用しての実験データの解析，各種のチャート作成をはじめとして，さまざまな分野で出会う数値データのビジュアルな解析にも役立ちます。

豊富な関数機能，統計処理機能，データベース機能を利用すれば，たとえば

・利益率　・減価償却額　・発注点による在庫管理　・データの単位を自動変換

・アンケート結果や条件に合うデータだけの集計　・ランダムにサンプルを抽出

・偏差値　・度数分布　・オートフィルタ機能を用いて情報検索

といったことがすぐにできますし，一般にかなり複雑な統計処理やデータ分析が可能です。

表計算アプリの持つこれらの高度な機能は医療分野のさまざまなテーマに対しても幅広く利用できるでしょう。何にでも使える表計算アプリの汎用性の高さにより，うまく利用すると仕事の効率を飛躍的に高めてくれ，結果として仕事の質的な改善にも結びつくなど，使う人の腕の違いが大きく現れるのも表計算ソフトの特徴です。

しかし，このような表計算ソフトのもたらす恩恵に十分に浴するには，**表計算アプリの原理や制約**，ひいてはコンピューターを使うこと自体に関わる問題にも目を向けながら，自分が責任の持てる範囲内で利用するという心がけも大切です。**表計算アプリの使い方を間違えると，思わぬ誤った結果を導くこともある**のです。明らかにおかしな結果が出たときは，使い方の誤りに容易に気づくでしょうから，さほど問題はないのですが，**結果がもっともらしく見えるときは誤りに気づかないでしまう可能性が高いので要注意**です。

表計算アプリを使う上での注意を次にまとめます。

> **Point　入力ミスを防ぐ**
>
> シート上のデータや数式が多くなってくると，ちょっとした入力ミスが見落とされやすくなります。次の点をチェックしておきましょう。
> (1) シートの入力に誤りがないか？
> (2) 計算式の使い方，データの範囲指定に誤りがないか？
> (3) 計算式をコピーした部分ではセルの参照関係にトラブルが起こりやすい。この点は大丈夫か？

数値計算の精度についても，特に関数を使って統計計算を行うなど数理的な解析をするときには，注意が必要です。

プログラミングにより数値計算を行う場合は変数の精度も明示的に取り扱いますし，**統計計算専門アプリ**（SPSS，SAS，Jump など）や**数式処理専用アプリ**（Maple，Mathematica，MATLAB など）を利用する場合も精度についての情報を得ることが可能です。

Excel で**円周率の関数 PI（）**と**自然数 EXP（1）**を 20 桁表示させると，それぞれ**表 7.3** のようになりますが，より正確な値と比較すると 15 桁の精度であることがわかります。

表 7.3　Excel 関数での結果と正確な値の比較

=PI（）	3.14159265358979000000
正確な π	3.14159265358979323846264338327950288
=EXP（1）	2.71828182845905000000
正確な e	2.71828182845904523536028747135266250

他の主要な関数も**ほぼ 14〜16 桁の精度で計算される**ものが多いようです。このため，「桁落ちしやすい計算」や「高い精度の必要な計算」の場合には，表計算アプリでは不十分となる可能性があります。表計算アプリ内部で行っている計算方法や結果として得られる数値の計算精度等についても公表されていない部分が多いので，ユーザーの厳しいチェックを受けにくい利用頻度の低い関数などを使用した上で何らかの結論を出す必要のある場合は，

(1) あらかじめ答えが既知の問題（いくつかの極端なケースなどを含め）を使って試してみる。
(2) 計算の途中経過や結果をグラフ化してみる。
(3) 他の表計算アプリで同じ問題をチェックする。
(4) プログラミングや数式処理システムにより数値計算を行っている人や，統計計算専門アプリを使っている人に相談する。

といったことを行って，結果の信頼性を高める努力が必要です。

　また，表計算のゴールシークやソルバーの機能により妥当な最適値を求めることができるのは，現在のところ，最適化計算が比較的容易な標準的な問題に限られます。多くの最適化問題の中には，結果の精度について理論的にも把握できない場合や，より確実で実用的にも優れた解法が現在でも活発に研究されているものもあります。

【2】　ファイルの暗号化

　患者情報などが入ったファイルは許可された人だけが内容を閲覧できるように制限する，また，勝手に編集されることを防ぐ必要があります。そのような場合には，パスワードを付けて保護しましょう。読み取り許可の制限を設定する手順は，［ファイル］タブ→［情報］→［ブックの保護］→［パスワードを利用して暗号化］をクリックしてダイアログが表示されたら，「読み取りパスワード」を入力し，［OK］をクリックします。［パスワードの確認］ダイアログが表示されたら，「読み取りパスワード」を再び入力して，［OK］をクリックします。

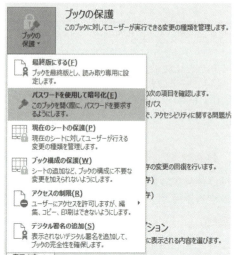

　次に，編集許可の制限を設定するためには同様に［ブックの保護］から［現在のシートを保護］や［ブック構成の保護］からパスワードを入力します。これを設定しておけば他の人が勝手に内容を書き換えることができなくなります。ただし，別の名前で保存することはできますので，それも避けたい場合は「読み取りパスワード」も一緒に設定しておきましょう。

＊読み取りパスワードは長さ，文字，数については制限がありませんが，アルファベットの大文字と小文字は区別されます。

【3】　PDF 形式での保存

　Office 2016 ではファイルを **PDF 形式で保存** することができます。詳細は 🛈（ヘルプ）から［PDF 形式で保存する］で調べてください。ファイルを PDF 形式で保存するには，［ファイル］タブ→［名前を付けて保存］または［エクスポート］から，ファイルの種類［PDF（*.pdf）］を選択します。

第7章 演習問題

[7.1] 例題7-3のように，次表の種別と医師数のデータへ計算により構成比（％）を追加しましょう。

施設・業務の種別にみた医師数（平成28年）

施設・種別	医師数（人）	構成比（％）
病院（医育機関附属の病院は除く）の勤務者	141966	?
診療所の開設者・法人代表者	71888	?
医育機関附属の病院の勤務者	55187	?
診療所の勤務者	30569	?
病院（医育機関附属の病院は除く）の開設者・法人代表者	5149	?
行政機関・産業医・保健衛生業務の従事者	3844	?
医育機関の臨床系以外の勤務者	3004	?
（医育機関の臨床系以外の大学院生）	627	?
介護老人保健施設の従事者	3346	?
医育機関以外の教育機関又は研究機関の勤務者	1582	?
その他	2318	?
総数	319480	100

出典：厚生労働省「平成28年医師・歯科医師・薬剤師調査の概況」

[7.2] 次のデータ「世界各国の人口—上位10カ国（2015年時点，2017年推計）」において，Excel計算で（1）10カ国の合計，（2）残りの国の合計，（3）中国〜日本の世界人口に占める割合（％）（表中の「？」欄）を計算しましょう。

順位	国名	人口（100万人）	世界人口に占める割合（％）
1	中国	1397.0	18.9
2	インド	1309.1	?
3	アメリカ合衆国	319.9	?
4	インドネシア	258.2	?
5	ブラジル	206.0	?
6	パキスタン	189.4	?
7	ナイジェリア	181.2	?
8	バングラデシュ	161.2	?
9	ロシア	143.9	?
10	日本	128.0	?
	その他	?	?
	世界総数	7383.0	100.0

出典：United Nations DESA/ Population Division「World Population Prospects 2017」

[7.3] 次のデータ「インターフェロン副作用調査結果」について，「？」欄をExcelで計算し，表を完成させましょう。

厚生省「難治性の肝炎調査研究班」によるインターフェロン副作用調査結果
【調査症例8810中の副作用発現頻度】

発現症状	発症例数	発現頻度（％）
精神症状（躁鬱病，分裂病，痴呆など）	113	1.28
神経症状（意識消失，知覚異常，顔面麻痺など）	18	?
間質性肺炎	16	?
甲状腺機能異常（機能亢進，低下など）	75	?
自己免疫疾患（慢性関節リウマチ，自己免疫肝炎）	22	?
糖尿病あるいはその悪化	23	?
心血管系疾患（ショック，不静脈など）	11	?
腎障害（ネフローゼ症候群，急性腎不全など）	6	?
眼疾患（眼底出血，眼痛など）	30	?
感染症（肺炎，ヘルペス，膀胱炎など）	7	?
皮膚症状（発疹など）	13	?
その他	2	?
発症例数合計	?	?

出典：月刊薬事 Vol.38, No.3, (1996), p.687

[7.4] 次のデータ表「国民医療費の年次推移」を作成しましょう。シート名はSheet1のままで，ファイル名「国民医療費の年次推移データ」を付けて保存しましょう。

国民医療費の年次推移

年　次	国民医療費（億円）	人口一人当たり国民医療費（千円）	国民所得に対する比率（％）	国民所得（億円）
昭和40年度	11224	11.4	4.18	268270
45	24962	24.1	4.09	610297
50	64779	57.9	5.22	1239907
55	119805	102.3	5.89	2032410
60	160159	132.3	6.15	2605599
平成元年度	197290	160.1	6.15	3208020
6	257908	206.3	6.97	3700109
11	307019	242.3	8.43	3643409
16	321111	251.5	8.82	3638976
21	360067	282.4	10.61	3392234
26	408071	321.1	11.20	3644441

出典：厚生労働省「平成27年度　国民医療費の概況」

[7.5] 前問のブックのシート名を「国民医療費の年次推移」と変えましょう。

[7.6] 次のデータ表「年齢階級・傷病分類による一般診療医療費」について,「？」欄を Excel で計算し,表を完成させましょう。平成 20 年度→平成 27 年度の変化について考察してみましょう。

年齢階級・傷病分類による一般診療医療費

	傷 病 分 類	入院・入院外の総数 (単位：億円)				
		総 数	0～14歳	15～44歳	45～64歳	65歳以上
平成20年度	Ⅱ 新生物	33121	389	3056	10552	19125
	Ⅳ 内分泌,栄養及び代謝疾患	19097	447	1635	5744	11271
	Ⅴ 精神及び行動の障害	17978	246	4024	6317	7391
	Ⅸ 循環器系の疾患	52980	175	1599	11611	39595
	Ⅹ 呼吸器系の疾患	20186	6134	3619	2496	7938
	Ⅺ 消化器系の疾患	16456	409	2481	4463	9103
	ⅩⅢ 筋骨格系及び結合組織の疾患	19223	396	1907	4858	12061
	ⅩⅣ 腎尿路生殖器系の疾患	19273	212	2479	5775	10808
	ⅩⅨ 損傷,中毒及びその他の外因の影響	17207	1335	3375	3267	9230
	その他	?	?	?	?	?
	総　　　　数	259595	16424	33368	63813	145991
平成27年度	Ⅱ 新生物	41257	471	3416	11325	26045
	Ⅳ 内分泌,栄養及び代謝疾患	20752	552	1818	5290	13091
	Ⅴ 精神及び行動の障害	19242	434	4031	6262	8515
	Ⅸ 循環器系の疾患	59818	190	1843	10915	46869
	Ⅹ 呼吸器系の疾患	22230	5720	3618	2675	10217
	Ⅺ 消化器系の疾患	17170	443	2607	4189	9931
	ⅩⅢ 筋骨格系及び結合組織の疾患	23261	522	1919	5055	15764
	ⅩⅣ 腎尿路生殖器系の疾患	21592	282	2454	5613	13243
	ⅩⅨ 損傷,中毒及びその他の外因の影響	22212	1305	3012	3770	14125
	その他	?	?	?	?	?
	総　　　　数	300460	17618	34586	64439	183817

出典：厚生労働省「平成 27 年度　国民医療費の概況」

第8章 表計算でのグラフ作成

8.1 グラフの作成

　入力データや計算結果をグラフで表すと，視覚的にわかりやすい形で情報を伝えることができます。この章では，Excel によるグラフの作成について学びましょう。

例題 8-1

　次の医薬品副作用報告件数のデータを縦棒グラフに表してみましょう。

最近10年間の医薬品副作用等報告件数推移

年　度	製造販売業者からの報告			医薬関係者からの報告	副作用報告合計
	副作用報告 (製造販売業者)	研究報告 (製造販売業者)	外国措置報告 (製造販売業者)	副作用報告 (医薬関係者)	
2004年度	25,142	1,311	420	4,594	29,736
2005年度	24,523	971	563	3,992	28,515
2006年度	26,309	818	485	3,669	29,978
2007年度	28,231	858	695	3,891	32,122
2008年度	31,455	855	869	3,839	35,294
2009年度	30,814	933	930	6,181	36,995
2010年度	34,578	940	1,033	4,809	39,387
2011年度	36,641	841	1,347	5,231	41,872
2012年度	41,254	884	1,134	4,147	45,401
2013年度	38,329	962	1,317	5,420	43,749

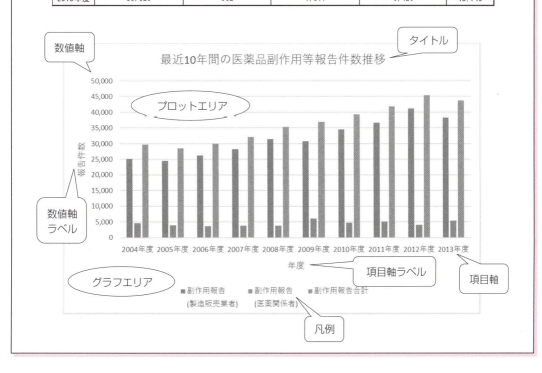

8.1　グラフの作成　179

7章で取り扱った例題7-3「最近10年間の医薬品副作用等報告件数推移」のデータをグラフに描いてみましょう。Excel 2016では，従来よりも少ない操作でグラフの作成が可能です。Excelには「標準」で線グラフ，棒グラフ，円グラフ，レーダーチャート，面グラフ，等高線グラフ，さらにExcel 2016より追加されたツリーマップ図，ウォーターフォール図など16種類が用意されています。グラフ作成の方法は，どのグラフでも基本的には変わらないので，棒グラフを例にとって作成してみましょう。

【1】 グラフの構成

Excelでは，①データと同じワークシート上に埋め込みグラフとしてグラフを表示する，②別のワークシート（グラフシート）にデータとは別にグラフのみを表示する，のどちらも可能であり必要に応じて2つの表示を使い分けることができます。どちらを選択するかは次項で学ぶ「グラフの場所」で決めることができます。

例題8-1に示すようにグラフは数値軸ラベル，数値軸，プロットエリア，グラフエリア，系列，凡例，項目軸ラベル，項目軸などから構成され，これらの単位で編集することができます。どちらを選択するかは次項で学ぶ「グラフの場所」で決めることができます。

【2】 グラフの作成

❶ グラフにするデータ範囲をドラッグして範囲指定します。「研究報告」「外国措置報告」は医薬品の副作用報告と違うデータなので，グラフのデータ範囲に含めたくないので，セル範囲『B5:C15』をドラッグします。

❷ 次に Ctrl キーを押しながら『F5:G15』をドラッグして追加の範囲を指定をします。

・ Ctrl キーを押し始めると，以後クリック・ドラッグした場所の情報が逐次記録されるため，範囲内で重複してクリックすると正常に範囲指定できなくなることがあります。もし意図したグラフが作成できなかった場合は，もう一度範囲を初めから選択し直してください。
・ セル『B5』から『G15』までのデータがすべてグラフ作成の対象となる場合は，選択範囲は『B5:G15』にします。
・ セル『B5』の「年度」〜『G5』の「報告数合計」の項目名に関する行も必ず選択してください。項目名は数字にはしないでください。

❸ ［グラフの形式］

　［挿入］タブ→［グラフ］→［縦棒］をクリックし，開いたメニューより［グラフの形式］は［2-D 縦棒 集合縦棒］を選択します。基本となるグラフが作成されます。

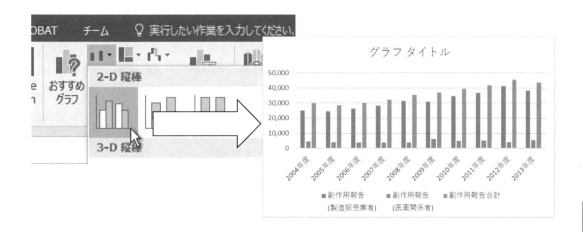

❹ ［グラフ要素を追加］

　グラフに軸ラベルを追加します。グラフエリアをクリックして選択後，［グラフツール］の［デザイン］タブ→［グラフ要素を追加］をクリックし，［軸ラベル］→［第1横軸］［第1縦軸］をそれぞれ選択するか，グラフ選択時右上に表示される［グラフ要素］ボタン ＋ を押して［軸ラベル］を選択します。なお，［グラフタイトル］や［凡例］など他の要素の表示・非表示・表示場所の設定もこのメニューからそれぞれ行うことができます。

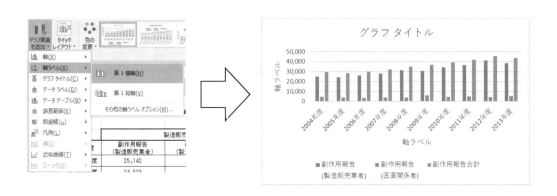

❺ ［タイトルとラベル］

　グラフタイトル，X軸ラベル，Y軸ラベルを入力します。変更したいテキストボックスを選択して，もう一度クリックすると，カーソルが現われ，文字が入力できます。それぞれ「最近10年間の医薬品副作用等報告件数推移」，「年度」，「報告件数」と入力します。

8.1　グラフの作成

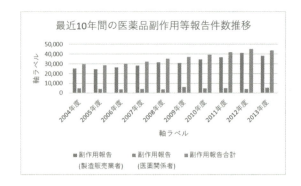

クイックレイアウト

グラフへ各要素を追加するとき，手順❹のように個別に設定する方法の他に，Excelには一般的なグラフ要素を含むレイアウトをテンプレートとして利用できる［クイックレイアウト］機能があります。グラフエリアをクリックして選択後，［グラフツール］の［デザイン］タブ→［クイックレイアウト］をクリックすると利用可能なメニューが開きます。マウスカーソルを載せるとプレビューとしてグラフが変化するので，様々なレイアウトを試してみましょう。

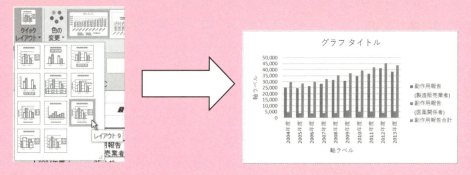

タイトルなどの入力にワークシート内の文字を利用するには

❶ 「グラフタイトル」をクリックします。
❷ 数式バーをクリックして「= 」を入力します。
❸ リンクさせたいセルをクリックすると数式バーにセル番地が入力されます。

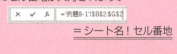

＝シート名！セル番地

❹ Enter キーをクリックして確定します。
軸の項目名などについても同様に行います。

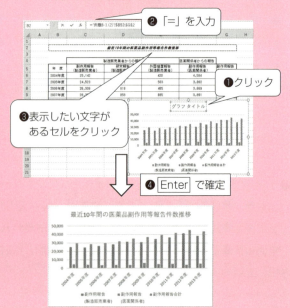

8.1 グラフの作成

❻ ［グラフの作成場所］

グラフの作成場所を変更するときは［グラフツール］→［デザイン］→［場所］の［グラフの移動］ボタンをクリックします。［グラフの移動］ダイアログボックスが表示されるので，［新しいシート］にチェック→［OK］で［グラフのみのシート］が作成されます。また，［オブジェクト］にチェックを入れて［他のシート］を指定することもできます。

いまはデータ表のあるワークシートにグラフを作りたいので［オブジェクト］にチェックを入れ，データ表のあるシートを選択して［OK］をクリックします。

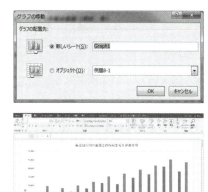

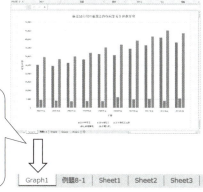

「Graph1」というシート見出しが新たに追加され，グラフのみのシートに作成される

【3】 グラフの移動・拡大・縮小・削除
■グラフの移動

❶ 表と重ならないようにグラフを移動しましょう。グラフエリアをクリックすると，グラフエリアに透明な枠がつきます。

❷ マウスポインタの形が ✥ に変わるので，移動する方向にそのままドラッグします。グラフ全体が移動します。

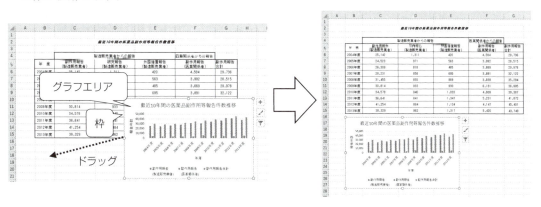

8.1 グラフの作成

■グラフのサイズを拡大・縮小

❶　グラフの移動と同様に，グラフエリアをクリックし，グラフエリアに透明な枠がつくことを確認します。

❷　右下のハンドルをポイントすると，マウスポインタが ↖↘ に変わるので，右下にドラッグします。そのときマウスポインタが ✛ に変わり，グラフが拡大されます。縮小は拡大のときと手順は全く同様で，サイズが小さくなる内側方向にドラッグします。

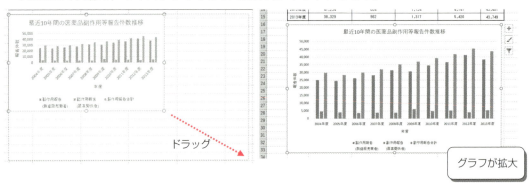

■グラフの削除

　グラフを削除するときは，グラフエリアをクリックした状態にして，Delete キーを押します。

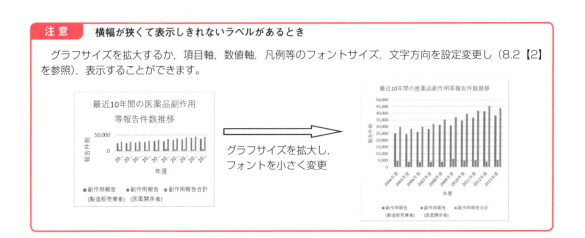

注意　横幅が狭くて表示しきれないラベルがあるとき

　グラフサイズを拡大するか，項目軸，数値軸，凡例等のフォントサイズ，文字方向を設定変更し（8.2【2】を参照），表示することができます。

8.2 グラフの編集

一度作成したグラフはさまざまな編集ができます。以下ではいくつかの変更や追加をやってみましょう。

> **例題 8-2**
>
> 例題 8-1 のグラフに 2014 年～2016 年のデータを追加してみましょう。また，データの一部を変更して，グラフの変化を観察してみましょう。タイトルの書式を変更し，数値軸の文字方向は縦書きにしてみましょう。
>
> **3年間の医薬品副作用等報告件数（追加分）**
>
> | 年　度 | 製造販売業者からの報告 | | | 医薬関係者からの報告 | 副作用報告合計 |
> |---|---|---|---|---|---|
> | | 副作用報告
(製造販売業者) | 研究報告
(製造販売業者) | 外国措置報告
(製造販売業者) | 副作用報告
(医薬関係者) | |
> | 2014年度 | 49,198 | 1,099 | 1,219 | 6,180 | 55,378 |
> | 2015年度 | 50,977 | 1,219 | 1,273 | 6,129 | 57,106 |
> | 2016年度 | 55,728 | 1,117 | 1,397 | 6,047 | 61,775 |
>
>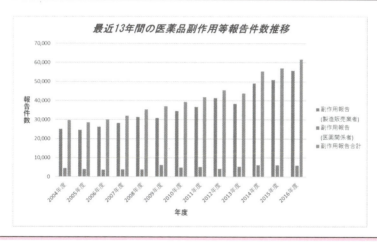

表のデータとグラフは連結しているので，**データを変更・追加・削除すると，グラフも連動して自動的に更新**されます。

【1】 データの変更と追加

■データの変更

表の一部のデータをゼロや大きな値に変更して，グラフが変わることを確かめましょう。

■データの追加

❶ データ表にデータを追加します。別のシートに用意してある3年分のデータをコピー＆ペーストで追加します。3年分の「報告数合計」も計算しておきましょう。

❷ 追加したデータを範囲指定します。セル『B16:C18』をドラッグし，次に Ctrl キーを押しながらセル『F16:G18』をドラッグし選択します。

❸ グラフにデータの追加をします。［ホーム］→［クリップボード］の［コピー］または右クリック→［コピー］をクリックし，次にグラフエリアをクリックします（グラフエリアに枠がつきます）。

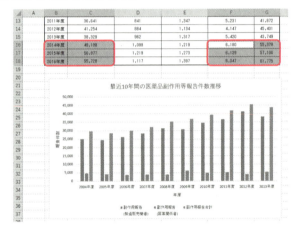

❹ ［ホーム］→［ 貼り付け の下部分 ］をクリック→［形式を選択して貼り付け］を選択すると［形式を選択して貼り付け］ダイアログボックスが表示されます。新しいデータを追加するので，［貼り付け方法］は［新しいデータ要素］に，［Y/データ系列］は［列］にチェックを入れ，［OK］をクリックします。

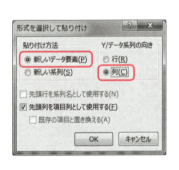
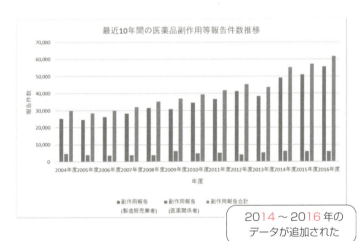

2014～2016年のデータが追加された

・上記の方法の他に，［貼り付け］をクリックするだけでデータを追加することもできます。
・データの項目名を選択しなかったなど，グラフにするデータ範囲が正しく選択できていないと，一部が不完全なグラフになります。そのような場合は，グラフエリアで右クリック→［データの選択］→［データソースの選択］ダイアログボックスのデータ範囲入力欄をクリック→正しいデータ範囲をドラッグし選択し直してください。

【2】 文字・フォントとサイズ・文字方向の変更

■文字の変更

❶ タイトルの「10年間」を「13年間」に修正します。まずタイトルをクリックして選択します。

❷ 変更する文字のところをクリックするとカーソルが現れ，文字が変更できます。

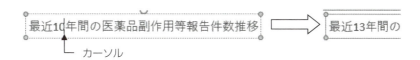

> p.182の「タイトルなどの入力にワークシート内の文字を利用するには」のやり方でタイトルをリンクし挿入した場合は，カーソルが現れないので変更できません。リンク元の文字列を変更すると，反映されます。

■フォントとサイズの変更

　タイトル文字「最近13年間の医薬品医療機器副作用報告件数」のフォントをMSゴシック，スタイルを太字斜体，サイズを16に変更しましょう。

　グラフタイトルをポイントし，［ホーム］タブ→［フォント］グループで，それぞれを変更します。
同様に他のグラフ要素についてもフォントやサイズを調整し，見やすくしてみましょう。

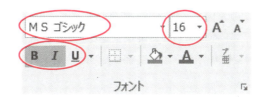

■文字方向とグラフ要素の位置変更

　軸ラベル「報告件数」を縦方向に変更しましょう。

❶ 軸ラベルをポイントし，右クリック→［軸ラベルの書式設定］をクリックします。

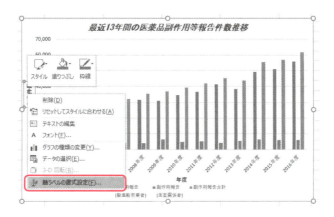

❷ ［軸ラベルの書式設定］ウィンドウが Excel 画面右側に表示されます。［文字のオプション］→ （テキストボックス）をクリックし，［文字列の方向］設定について，をクリックして［縦書き］を選択します。

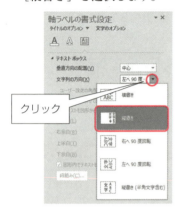
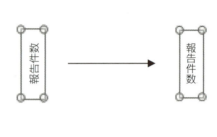

> 縦以外に文字列を傾けるには，［ユーザー設定の角度］で文字方向を変更します。「報告件数」例では文字が灰色になっており，変更できないことを示しています。横（項目）軸の文字方向を［ユーザー設定の角度］でいろいろと変えてみましょう。

❸ 次に，凡例の位置をグラフ下部から右部へ移動してみましょう。［軸の書式設定］ウィンドウは表示したまま，グラフの凡例をクリックして選択します。Excel 2016 からは，❷の手順で表示した［書式設定］ウィンドウは閉じない限り，他のグラフ要素をクリックするとその要素の書式設定ウィンドウに自動で切り替わるようになったため，逐一右クリックしてウィンドウを再表示させる必要はありません。

❹ 切り替わった書式設定ウィンドウから，［凡例のオプション］→［凡例の位置］から［右］をクリックします。

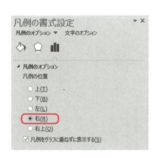
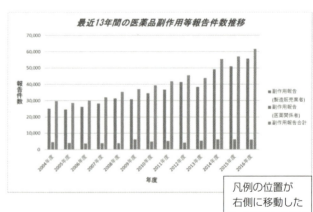

予測シート

Excel 2016 では，指数平滑法などをアルゴリズムとして用いた時系列予測関数（Forecasting 関数）により，過去のデータ（履歴データ）に基づいて将来の値を予測することができます。この関数を手軽に利用可能にし，グラフと表の作成を自動的に行ってくれる機能が新たに追加された**予測シート**機能です。

例題 8-1 で取り上げた副作用報告件数につき，2004 年～2013 年の報告件数に基づいて 2014～2016 年の報告件数を予測させてみましょう。

❶ 予測シート機能を使用するためには，均等に区切られたタイムラインとそれに対応するデータの 2 列を指定する必要があります。今回のタイムラインは各報告年度ですが，データ中に漢字が含まれていると数量的に認識されないため，まず各「年度」の文字を削除した表を用意しておきます。

❷ 通常のグラフを作成するときのように，前述の 2 系列の範囲を指定します。タイムラインのデータ範囲『B5:B15』をドラッグして選択後，対応するデータ範囲『G5:G15』について Ctrl キーを押しながらドラッグし，両範囲を選択します。

❸ ［データ］タブ→［予測］→［予測シート］をクリックすると［予測ワークシートの作成］ウィンドウが開きます。自動的に青の折れ線が履歴データ，オレンジの折れ線が予測データとしてグラフのプレビューが表示されます。グラフ下部の［予測終了］の数字を予測したい年度である「2016」に設定し，［作成］ボタンを押します。

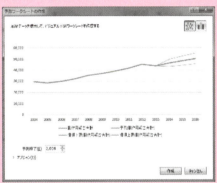

❹ 新しいシートに，指定した履歴データ（A，B 列）と**計算された予測値**（C 列），およびその**信頼区間**（D,E 列）を含むデータテーブルとグラフが表示されます。

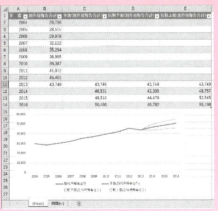

また,「予測シート」には予測値と実際の値を簡単に比較する機能もあります。2016年までのデータが得られているテーブルからスタートして,2013年までの履歴データに基づく予測値と実際の値を比べてみましょう。

❶ 2016年までの履歴データ『B5:B18』,『G5:G18』を選択します。

❷ 先の手順と同様にして［予測ワークシートの作成］ウィンドウを開きます。［オプション］をクリックしてメニューを開き,［予測開始］を「2013」,［予測終了］を「2016」に設定します。予測シートでは,この［予測開始］で指定した以前の履歴データのみを用いて予測値を計算します。

❸ 作成ボタンを押して得られた結果から,予測値と実際の値の違いを確認してみましょう。今回のデータでは予測された件数よりも実際の報告件数の方が大きく上回っており,予測が難しかったケースであるとわかります。

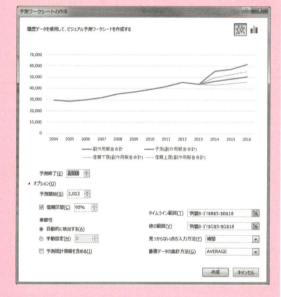

❹ 一方,［予測開始］を「2014」からにしてみると,2015・2016年度の両予測値は実際の値とほぼ一致しました。このことから,2013〜2014年度の間で報告件数が大きく上昇したことが予測を困難にしている要因であると推定されます。こうした予測手法は現在も研究が続けられていますが,一般的に,用いる履歴データが多ければ多いほど精度も向上する傾向にあります。

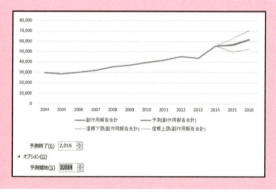

8.3 グラフの色・模様の変更と文字列の書き込み

例題 8-3

例題 8-2 のグラフで

(1) 副作用報告合計のデータマーカーの色をオレンジ色に変更しましょう。

(2) 副作用報告（製造販売業者）のデータマーカーの色をグラデーションに変更しましょう。

(3) プロットエリアの色をグラデーションにしましょう。さらに，グラフエリアに模様をつけ，枠の角を丸くしましょう。

(4) 「製造販売業者からの報告が増加」という文字列を書き込みましょう。

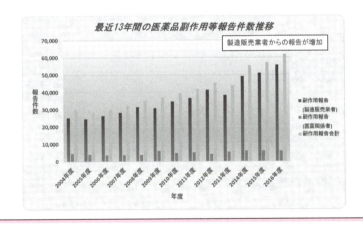

【1】 色や模様の変更

データマーカー，グラフエリア，プロットエリアの色や模様を変更できます。

❶ 副作用報告合計の**データマーカー**（棒グラフ）のいずれかをクリックすると四隅に ◉ 印がつきます →［グラフツール］・［書式］→［図形のスタイル］の［図形の塗りつぶし］をクリックし，表示された［色］からオレンジ色を選んでクリックします（マウスを色に合わせるだけでグラフに色が反映され，瞬時に確認できます）。

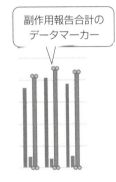

副作用報告合計のデータマーカー

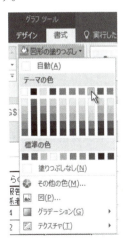

❷ 製造販売業者からの報告のデータマーカーをクリック→［グラフツール］→［書式］→［図形のスタイル］の［図形の塗りつぶし］→[グラデーション]で種類を選択してクリックします。

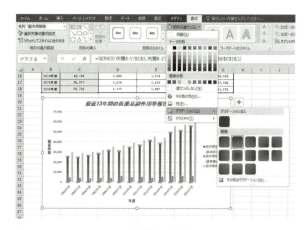

❸ 次にプロットエリアの色を変更しましょう。プロットエリアを右クリックし，［プロットエリアの書式設定］→表示された書式設定ウィンドウで［塗りつぶし］→［塗りつぶし（グラデーション）］を選択します。なお，右クリックメニュー上部に表示された ![塗りつぶしボタン] （塗りつぶしボタン）をクリックしても同様の作業が可能です。

❹ ［色］で色を選択してグラデーションを調整，または［標準スタイル］から色を決定します。

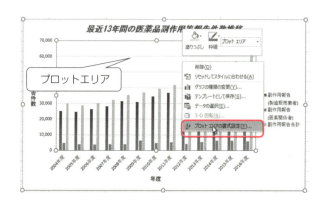
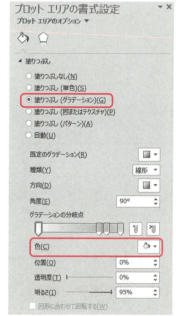

❺ グラフエリアに模様をつけましょう。グラフエリアをクリックし，画面右部に表示されている書式設定ウィンドウを［グラフエリアの書式設定］に変更したら，［塗りつぶし］→［塗りつぶし（図またはテクスチャ）］をクリックします。

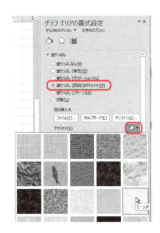 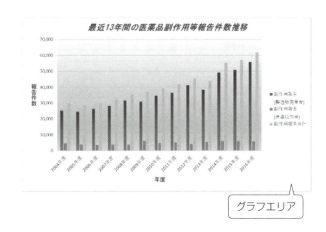

グラフエリア

❻ テクスチャ をクリックして，背景にしたい画像を選択し，[閉じる] をクリックします。

❼ グラフ枠の角を丸くしましょう。表示されている書式設定ウィンドウの [塗りつぶし] の下にある [枠線] → [角を丸くする] にチェックマークをつけます。

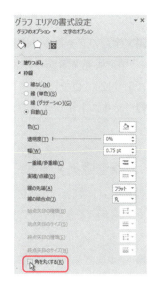

【2】 文字列の書き込みと編集
■文字列の追加
作成したグラフに任意の文字列を追加しましょう。

❶ グラフエリアをクリックしてアクティブにし（グラフエリアに透明枠がつく），[グラフツール] → [書式] → [図形の挿入] → （横書きテキストボックス）を選択します。

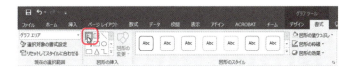

8.3 グラフの色・模様の変更と文字列の書き込み　193

❷　グラフの挿入したい場所でクリックしてテキストボックスを作成し，「製造販売業者からの報告が増加」と文字列を入力します。文字列を表示したい場所にドラッグして移動しましょう。

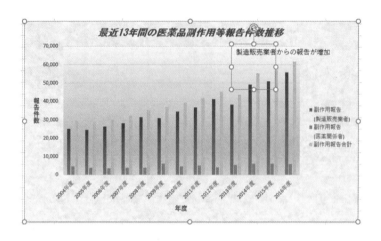

■文字列のフォント・図形のスタイルの変更

「製造販売業者からの報告が増加」のフォント名を「MSゴシック」，スタイルを［標準］，サイズを［12］，色を［赤］，に設定しましょう。

❶　テキストボックスの大きさを整え，変更する文字列をクリックし，文字列をドラッグします。

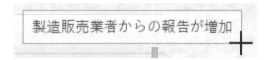 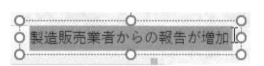

❷　［ホーム］→［フォント］で各設定を行います。

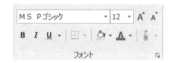

❸　塗りつぶしを工夫するなど，文字列が見やすいように調整しましょう。

■文字列の削除

削除する文字列をクリック →　製造販売業者からの報告が増加　（点線囲み）→ 枠の部分をもう一度クリック → 製造販売業者からの報告が増加　（実線囲み）→ Delete キーを押します。

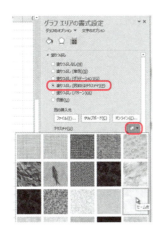 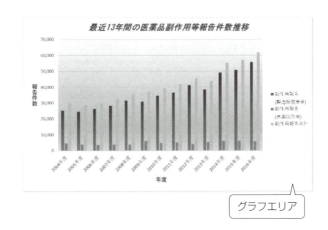

❻ テクスチャ をクリックして，背景にしたい画像を選択し，[閉じる] をクリックします。

❼ グラフ枠の角を丸くしましょう。表示されている書式設定ウィンドウの [塗りつぶし] の下にある [枠線] → [角を丸くする] にチェックマークをつけます。

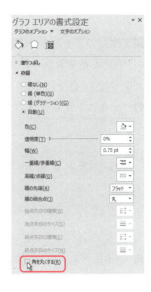

【2】 文字列の書き込みと編集
■文字列の追加
作成したグラフに任意の文字列を追加しましょう。

❶ グラフエリアをクリックしてアクティブにし（グラフエリアに透明枠がつく），[グラフツール] → [書式] → [図形の挿入] → （横書きテキストボックス）を選択します。

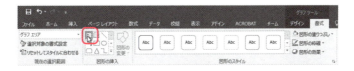

8.3 グラフの色・模様の変更と文字列の書き込み 193

❷　グラフの挿入したい場所でクリックしてテキストボックスを作成し，「製造販売業者からの報告が増加」と文字列を入力します．文字列を表示したい場所にドラッグして移動しましょう．

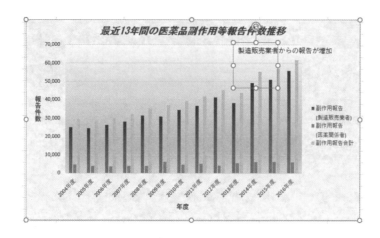

■文字列のフォント・図形のスタイルの変更

「製造販売業者からの報告が増加」のフォント名を「MSゴシック」，スタイルを［標準］，サイズを［12］，色を［赤］，に設定しましょう．

❶　テキストボックスの大きさを整え，変更する文字列をクリックし，文字列をドラッグします．

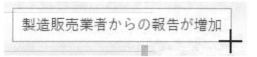
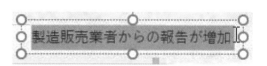

❷　［ホーム］→［フォント］で各設定を行います．

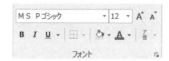

❸　塗りつぶしを工夫するなど，文字列が見やすいように調整しましょう．

■文字列の削除

削除する文字列をクリック → ［製造販売業者からの報告が増加］（点線囲み）→ 枠の部分をもう一度クリック → ［製造販売業者からの報告が増加］（実線囲み）→ Delete キーを押します．

8.4 印刷とページの設定

【1】 ページの設定

> **例題 8-4**
>
> 例題 8-3 のページ設定を次のように設定しましょう。
>
> ・用紙サイズ：A4　　・印刷の向き：縦　　・拡大／縮小：90％
>
> ・余白サイズ：上 2.4，下 2.4，左 0.8，右 0.8
>
> ・ヘッダーの右に日付，フッターの中央にページ番号

❶ 例題 8-3 の Sheet を表示し，［ページレイアウト］→［ページ設定］グループの右下の をクリックします。［ページ設定］ダイアログボックスが表示されるので，［ページ］タブより，［用紙サイズ］，［印刷の向き］，［拡大／縮小］を確認します。

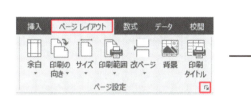 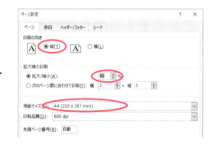

❷ 余白を設定します。［余白］タブをクリックし，［上］，［下］，［左］，［右］のボタン をクリックして設定します。

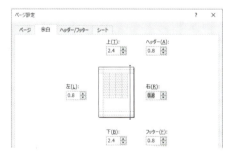

❸ **ヘッダー**と**フッター**を設定します。ヘッダーはページの最上部，フッターはページの最下部に書く文字列で，日付やページ，見出し項目などを書き込みます。［ヘッダー/フッター］タブをクリックし，［ヘッダーの編集］ボタンをクリックします。

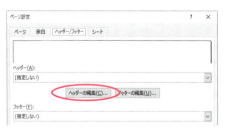

❹ 右側に日付を入れたいので，［右側］のテキストボックスをクリックして，カーソルが点滅するのを確認します。

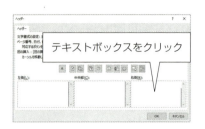

❺ （日付の挿入）をクリックします。ボックスに"&［日付］"と表示されるので，［OK］をクリックします。

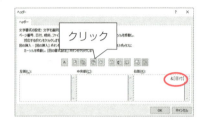

❻ フッターの設定は，［フッターの編集］ボタンをクリックします。

❼ 中央にページ番号を入れたいので，［中央部］のテキストボックスをクリックします。（カーソルが点滅）

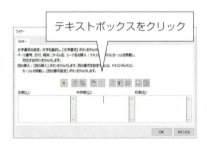

❽ （ページ番号の挿入）をクリックし，［OK］をクリックします。

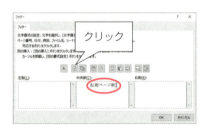

❾ ヘッダーとフッターが設定されました。［OK］をクリックします。

【2】 印刷プレビュー

例題 8-3 を印刷プレビューで確認してみましょう。［ファイル］タブ→［印刷］をクリックすると，画面右側に作成したページ全体が見渡せるように表示されます（5.11 節【2】を参照）。

印刷プレビューを閉じるには，［ホーム］タブをクリックし画面を戻します。

8.5 グラフの種類

【1】 グラフの種類の変更

Excelでは作成済みグラフの種類を変更することも簡単にできます。縦棒を折れ線にしましょう。

❶ グラフエリアかプロットエリア内で右クリック→［グラフの種類の変更］を選びます。

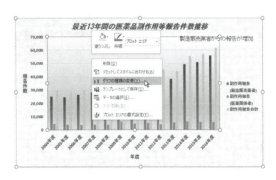

❷ グラフの種類ボックスで［折れ線］→［マーカー付き折れ線］→［OK］をクリックします。

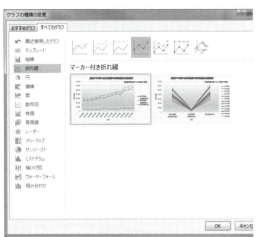

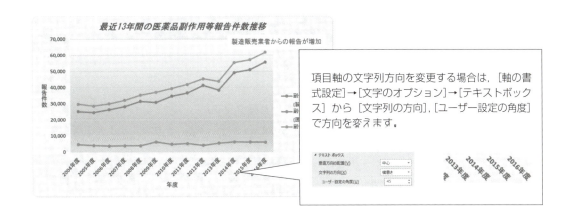

項目軸の文字列方向を変更する場合は，［軸の書式設定］→［文字のオプション］→［テキストボックス］から［文字列の方向］，［ユーザー設定の角度］で方向を変えます。

【2】 複合グラフ

複数のグラフの種類を組み合わせたグラフを**複合グラフ**と呼びます。複合グラフは異なる単位のデータを1つのグラフで表したいときやデータの比較をするときに便利です。

例題 8-5

次の単位の異なるデータを複合グラフで描きましょう。

糖尿病用薬シタグリプチン服用前と服用 12 週後における
空腹時血糖と糖化ヘモグロビン（HbA1c）値の推移

	空腹時血糖 (mg/dL)	HbA1c (%)
偽薬（プラセボ）服用前 [n=73]	156.5	7.74
偽薬（プラセボ）服用後 [n=73]	159.5	8.04
25mg 服用前 [n=80]	145.7	7.49
25mg 服用後 [n=80]	136.9	7.11
50mg 服用前 [n=72]	144.3	7.57
50mg 服用後 [n=72]	134.3	6.87
100mg 服用前 [n=70]	142.6	7.56
100mg 服用後 [n=70]	129.7	6.85
200mg 服用前 [n=68]	148.4	7.65
200mg 服用後 [n=68]	131.1	6.88

Iwamoto Y. et al. : Endocrine Journal, 57: 383-394, 2010.

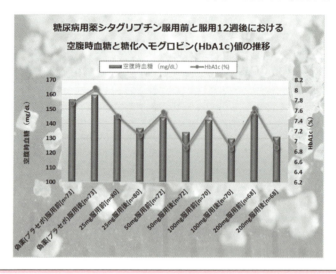

■複合グラフ（空腹時血糖を棒グラフ，**HbA1c** を折れ線グラフ）

❶ データ範囲を全て選択し，[挿入] タブ → [グラフ] → ▮▮▾（複合グラフ）ボタンを押します。

❷ 開いたメニューから [ユーザー設定の複合グラフを作成する] を選択し，[グラフの挿入] ウィンドウを開きます。

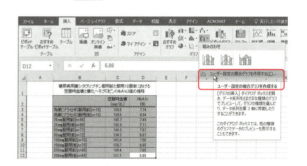

❸ HbA1c の [グラフの種類] を [マーカー付き折れ線] に変更し，隣の [第 2 軸] チェックボックスへチェックを入れ，[OK] を押します。

❹ これで左側の第1軸が空腹時血糖値（mg/dL），右側の第2軸がHbA1C（%）と設定されたグラフができました。グラフのサイズを広げて各項目の名前が表示されるようにし，グラフタイトルを入力しましょう。また，軸ラベルがないとどちらが何の軸かわからないため，例題8-1の手順に従ってグラフ要素［第1縦軸ラベル］と［第2縦軸ラベル］を追加して各ラベル名を入力します。

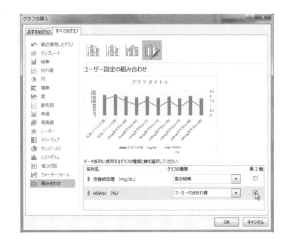

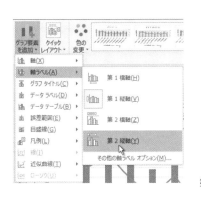
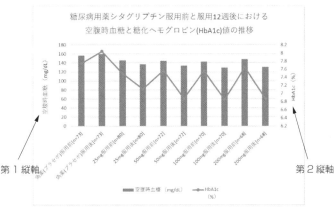

❺ 空腹時血糖の差をわかりやすくするため，第1軸の始まりの値を「0mg/dL」ではなく「100mg/dL」にしてみましょう。変更したい軸の上で右クリックし，［軸の書式設定］を選択します。

❻ 表示された書式設定ウィンドウから［軸のオプション］→［最小値］を「100」と入力し，Enter キーを押します。

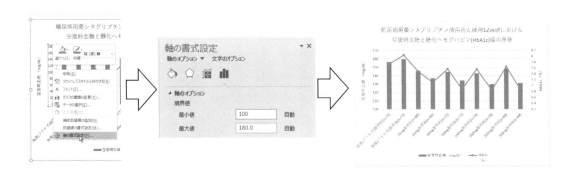

❼ フォント，文字サイズ，文字飾り，色やグラフ要素の位置などを編集して，グラフ全体の体裁を整えましょう。

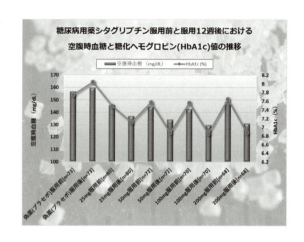

8.6 さまざまなグラフ

【1】 グラフを作成するときの注意

このグラフで何を表現したいのかを明確にし，グラフを見せられた人に正しくデータの意味するところが伝わるかをチェックしてみることが大切です。また，一般にはグラフの種類を自由に選択できる余地がありますが，そのデータに適切な種類が限られている場合もあるのでデータに応じた対処が重要です。F1 キーを押して開いた［Excel 2016 ヘルプ］ウィンドウの検索欄へ「グラフの種類」などと入力して検索し，［利用可能なグラフの種類］のトピックを開いて縦棒，折れ線，円，横棒，面，散布図，株価チャート，等高線，ドーナツ，バブルチャート，レーダーチャート，などのグラフが適している具体例について一度は見ておきましょう。

大きさの異なる系列のデータを1つのグラフにするときには，複合グラフや対数グラフにしたり，与えられたデータをスケール変換したりして（たとえば，系列 a(g) が 0.016, 0.008, 0.031, 系列 b(m) が 11.1, 23.6, 7.3, 系列 c(円) が 12600, 35000, 7800 ならスケールを変えて，a(mg) 16, 8, 31, b(m) 11.1, 23.6, 7.3, c(千円) 12.6, 3.5, 7.8 とする）グラフにするのがよいでしょう。

以下に「年齢階級・傷病分類による一般診療医療費」（演習問題7.6）や，「施設・業務の種別にみた医師数」（演習問題7.1）を表現するのにふさわしいグラフの例として3D積み上げ横棒，ツリーマップ図で描いたグラフを示します。

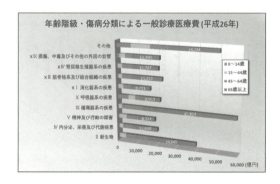
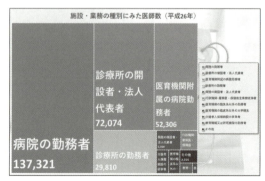

【2】 関数のグラフ表現（2次元）

> **例題 8-6**
> 抗てんかん薬フェニトインの血中濃度（C）と消失速度（v）の間には次式が成立します。
> $$v = \frac{V \cdot C}{K_m + C} \quad \text{（ミハエリス・メンテンの式）}$$
> $K_m = 4\ \mu\text{g/mL}$，$V = 420\ \text{mg/day}$ のとき
> (1) 縦軸に v，横軸に C を取り，グラフを描いてみましょう。
> (2) 縦軸に $1/v$，横軸に $1/C$ を取り，グラフを描いてみましょう。（ラインウィーバー・バークのプロット）

■設問(1)の手順

❶ セル『A2』，『B2』に「C」，「v」と入力します。

❷ セル『A3』から『A53』に濃度 C の値 0〜50 を，オートフィル機能を使い入力します。

❸ セル『B3』をクリック→数式「＝420*A3/(4+A3)」を入力し，Enter キーを押します。計算結果「0」が表示されます。

❹ セル『B3』をもう一度クリックし，セル右下にマウスポインタを合わせ，＋が表示されたらセル『B53』までドラッグして v の値を入力します（もうひとつのやり方はダブルクリックで入力します）。セル『B4』から『B53』まで v の値が計算されました。

❺ データ範囲『A2:B53』をドラッグして選択し，[挿入] タブをクリックします。

❻ ［グラフ］グループから［散布図］を選択し，［散布図（平滑線）］をクリックし，グラフを完成させます。

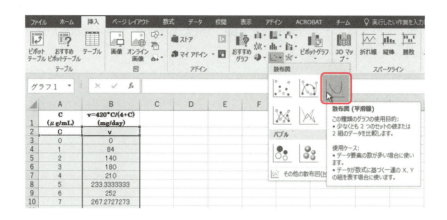

❼ 軸ラベル，フォント，文字飾り，色などを編集して，グラフ全体の体裁を整えて完成です。

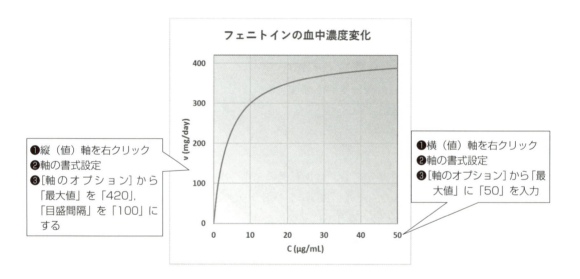

■設問(2)の手順

$\dfrac{1}{v} = \dfrac{K_m}{V} \cdot \dfrac{1}{C} + \dfrac{1}{V}$ なので，縦軸に $\dfrac{1}{v}$，横軸に $\dfrac{1}{C}$ をとり，(1)と同様のやり方で変数の値を変えてグラフを描くと，傾き $= \dfrac{K_m}{V}$，切片 $= \dfrac{1}{V}$ の直線が得られます。

【3】 関数のグラフ表現（3次元）

> **例題 8-7**
> 次の式で表される2変数関数の3次元グラフを描きましょう。
> $$z = \frac{\sin\left(\sqrt{x^2+y^2}\right)}{\sqrt{x^2+y^2}}$$

❶ セル『A2』から『A42』へ x の値 -10, -9.5, $\cdots$, 9.5, 10 まで 0.5 きざみで入力します。

❷ セル『A2』から『A42』をドラッグして選択後, [編集] → [コピー] をクリックします。セル『B1』を右クリックし, [貼り付けのオプション] から 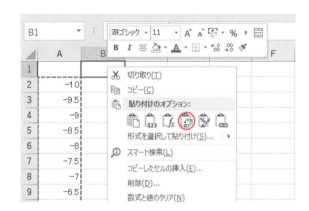 （行列を入れ替えて貼り付け）を選択します。

❸ セル『B2』へ数式「=SIN(SQRT($A2^2+B$1^2))/ SQRT($A2^2+B$1^2)」を入力後, セル『B2』の右下にマウスポインタを合わせ + が表示されたら, 下へドラッグして $y=-10$, $x=-10～10$ での関数値をセル『B2』から『B42』へ入力します。

❹ セル『B2』から『B42』をドラッグして選択し, 『B42』の右下に + が表示されたら, 右へドラッグし, 『C2:AP42』へ関数値を入力します。

❺ この際, $(x,y)=(0,0)$ での関数値を Excel で計算すると分母がゼロとなるため, セル『V22』に「#DIV/0!」が表示されます。$\sin(x)/x \to 1$ as $x \to 0$ なので, セル『V22』に値1を入力しておきます。

❻ データ範囲『A1:AP42』をドラッグして選択し（実際には, 『AP42』から『A1』へ向かってドラッグすると選択反転が容易です）, [挿入] タブ → [グラフ] → [全てのグラフを表示 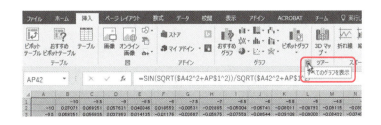] ボタンを押します。

❼ 開いた［グラフの挿入］ウィンドウから，［すべてのグラフ］タブをクリックし，ウィンドウ左側に表示されたグラフ種類一覧から等高線を選択後，右側に表示された［3-D 等高線］を選択し，［OK］ボタンを押します。

❽ グラフを選択し，［デザイン］タブ→［グラフ要素の追加］から，横軸，縦軸，奥行きの軸ラベルを追加し，それぞれ「x」「z」「y」と入力します。また，各［軸ラベルの書式設定］から，［文字列の方向］を［縦書き］にします。

❾ 凡例を非表示にします。［凡例］をクリックして選択後，Delete キーを押します。

❿ x軸とy軸のラベルを下に表示します。横（項目）軸を右クリック→［軸の書式設定］→［軸のオプション］→［ラベル］→［ラベルの位置］を［下端／左端］にして［OK］をクリックします。奥行き（系列）軸においても同様に行うと完成です。

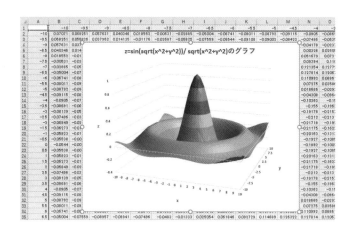

【4】 誤差付きグラフ

縦棒，横棒，折れ線，面，散布図グラフでは元のデータから誤差範囲を自動的に計算して，グラフに表示することができます。実験データ，統計データなどに含まれている誤差を，グラフ上に表示させる場合に便利です。

例題 8-8

次の作用持続時間に幅のあるデータを誤差付きグラフで描きましょう。

急性疼痛治療に対する麻薬性鎮痛薬の脊髄（硬膜外）投与

薬物	作用発現時間（分）	作用持続時間（時間）
モルヒネ	30	6～24
ペチジン	5	4～8
メサドン	10	6～10
ヒドロモルフォン	15	10～16
フェンタニル	5	2～4

International Association for the Study of Pain

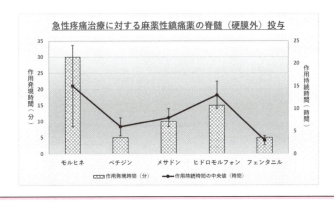

❶ 全ての薬剤について「作用持続時間」に幅があるので，幅を**誤差範囲**として扱い，右のように表を作成します。

薬物	作用発現時間（分）	作用持続時間の中央値（時間）	作用持続時間の誤差
モルヒネ	30	15	9
ペチジン	5	6	2
メサドン	10	8	2
ヒドロモルフォン	15	13	3
フェンタニル	5	3	1

❷ 表をドラッグして選択し（誤差のセルは除く），複合グラフを作成しておきます。

薬物	作用発現時間（分）	作用持続時間の中央値（時間）	作用持続時間の誤差
モルヒネ	30	15	9
ペチジン	5	6	2
メサドン	10	8	2
ヒドロモルフォン	15	13	3
フェンタニル	5	3	1

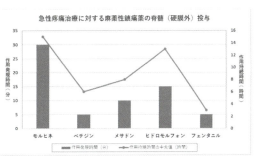

8.6 さまざまなグラフ

❸ 「作用持続時間」のデータマーカーをクリックして選択 → ［デザイン］タブ→［グラフ要素を追加］→［誤差範囲］→［その他の誤差オプション］をクリックするとグラフに誤差がつき，自動的に［誤差範囲の書式設定］ウィンドウが表示されます。

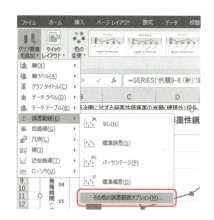

❹ **誤差範囲**の指定をします。［誤差範囲の書式設定］→［縦軸誤差範囲］→［誤差範囲］の［ユーザー設定］にチェックを入れ，［値の指定］をクリックします。［ユーザー設定の誤差範囲］ダイアログボックスが表示されます。

　［正の誤差の値］の欄が選択されているので，ボックスの文字を消去し，カーソルを点滅させた状態で，表の誤差の部分（数値部分）をドラッグし選択するとセル範囲が入力されます。

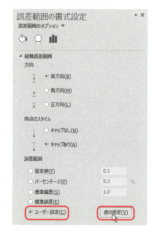

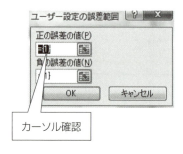

❺ 次に負の誤差の値を指定します。［負の誤差の値］欄をクリックして文字を消去し，❹と同様に範囲指定をします。指定範囲が入力されたら，［OK］をクリックします。誤差付きグラフが完成します。

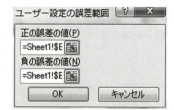

❻ 完成したらグラフ全体の体裁を整えましょう。

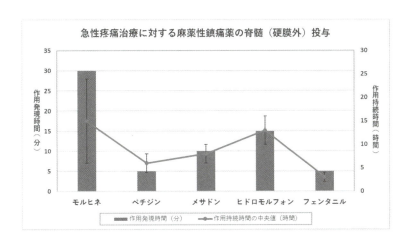

【5】 対数グラフ

次のやり方で**対数グラフ**を作成することができます。

折れ線，縦棒，横棒，散布図，円柱などのグラフを作成後の場合，数値軸で右クリック→［軸の書式設定］→［軸のオプション］で［**対数目盛を表示する**］にチェックを入れると対数軸になります。散布図なら縦軸，横軸とも対数にできます（両対数グラフ）。

【6】 近似曲線の追加

データをグラフ化したら，**近似曲線**を追加してデータの増減傾向を分析したり，近似曲線をデータ不在のところまで延長したりして予測をする，などが可能です。近似曲線を追加するには，

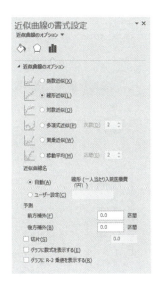

❶ データマーカーをクリックして選択→［デザイン］タブ→［グラフ要素を追加］→［近似曲線］から選択します。

❷ 近似曲線をデータ不在のところまで延長するには，［予測］で**前方補外**または**後方補外**に区間数を入力します。**欠損データ**がある場合も近似曲線で**補間**して，その部分のデータを補うことができます。

【7】 散布図と相関

例題8-6で使用した**散布図**は，データを点で描き，点の散らばりからデータの関係や傾向を分析するのに適したグラフであり，デモ用，実験データの分析などをはじめ幅広く利用されています。散布図で点描されたマーカーの配置から，データの相関関係を知ることができます。

マーカーの傾向により，**正の相関**（マーカーが右上がり），**負の相関**（マーカーが右下がり），**相関なし**（マーカーが散在する），と呼ばれます。相関の程度を定量的に求めるにはExcelの統計ツールを利用できます。

例題 8-9

都道府県別の後期高齢者（75歳以上）入院医療費と人口10万対病床数の次のデータにつき，散布図を描きましょう。また，統計ツールを使って医療費と病床数の相関係数を求めましょう。

都道府県	北海道	青森	岩手	宮城	秋田	山形	福島	茨城	栃木	群馬	埼玉	千葉	東京	神奈川	新潟
人口10万人あたりの病床数	1,779	1,346	1,367	1,081	1,487	1,316	1,336	1,096	1,089	1,249	854	943	948	811	1,250
一人当たり入院医療費（円）	567,211	351,118	323,942	351,893	352,573	371,304	372,865	367,952	360,940	414,075	371,872	354,399	396,119	359,368	325,332

富山	石川	福井	山梨	長野	岐阜	静岡	愛知	三重	滋賀	京都	大阪	兵庫	奈良	和歌山	鳥取
1,583	1,594	1,411	1,303	1,149	1,025	1,046	906	1,128	1,026	1,377	1,220	1,173	1,244	1,417	1,518
456,782	512,841	457,475	384,365	376,092	370,867	337,388	397,433	364,994	449,836	492,584	486,380	459,644	433,335	424,863	453,439

島根	岡山	広島	山口	徳島	香川	愛媛	高知	福岡	佐賀	長崎	熊本	大分	宮崎	鹿児島	沖縄
1,552	1,500	1,420	1,926	1,965	1,547	1,620	2,522	1,685	1,809	1,931	1,969	1,713	1,740	2,070	1,319
440,906	477,995	478,736	540,488	490,489	438,218	451,269	665,057	611,049	538,499	566,798	552,074	536,067	433,392	565,486	573,487

出典：厚生労働省（平成27年）医療施設（動態）調査 後期高齢者医療事業状況報告

後期高齢者入院医療費と病床数の相関(平成27年度)

参考：相関関係の強さのめやす

相関係数	相関関係
0.0 ～ ±0.2	ほとんど相関がない
±0.2 ～ ±0.4	やや相関がある
±0.4 ～ ±0.7	相関がある
±0.7 ～ ±0.9	強い相関がある
±0.9 ～ ±1.0	極めて強い相関がある

❶ **相関係数**を書き込むセルにカーソルを置き，［数式］タブ→ f_x （関数の挿入）をクリックします。

❷ ［関数の挿入］ダイアログボックスが表示されます。［関数の分類］欄で［統計］を選択→［関数名］欄で［CORREL］を選択→［OK］をクリックします。

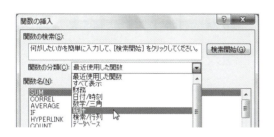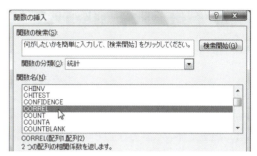

❸ ［関数の引数］ダイアログボックスが表示されます。［配列1］に病床数の全データをドラッグして指定します。

❹ 続けて，［配列2］のボックスをクリックし，後期高齢者入院医療費の全データをドラッグして指定後，［OK］をクリックすると，相関係数

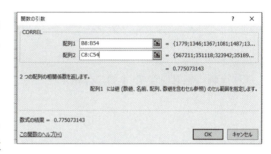

= 0.775 が得られます。相関係数は完全に同質のデータで最大値 +1 となることを考えれば，いまの後期高齢者入院医療費と病床数の関係については，正の相関が強いといえます。

■検定について

2つのデータの相関の有無は散布図を描き相関係数を求めることでほぼ判断できますが，厳密には危険率を指定して検定する必要があり，Excelでは［数式］メニューの中に用意されている［ワークシート分析］を利用することもできます。

■その他のグラフ作成ソフト

Excelなどの表計算ソフトの他に，各種関数のグラフなど曲線・曲面の描画，計算・実験データのプロットなどをするのに便利なフリーソフトとしてよく使われている

・**GNUPLOT**（http://www.gnuplot.info/）

・**Ngraph**（http://www2e.biglobe.ne.jp/~isizaka/）

などをダウンロードして利用できます。

第8章　演習問題

[**8.1**] 演習問題 7.1～7.3，7.5 をグラフにしてみましょう。

[8.2] 生体に投与された薬物の作用や運命は，多くの場合，次のような連続反応で処理されます。
$$A \xrightarrow{k_1} B \xrightarrow{k_2} C \quad (k_1 \neq k_2)$$
A, B, C の濃度は初濃度を A_0 として次式で表されます。
$$A(t) = A_0 \exp(-k_1 t), \quad B(t) = \frac{A_0 k_1}{k_2 - k_1}(\exp(-k_1 t) - \exp(-k_2 t))$$
$$C(t) = A_0 \left[1 - \frac{1}{k_2 - k_1}\left(k_2 \exp(-k_1 t) - k_1 \exp(-k_2 t)\right) \right]$$
A_0, k_1, k_2 に適当な値を与えて $A(t)$, $B(t)$, $C(t)$ の時間変化を描いてみましょう。

[8.3] 1モルの二酸化炭素が48℃で示す圧力（P）の体積（V）変化を調べるため，縦軸に P，横軸に V をとり，次の(1), (2)のグラフを作成しましょう。
(1) 理想気体の状態方程式 $PV = RT$（R：気体定数，T：絶対温度）に従う場合
(2) 実在気体によく適合する次のファン・デル・ワールスの状態方程式に従う場合
$$\left(P + \frac{a}{V^2}\right)(V - b) = RT \quad a : 3.60 (l^2 \cdot atm) \quad b : 4.28 \times 10^{-2} (l)$$
(3) x 軸に絶対温度 T，y 軸に体積 V をとり，理想気体の圧力 P（z 軸）の3次元グラフを作成しましょう。

[8.4] 希ガス原子のような簡単な分子，窒素分子のような小さな無極性分子の間の相互作用を非常にうまく表すポテンシャル関数 $U(r)$ として以下に示すレナード・ジョーンズによるものが知られており，4つの気体に対するパラメータの値は次表の通りです。縦軸にポテンシャル関数 $U(r)$，横軸に分子間距離 r をとり，ポテンシャルのグラフを描きましょう。

$$U(r) = 4\varepsilon\left[\left(\frac{\sigma}{r}\right)^{12} - \left(\frac{\sigma}{r}\right)^6\right]$$

気体	ε ($\times 10^{-21}$ J・mol)	σ (Å)
H_2	0.52	2.92
N_2	1.28	3.69
CO_2	2.61	4.24
C_2H_4	2.68	5.22

[8.5] 吸収過程のある1−コンパートメントモデルによると，血中濃度 C の推移と薬物の消失速度定数 k_e および吸収速度定数 k_a との関係は次式で与えられます。ここで，分布容積を V_D，バイオアベイラビリティを F，投与量を D とします。
$$C = \frac{k_a F D}{V_D(k_a - k_e)}(\exp(-k_e t) - \exp(-k_a t))$$
$FD/V_D = 1$ とおき，x 軸に時間 t，y 軸に吸収速度定数 k_a をとり，消失速度定数 $k_e = 1$ の場合に血中濃度 C（z 軸）の3次元グラフを作成しましょう。吸収速度定数 k_a は製剤学的な加工技術により調節できます。薬物の効果の発現が k_a の値によりどのように変化するか考えてみましょう。

第9章 表計算アプリのデータベース機能と応用機能

9.1 データベースの概要

【1】 データベースとは

　大量のデータを蓄積し整理して，必要に応じてデータの検索や抽出，統計などの処理をコンピューターで行いやすい形にしたものを**データベース**といいます。データベースの管理を行う専用アプリには Access や FileMaker Pro などがあります。また，大量のデータを利用する「辞書アプリ」，「文献検索アプリ」，「医薬品情報提供アプリ」など，数多くの市販応用アプリはデータベースの基本機能を備えています（データベースの詳細と Access での作業は 10 章を参照のこと）。

■表計算アプリのデータベース機能

　表計算アプリの Excel にも充実したデータベース機能があり，表計算機能を使って作成したデータ表がそのままデータベースとなり，大量のデータを同じ形式にまとめて保存し，項目ごとに分類し，ある条件にあったデータを必要に応じて取り出すことができます。表計算アプリは近年，機能が大幅に向上しているので，部分的にはデータベースアプリ顔負けの処理も可能です。

■データベース専用アプリと表計算アプリの違い

　表計算アプリは「データベースアプリのエッセンスを抽出して，使いやすくまとめたアプリ」という側面もあります。したがって，両者は使う場面や目的に応じて使い分けたほうが便利です。

- **表計算アプリ**：個人の住所録や電話帳等の手軽なもの，テーブル構成の自由度が多い，単純な検索は高速。
- **データベースアプリ**：データ量が多いもの，本格的な条件付き検索／抽出（複雑な検索条件・複数テーブルからの抽出など），ネットワークでの本格的なグループ作業など。

【2】 データベースの構成と形式

　次の住所録データを考えましょう。

	A	B	C	D
1	氏名	住所エリア	電話番号	電子メール
2	佐川　卓巳	東京23区（南）	03-6892-0000	takumi@aodvance.hjk.co.jp
3	田中　浩二	東京23区（北）	03-3815-0000	kouji@toyo-u.ac.jp
4	木澤　智子	横浜市	045-987-0000	tomoko@sec1.nih.go.jp
5	小原　美智	川崎市	044-355-0000	miti@uy06.so-net.or.jp

■一覧表形式

- **リスト**：データ全体をリストといいます。リストは多数のレコードの集まりです。Excel では，リストを簡単にデータベースとして使用することができます。データの検索，並べ替え，集計などのデータベース処理を行うと，リストは自動的にデータベースとして認識され，次に挙げるリストの各要素を使ってデータが構成されます。1 つのワークシートに複数のリストを作成しないようにします。

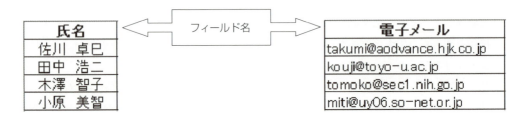

- **レコード**：リストの各行は一連の関連あるデータの集合で，データベースのレコードといいます。

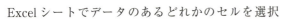

- **フィールド**：リストの列（各項目）は，データベースのフィールドといいます。リストの列ラベルは，データベースのフィールド名といいます。列ラベルは，リストの先頭行に作成します。

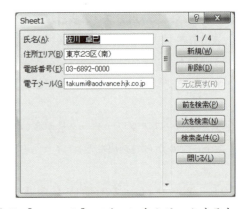

■ **カード形式と一覧表形式**

　［ファイル］→［オプション］→［リボンのユーザー設定］のコマンドの選択で［リボンにないコマンド］を選び，［フォーム］を選択します。一方，［リボンのユーザー設定］の［メインタブ］から［データ］を選択して［新しいグループ］ボタンをクリックするとそれが表示されます。ここで［追加］ボタンをクリックして［データ］の［新しいグループ］に［フォーム］が追加されたら［OK］をクリックします。

　Excel シートでデータのあるどれかのセルを選択後，リボンの［データ］タブの［新しいグループ］にある［フォーム］アイコンをクリックすると一番目のレコードのデータを全て表示するフォームが現れます。このような各レコード単位での表示は**カード（フォーム）形式**と呼ばれます。これに対し，上でみたようにデータ全体を表で表すこともでき，**一覧表形式**と呼ばれます。

9.2 ソート（並べ替え）

　レコードの特定の項目について，一定の順番に並べ替えてレコードを見やすくする機能を**ソート**（sort）といいます。並べ替えの基準となる項目を**キー項目**と呼び，ソートには次の2つがあります。

- **昇順**：小さい順，アイウエオ順，アルファベット順などに並べます。
- **降順**：大きい順，アイウエオの逆順，アルファベットの逆順などに並べます。

例題 9-1

8つのフィールド名からなる，次の「医薬品データベース（1）」のレコードを，

(1)「一般名」をキー項目として昇順にソートしましょう。

(2)「薬価」の降順にソートしましょう。もし薬価が同じ場合には，「一般名」の昇順にソートしましょう。

(3) ソートを活用して，「白い医薬品はいくつある？」，「消化性潰瘍用剤で一番安価なものは？」，「薬価が10番目に低いものは？」，「○○製薬の医薬品はいくつある？」等について検討してみましょう。

	A	B	C	D
1	識別コード	色	製品名	会社名
2	・1102＊・1102・110 2mg	白～黄白	2mgセルシン錠	武田
3	KH_006＊KH006_50	白	5-FU錠50協和	協和発酵
4	・306＊・3065・306_5mg	白	5mgアリナミンF糖衣錠	武田
5	・318＊・ART1010・318	黄	アーチスト錠10mg	第一製薬
6	TTS-218 1g A・G	白	アラネトリン顆粒	高田・日本化薬
7	YD065	白	アンデスサン錠	陽進堂
8	ISP:MECT_KI-2110	赤	イセファニン錠	メクト
9	t＊EPX-10_158,・	白	エスパレキサン錠10	大洋
10	TTS-110	白	テルギンG錠	高田・マルホ
11	ROCHE_181	白	ドラガノン錠100	ロシュ
12	TOYO_650＊TOYO_650	橙	ネオ・ロイコマ・イシントローチH	旭化成
13	MO_451.10＊MO451_10mg10mg	白	ヒスマナール錠10mg	持田

E	F	G	H
一般名	規格単位	薬価	薬効小分類名
ジアゼパム	2mg1錠	6.4	催眠鎮静剤，抗不安剤
フルオロウラシル	50mg1錠	330.3	代謝拮抗剤
フルスルチアミン	5mg1錠	6.4	ビタミンB1剤
カルベジロール	10mg1錠	121.8	血圧降下剤
アルジオキサ	10%1g	5.7	消化性潰瘍用剤
アデノシン三リン酸ニナトリウム	20mg1錠	6.4	他に分類されない代謝性医薬品
ジピリダモール	25mg1錠	6.4	血管拡張剤
オキサビウムヨウ化物	10mg1錠	6.4	自律神経剤
クレマスチンフマル酸塩	1mg1錠	6.1	抗ヒスタミン剤
アニラセタム	100mg1錠	59.8	その他の中枢神経系用薬
アセチルキタサマイシン	4mg1錠	6.4	その他の消化器官用薬
アステミゾール	10mg1錠	293.2	その他のアレルギー用薬

■設問（1）の手順

キー項目が1つだけの場合は［データ］タブ→［並べ替えとフィルタ］の ↓(昇順)，↓(降順) を使います。

❶ キー項目「一般名」列のセルを1つ（たとえば『F2』）クリックします。

❷ ↓(昇順)をクリックすると，ソートされます。（4つのフィールドのみ示す，右図）

E	F	G	H
一般名	規格単位	薬価	薬効小分類名
アステミゾール	10mg1錠	293.2	その他のアレルギー用薬
アセチルキタサマイシン	4mg1錠	6.4	その他の消化器官用薬
アデノシン三リン酸ニナトリウム	20mg1錠	6.4	他に分類されない代謝性医薬品
アニラセタム	100mg1錠	59.8	その他の中枢神経系用薬
アルジオキサ	10%1g	5.7	消化性潰瘍用剤
オキサビウムヨウ化物	10mg1錠	6.4	自律神経剤
カルベジロール	10mg1錠	121.8	血圧降下剤
クレマスチンフマル酸塩	1mg1錠	6.1	抗ヒスタミン剤
ジアゼパム	2mg1錠	6.4	催眠鎮静剤，抗不安剤
ジピリダモール	25mg1錠	6.4	血管拡張剤
フルオロウラシル	50mg1錠	330.3	代謝拮抗剤
フルスルチアミン	5mg1錠	6.4	ビタミンB1剤

■設問（2）の手順

❶ データの範囲内（範囲内であればどこでもよい）でクリックします。または，フィールド名を含めたセル範囲を範囲指定します。

❷ ［データ］タブ→［並べ替えとフィルタ］の（並べ替え）をクリックすると，並べ替えのデータ範囲が指定されるとともに，ダイアログボックスが表示されます。

❸ ［最優先されるキー］の ▼ をクリックして「薬価」を選択し，［並べ替えのキー］には［値］，［順序］には［降順］を選択します。

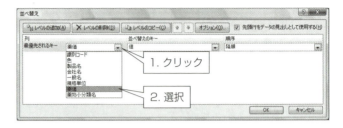

❹ ［レベルの追加(A)］をクリックして，［次に優先されるキー］欄を追加します。

❺ ［次に優先されるキー］として「一般名」，［並べ替えのキー］には［値］，［順序］には［昇順］を選択します。

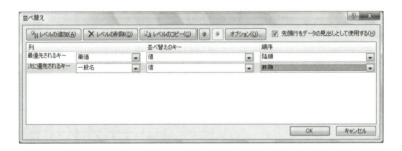

❻ ［OK］ボタンをクリックすると，並べ替えが行われます。

E	F	G	H
一般名	規格単位	薬価	薬効小分類名
フルオロウラシル	50mg1錠	330.3	代謝拮抗剤
アステミゾール	10mg1錠	293.2	その他のアレルギー用薬
カルベジロール	10mg1錠	121.8	血圧降下剤
アニラセタム	100mg1錠	59.8	その他の中枢神経系用薬
アセチルキタサマイシン	4mg1錠	6.4	その他の消化器官用薬
アデノシン三リン酸ニナトリウム	20mg1錠	6.4	他に分類されない代謝性医薬品
オキサピウムヨウ化物	10mg1錠	6.4	自律神経剤
ジアゼパム	2mg1錠	6.4	催眠鎮静剤，抗不安剤
ジピリダモール	25mg1錠	6.4	血管拡張剤
フルスルチアミン	5mg1錠	6.4	ビタミンB1剤
クレマスチンフマル酸塩	1mg1錠	6.1	抗ヒスタミン剤
アルジオキサ	10%1g	5.7	消化性潰瘍用剤

9.3 レコードの抽出

指定された条件に適合するレコードを**抽出**することができます。これには（1）**オートフィルタ**による方法と，（2）**フィルタオプション**の設定による方法があります。

フィルタオプションの設定による方法では，2つ以上の条件を結合した複合判断をして抽出することができます。2つの条件を結合する記号を論理記号といい，**AND**（2つの条件を同時に満たす）と **OR**（2つの条件のいずれかを満たす）があります。

> **例題 9-2**
>
> 演習問題 9.6 の「希望が丘中学校 2018 年 1 学期期末試験の結果」の成績データから，
> (1) 5 教科合計が 450 点以上の女子学生を抽出しましょう。
> (2) 数学と理科が 70 点以上で，5 教科合計が 400 点以上 450 点以下の学生を抽出しましょう。

【1】 オートフィルタによる抽出

❶ データの範囲内（範囲内であればどこでもよい）でクリックします。

❷ ［データ］タブ→［並べ替えとフィルタ］の 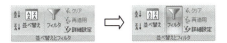 （フィルタ）をクリックしてオンの状態にします。

❸ 次のように表示されたら，「性別」の ▼ をクリックし，「男」のチェックボックスのチェックを外し，「女」にだけチェックが入った状態にして［OK］をクリックすると，女子学生だけが抽出されます。

❹ 5教科合計の ▼ をクリックし，［数値フィルタ］をポイントし，［指定の値以上］をクリックします。

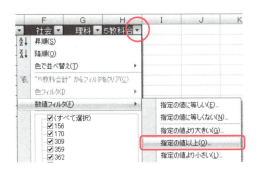 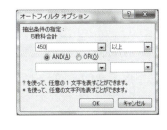

❺ 値の指定をします。「450」を入力し［OK］ボタンをクリックすると，5 教科合計が 450 以上の女子学生が抽出されます。

> 抽出がうまくいかなかったときは，［フィルタ］をクリックして解除し，抽出する範囲（フィールド名を含む）をドラッグして指定してみましょう。

■抽出の解除

検索条件に適合したレコードを抽出しても，表示されるデータが制約を受けるだけで，すべてのレコードはそのまま存在しています。抽出を解除すればすべてのレコードが再表示されます。[データ] タブ→ [フィルタ] をクリックして，設定を解除します。

【2】 複合条件下での抽出

❶ 【1】 と同様にしてフィルタをオンの状態にします。

❷ 数学，理科それぞれについて ▼ をクリックし，[数値フィルタ] が [指定の値以上] で「70」，[以上] に設定し学生を抽出します。

❸ 5教科合計の ▼ をクリックし，[数値フィルタ] をポイントし，[指定の範囲内] または [ユーザー設定のフィルタ] をクリックします。

❹ ダイアログボックスにおいて「400」，[以上]，[AND]，「450」，[以下] を指定します。

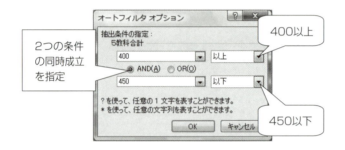

❺ [OK] ボタンをクリックすると，5教科合計が 400 以上かつ 450 以下の学生が抽出されます。

■抽出結果を保存する

抽出した結果の表全体を選択後，コピーします。同じシートの空欄，または新たなシートに貼り付けて抽出結果を保存しておきましょう。

	A	B	C	D	E	F	G	H
1	生徒氏名	性別	数学	国語	英語	社会	理科	5教科合
3	篠沢 京子	女	98	100	91	72	84	445
4	岡島 奈津子	女	87	83	94	62	78	404
14	小島 栄	男	82	83	94	63	78	400

9.4 表のテーブル化

Excel 2016 には表を**テーブル**に変換する機能があり，テーブルにすると次のようなメリットがあります。

・テーブルスタイルが適用され，1行おきに縞模様になるなどデータが見やすくなる。
・列見出しに▼が表示されフィルターモードになる。
・シートをスクロールすると列番号の部分に見出しが表示される（ウィンドウ枠の固定）。
・「集計行」を簡単に追加できるので，合計や平均などの集計処理が容易にできる。

> **例題 9-3**
> 演習問題 9.6 の「希望が丘中学校 2018 年 1 学期期末試験の結果」の表をテーブルに変換しなさい。テーブル化することのメリットを確認しなさい。

❶ 表内の任意のセルをクリックした状態で，［挿入］タブを選択し，表示された をクリックします。

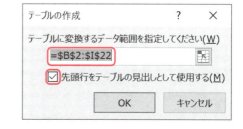

❷ ［テーブルの作成］ダイアログが表示されたら，テーブルに変換するデータ範囲を指定します。

❸ ［先頭行をテーブルの見出しとして使用する］に☑を入れ［OK］をクリックします。

❹ テーブルスタイルが適用され，データを見やすい「テーブル」が作成され，リボンにデザインタブが表示されます。

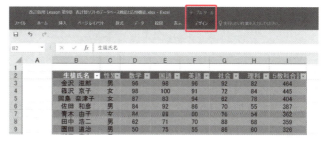

❺ 各フィールドにフィルターボタン▼が表示されており，例題 9-2 と同様の抽出操作が可能です。

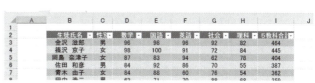

❻ データ内のセルを選択し，右クリックしてメニューから［クイック分析］を選ぶと，表示される一覧から，数値の大小関係が視覚的にわかるように書式を設定したり，グラフを作成したり，合計を求めたりできます。

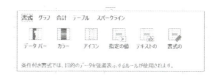

9.4 表のテーブル化

❼ テーブル内のどれかのセルを選択してから，シートを下方向へスクロールすると列番号の部分に見出しが表示され，フィールド名が確認しやすくなっている（ウィンドウ枠の固定）ことがわかります。

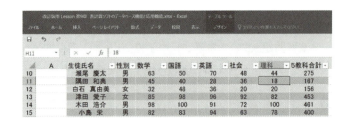

❽ ［デザイン］タブを選択し，［テーブルスタイルのオプション］の集計行に☑を入れると，テーブルの最終行に「合計」が表示されます。テーブルの最終行の各フィールドのセルをクリックすると▼が表示されるので，クリックしてそのフィールドのデータの個数・平均・標準偏差・最大値などを求めることができます。

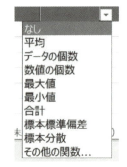

❾ フィールド名に表示されたフィルターボタンを使い，例題9-2の(1)，(2)と同じ抽出ができます。

9.5 クロス集計とピボットテーブル

たとえばアンケート調査や販売実績などのデータが**リスト形式**で与えられたとき，どのような場合にどういった特徴があるのかといったことを分析するためには，2つ以上のフィールドをクロスして表を作成すると，それらのフィールド相互の関係を明らかにすることができます。通常，2つのフィールドをクロスした表を作成することを**クロス集計**，3つ以上のフィールドをクロスした表を作成することを**多重クロス集計**と呼んでいます。

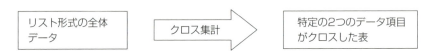

さまざまな切り口からクロス集計することでデータの持つ構造を詳しく分析することができます。クロス集計表を作成するには SUMIF，COUNTIF，DCOUNTA，VLOOKUP などのエクセル関数を使用すると便利ですが，一般にはやや手間のかかる作業です。

Excel には**ピボットテーブル**（旋回表）という**強力なデータ集計・分析ツール**が用意されているので，これを利用すれば，通常のデータ集計からクロス集計までを，マウスを使った簡単な操作で集計表を作成することができます。作成した集計表では集計項目のフィールドボタンをマウスでドラッグするだけで，集計方法を簡単に変更できます。たとえば，売り上げデータのリストから商品別／担当者別／日付別といった切り口で，アンケート調査のリストから年齢・性別と問1と問2の関連は・・・といった切り口で，すばやく集計結果を切り替えて分析できます。データの集計方法も単なる合計だけでなく，平均値・標準偏差・分散などのさまざまな角度から選択できます。

例題 9-4

ある地域の 20 名を対象にして「コンピューター利用に関するアンケート調査」を行いました。

> 問1　あなたの年齢をお知らせください。
> 問2　あなたの性別をお知らせください。
> 問3　あなたは1日平均何時間くらいパソコンを使用していますか。
> 　　　(1) 0 時間　(2) 1 時間以内　(3) 1～3 時間　(4) 3 時間以上
> 問4　あなたはパソコンに関する知識や操作について不安がありますか。
> 　　　(1) 不安はない　(2) 少し不安がある　(3) 分野により不安がある
> 　　　(4) 非常に不安がある　(5) 該当するものなし

回答結果を整理して次のテーブルを得ました。

No	1	2	3	4	5	6	7	8	9	10	11	12	13	14	15	16	17	18	19	20
問1	16	37	53	26	62	32	21	40	70	46	50	23	35	30	65	45	38	26	58	45
問2	女	女	男	男	女	男	男	女	男	女	女	女	女	女	男	女	男	男	女	男
問3	2	3	3	4	1	3	4	2	1	4	2	1	4	2	3	3	4	1	2
問4	2	2	1	1	5	3	1	1	5	2	2	5	4	1	4	2	1	3	4	1

(1) 問2と問3のクロス集計を行い，性別とパソコン使用時間との関係を調べましょう。

(2) 問1と問2と問4の多重クロス集計を行い，年齢，性別とパソコンへの不安との関係を調べましょう。

■設問(1)の手順

❶　回答結果を入力してリスト形式のテーブルを作成します。

❷　ピボットテーブル（の左上端）を作成する場所のセルをアクティブにしておきます。

❸　［挿入］タブ→［テーブル］の 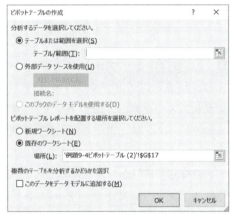（ピボットテーブル）を選択して表示される右のダイアログボックスでワークシートのデータ範囲を選択指定します。

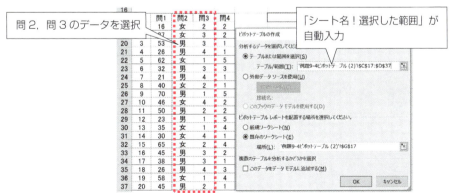

問2，問3のデータを選択

「シート名！選択した範囲」が自動入力

9.5　クロス集計とピボットテーブル

❹ ピボットテーブルを新規か，現在開いているシートのどちらのワークシートに作成するか（ここでは［既存］）を選択し，［OK］をクリックします。

❺ フィールドが何も設定されていない空白のピボットテーブルが作成されます。

❻ ［ピボットテーブルのフィールド］で，　問2　→［列］，　問3　→［行］，　問3　→［値］へ，それぞれドラッグします。フィールドの設定と同時にピボットテーブルができていきます。

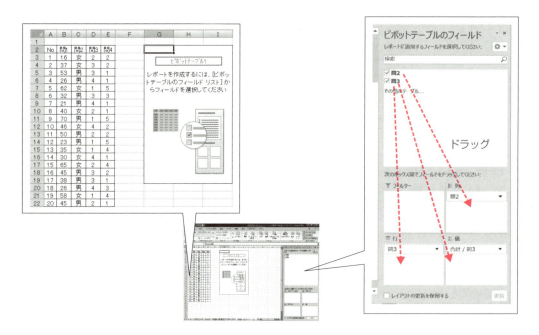

❼ ［ピボットテーブルのフィールド］の　合計 / 問3 ▼　を変更します。それには，　合計 / 問3 ▼　をクリック→［値フィールドの設定］を選択して表示されたダイアログボックスの［集計方法］タブで，［選択したフィールドのデータ］に［データの個数］を選択します（クロス集計表ができてから，項目を右クリックして［データの集計方法］から変更することもできます）。［OK］をクリック → ピボットテーブルと値フィールドで　データの個数 / 問3 ▼　に変更されたことを確認します。

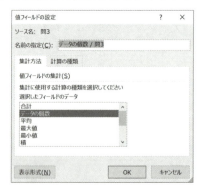

❽ ピボットテーブルが作成されました。行ラベルの各項目を選択して，問3の選択肢（1）〜（4）を具体的に入力して集計表をわかりやすくしましょう。

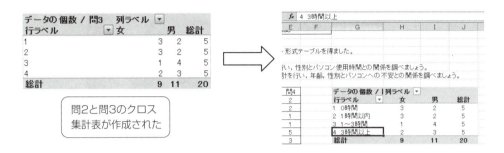

問2と問3のクロス集計表が作成された

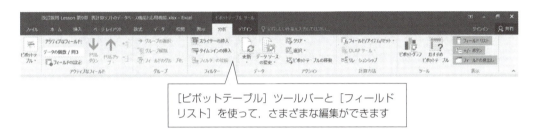

[ピボットテーブル] ツールバーと [フィールドリスト] を使って，さまざまな編集ができます

❾ [ピボットテーブルのフィールドリスト] の データの個数／問3 ▼ をクリック → [値フィールドの設定] を選択 → ダイアログボックスが表示 → [計算の種類] タブをクリック → [計算の種類] で [列集計に対する比率] を選択して比率（%）で表現することもできます。

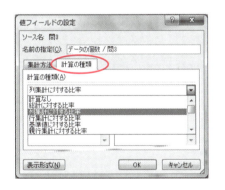

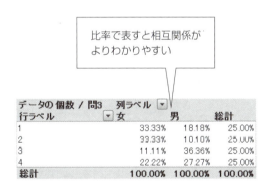

比率で表すと相互関係がよりわかりやすい

❿ クロス集計表から容易に「女性はパソコンの使用時間の少ない人が多く，男性はパソコンの使用時間が比較的多い」ことがわかります。

9.5 クロス集計とピボットテーブル

■ピボットグラフの作成

［ピボットグラフ］ボタン をクリックして瞬時にグラフを作成できます。ピボットテーブル内の「男」と「女」をドラッグして入れ替えると，男性が青色，女性が赤色に入れ替わります。

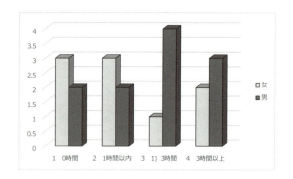

■データの更新

通常と違い，集計元のリスト形式のデータの一部を変更しても，そのままでは変更内容がピボットテーブルに反映されません。ピボットテーブル内の任意のセルを選択してからピボットテーブルツールバーの （更新）をクリックすることで反映されるようになります。

■並べ替え

ピボットテーブルの集計値の大小により並べ替えるには，集計の列の任意のセルを選択し，（並べ替えボタン）をクリックします。

■設問(2)の手順

次に，問1と問2と問4の多重クロス集計を行い，年齢・性別とパソコンへの不安との関係を調べてみます。設問(1)と同様の手順で［ピボットテーブルのフィールド］の問1，問2，問4ボタンをドラッグして，次図に示すピボットテーブル（3重クロス集計表）を作ります。ピボットテーブルから「男性はあまり不安がないようであり，また年齢によるはっきりした傾向はなさそう。女性は不安を持つ人が多く，特に高年齢の人にその傾向が強い」ことがわかります。

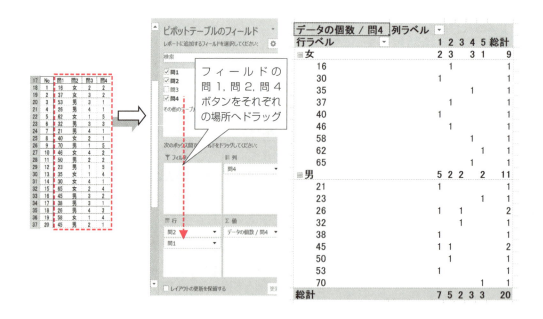

9.6 ゴールシークとソルバー

最適化機能の**ゴールシーク**（Goal Seek）は「計算式が入力された1つのセルに目標値を与え，計算式で参照している他のセルの値を変化させて最適解を求める機能」であり，以下の例題や目標売上高に見合った最適な従業員数を調べるなどのさまざまな問題に適用できます。ゴールシークでは同時に変化できるセルは1つだけです。

ソルバー（Solver）は「一般には複数の条件下で，数式が入った目的セルに目標値を設定し，それに合わせて他のセル値を変化させ最適解を求める機能」で，同時に複数のセル値を変化させることが可能で，2つ以上のパラメータの**最適値**を決める問題などに適用できます。ソルバーの計算結果はシナリオとして保存でき，設定する条件を何度も変更して調べ，後でそれらを比較検討するのに便利です。ソルバーを使うには，

❶ ［ファイル］→［オプション］→［Excelのオプション］→［アドイン］でアドインの一覧から［ソルバーアドイン］を選択後，［設定］をクリックします。

❷ ［アドイン］ダイアログが表示されたら，［☐ソルバーアドイン］にチェックを入れます。

❸ ソルバーが［データ］タブの［分析］からクリックして利用できるようになります。

例題 9-5

ある薬物の血中濃度 C は薬物投与時の濃度 C_0 から式 $C = C_0 \exp(-kt)$ に従って変化します。6時間後に薬物投与時の 10% 濃度となるような血中濃度変化を得るには，式中の消失速度定数 k の値はいくらであればよいですか。C_0 の値は 10 とします。

■グラフの作成

❶ セル『A2』に C_0 の値，セル『B2』に k の仮の値を入力します。

❷ セル『A4』～の列に時間の値を入力します（ここでは 0 から 0.5 ずつ増やすことにします）。

❸ セル『B4』に式「=A2*EXP(-B2*A4)」を入力後，『A2』と『B2』の部分は F4 キーを押して「=A2*EXP(-B2*A4)」と**絶対参照**の形にします。セル『B4』の右下をポイントして + となったらドラッグして『B24』までの濃度値を入力します。

❹ 『A3:B24』を選択反転後，グラフボタンを押して**散布図**グラフ（縦軸 C，横軸 t）を描きます。

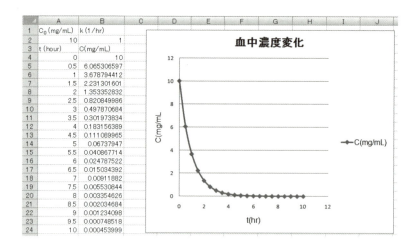

■ おおまかな予想

セル『B2』の k の値が 1 の場合，明らかに目標値より消失の変化が速いので，もう少し小さい k の値を仮にいくつか設定して（たとえば 0.8, 0.6, 0.4, 0.2），求めたい k の値を予想してみましょう。k の値を変化させると瞬時にセルの濃度やグラフが更新されますが，なかなか k の目標値を自分で探すのは難しいですね。

■ ゴールシークで正確な k の目標値を決定

❶ ［データ］タブ→［予測］の［What-If 分析］ボタン→［ゴールシーク］を選択すると［ゴールシーク］ダイアログボックスが表示されるので［数式入力セル］にカーソルがあることを確認して，セル『B16』をクリックして指定します。

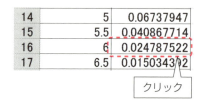
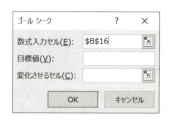

さらに目標値に C_0 の 10% に相当する「1」を入力，［変化させるセル］にセル『B2』をクリックして指定し，［OK］をクリックします。

❷ ［セル B16 の収束値を探索しています。解答が見つかりました］と表示されます。［OK］をクリックするとセル『B16』の値は 0.024787522 → 0.999897212 へ，セル『B2』の値は 1 → 0.383781314（k の最適値）へ変更されます。Sheet のデータとグラフもゴールシークで見いだされた最適値に対応したものに変更されます。

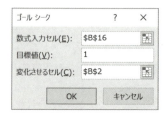

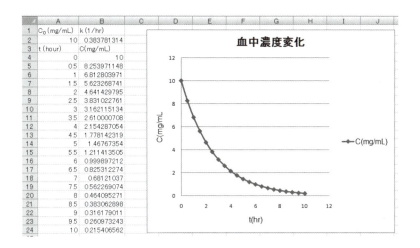

　これまでの例では，ある時間 t で目標とする濃度値が得られるようにゴールシークを利用して消失速度定数 k の値を決めましたが，消失速度定数 k の固定値に対し目標とする濃度値を与える時間 t をゴールシークで決めることもできます。

9.7 マクロによる作業の自動化

　Excel で計算表を作る，グラフを描く，集計作業・データベース機能を利用した作業をする，といった場合にデータは入れ替わってもほとんど同じような作業を繰り返し行わなければならない場合がよくあります。その場合，**プログラミング**を行うことにより本格的な対処が可能になりますが，Excel ではその前段階として，作業中の一連のさまざまな操作を自動記録する（**マクロ**と呼ぶ）ことにより，次からマクロを実行することで一連のさまざまな操作を自動的に実行できるのでとても便利です。**手間のかかる操作，同じ処理を繰り返す，頻繁に使用する一連の操作**にはマクロを利用して Excel をより効率的に使いましょう。本節ではマクロの初歩を取り上げますが，**VBA**（Visual Basic for Applications）も勉強してマクロの進んだ取り扱いができると，Excel のほとんどすべての機能を自在に操り，Excel の能力を格段に高めることも夢ではありません。

例題 9-6

　演習問題 9.6 の「希望が丘中学校における 2018 年 1 学期期末試験の結果」データが Excel のワークシートに入っています。また，「2018 年 2 学期期末試験の結果」データが CSV ファイル「2018-2-term.csv」に入っています。

(1) 例題 9-2（2）の「条件に該当する学生を抽出する」という一連の操作をマクロ名「Extract」でマクロに記録しましょう。保存するブック名は「試験結果」とします。
(2) マクロ「Extract」を実行して「同じ条件に該当する学生を，2 学期期末試験の場合で，抽出」してみましょう。

Excelを起動して，1学期期末試験結果のデータが入っているシートを開きます。

マクロを使用するには[開発] タブの表示を有効にする必要があります。[ファイル]→[オプション]→[Excelのオプション]ダイアログのリボンのユーザー設定[メインタブ]で「□開発」にチェックを入れて[OK]をクリックすると[開発]タブが表示されます。

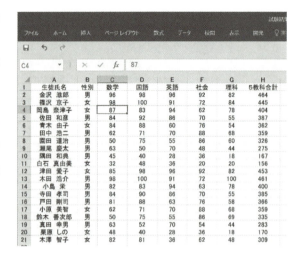

【1】 マクロの記録

❶ [開発]タブ→ マクロの記録 をクリックすると[マクロの記録]ダイアログボックスが「コード」グループに表示されます。

❷ [マクロ名]欄をクリックし，マクロ名「Extract」を入力します。

❸ [マクロの保存先]の一覧からマクロの保存先を選択（いまは「作業中のブック」）します。

❹ （後で説明を見た方がよい場合）[説明]欄にメモを記入しておきます。

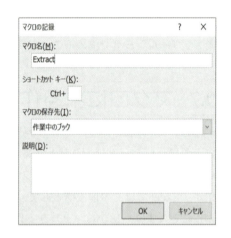

❺ [OK]をクリックします。 記録終了 ボタンが[コード]グループに表示されます。**これ以降の操作はすべて（記録終了ボタンを押すまで）マクロとして記録されるので，必要な操作だけを正確に行うようにします。**

❻ マクロとして自動化したい操作（＝例題9-2（2）の抽出作業）を実行します。記録されるのは操作内容のみで，操作に要した時間は記録されません。

❼ すべての操作が終わったら，[開発]タブ→[記録終了]をクリックしてマクロの記録を終了します。ここまでの操作で例題9-2（2）の結果，該当者3名が抽出されています。

❽ [ファイル]→[名前を付けて保存]からファイル名「試験結果」で「**マクロ有効ブック**，拡張子は**.xlsm**」というファイル形式で保存します。

❾ 「試験結果.xlsm」ファイルを開き，[開発]タブのコードグループにも示された[マクロ]をクリック，開いたマクロタブで[実行]をクリックしてください。記録した抽出作業が一瞬で実行されます。

【2】 マクロの実行

2学期期末試験においては，1学期での抽出と同じ条件で絞ると該当する学生はどうなるか，記録したマクロを実行して自動的に（改めて抽出作業をすることは無し）結果を求めましょう。

❶ 「試験結果.xlsm」を起動して，2学期期末試験結果のデータ「2018-2-term.csv」を開きます。

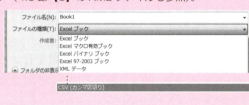

> **CSV ファイルとは**
> CSV ファイルとは，（数値やテキスト等の）値をコンマ（,）で区切って書いたテキストファイルのことで，ファイル名の拡張子が「.csv」となっており，「カンマ区切りテキスト」，「CSV 形式」などと呼ばれています。この形式ならデータをアプリの種類に関係なくやりとりできるので，表計算アプリやデータベースアプリなどでのデータ保存によく利用されます。CSV は，「Comma Separated Value」の省略形です。Excel のデータを CSV 形式のファイルとして保存する場合は，［ファイル］→［名前を付けて保存］→ファイルの種類で「CSV」を選択して保存してください（4.9 節【6】の XML ファイルも参照）。

❷ ［開発］→［マクロ］をクリックすると，マクロ「試験結果.xlsm!Extract」（ブック「試験結果.xlsm」が持つマクロ「Extract」の意味）のダイアログが表示されるので，［実行］をクリックします。

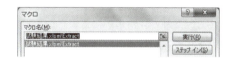

❸ マクロが実行され，瞬時に，2学期期末試験に対する抽出結果が表示されました。

	A	B	C	D	E	F	G	H
1	生徒氏名	性別	数学	国語	英語	社会	理科	5教科合
2	金沢 滋郎	男	88	68	96	92	82	426
14	小島 栄	男	82	83	94	86	70	415
22								

作業が複雑になるとデータが変わるたびにそれを行うのは手間がかかります。そのような時にはマクロは強力な支援をしてくれます。

【3】 マクロを利用するときの注意

マクロの記録を行っているとき，Excel は正しいか間違っているかにかかわらずユーザーが行うすべての操作をそのまま忠実に記録します。マクロを実行するときは，一般にはマクロの記録時と異なる状況にあることがあるので（たとえば，データの与え方やアクティブセルの場所，… など），Excel は異なる度合いにより「正しい作業結果を与える」，「エラーメッセージを出すが正しい作業結果を与える」，「エラーメッセージを出して，作業を中断する」，…といった対応をします。

> **マクロウイルスの危険**
>
> マクロを使った Excel ファイルを添付したメールを受け取った場合は，マクロウイルスの危険に十分注意する必要があります。特に，見知らぬ相手からのマクロ付き Excel（Word なども同様）ファイルは削除するかマクロを無効にして開きましょう（4.7 節【7】，13.8 節を参照）。マクロをほかのユーザーと共有する場合，Excel ではデジタル署名を使用してマクロの作成者を明確にして，そのマクロの安全性を保証することもできます。

第9章　演習問題

[9.1] 例題 8-6 の血中濃度 C と消失速度 v との間にミハエリス・メンテンの関係が成立する場合について，$C=10\,\mu g/mL$ で消失速度 v が最大速度の 90% になるためには K_m の値はいくらであればよいか，ゴールシークを利用して決めましょう。その結果と，解析的に解いた結果（この問題は，実は簡単な方程式を解いて求められる）を比べてみましょう。

　※注意：ほとんどの薬物ではその体内からの消失は一次式に従いますが，抗てんかん薬・フェニトインなどの一部の薬はミハエリス・メンテンの式に従って消失します。

[9.2] 例題 9-4 のデータについて，(1) 問3と問4のクロス集計を行い，パソコン使用時間とパソコンへの不安との関係を調べましょう。(2) 問1と問2と問3のクロス集計を行い，年齢，性別とパソコン使用時間との関係を調べましょう。

[9.3] 入力ミスが起きにくいといわれるカード形式（フォーム）を使用してデータ入力を行い，次のような在庫管理表を作成しましょう。その際，連続した数値の入力やコピーを利用して，見栄えの良くなるような工夫もしてください。完成したら，ファイル名を付けて保存しましょう。

** 在庫管理表 **

日付	売上数	入荷数	在庫数	備考
2月1日	75		425	
2月2日	31		394	
2月3日	33		361	
2月4日	64		297	発注せよ
2月5日	26		271	発注せよ
2月6日	43	250	478	
2月7日	19		459	
2月8日	67		392	
2月9日	44		348	
2月10日	38		310	
2月11日	40		270	発注せよ
2月12日	55		215	発注せよ
2月13日	68	250	397	
2月14日	19		378	
2月15日	27		351	

商品名：スペースモンスターK
期首在庫数：500

[9.4] 次の非金属元素群を元素名，原子番号，原子量の3列でワークシートに入力し，(1) 元素記号のアルファベット順，(2) 原子量について降順，にソートしてみましょう。

元素名	原子番号	原子量
H	1	1.01
He	2	4.00
B	5	10.81
C	6	12.01
N	7	14.01
O	8	16.00
F	9	19.00
Ne	10	20.18
Si	14	28.09
P	15	30.97

元素名	原子番号	原子量
S	16	32.07
Cl	17	35.45
Ar	18	39.95
As	33	74.92
Se	34	78.96
Br	35	79.90
Kr	36	83.80
Te	52	127.60
I	53	126.90
Xe	54	131.29

[9.5] 次の「政宗薬局における売上げ表（1月10日分）」について，それぞれの薬を，どの店で，いくら売り上げたか一目瞭然でわかるようなクロス集計表を作成してみましょう。

日付	支店名	商品名	売上金額
1月10日	青葉山店	総合感冒剤	¥52,000
1月10日	青葉山店	健胃消化剤	¥38,500
1月10日	青葉山店	眼科用剤	¥13,000
1月10日	青葉山店	ビタミン剤	¥44,000
1月10日	中央通店	総合感冒剤	¥103,000
1月10日	中央通店	健胃消化剤	¥60,500
1月10日	中央通店	眼科用剤	¥18,000
1月10日	中央通店	ビタミン剤	¥64,200
1月10日	駅前店	総合感冒剤	¥86,000
1月10日	駅前店	健胃消化剤	¥76,500
1月10日	駅前店	眼科用剤	¥20,000
1月10日	駅前店	ビタミン剤	¥74,800

[9.6] 次の「希望が丘中学校における2018年1学期期末試験と2018年2学期期末試験の結果」を作成し，以下の問いに答えましょう。

(1) 2018年1学期期末試験結果のデータについて

①氏名のアイウエオ順，②数学の得点順，③英語の得点順，④5教科合計の得点順，にそれぞれソートしてみましょう。

⑤5教科合計が360点以上の男子学生を抽出しましょう。

⑥国語と英語と社会が80点以上で，5教科合計が420点以上460点以下の学生を抽出しましょう。

(2) 抽出作業(1)をマクロに記録してみましょう。そのマクロを用いて，2018年2学期期末試験結果のデータにおいて抽出される学生を調べてみましょう。

生徒氏名	性別	2018年1学期期末試験						2018年2学期期末試験					
		数学	国語	英語	社会	理科	5教科合計	数学	国語	英語	社会	理科	5教科合計
金沢 滋郎	男	96	98	96	92	82	464	88	68	96	92	82	426
篠沢 京子	女	98	100	91	72	84	445	86	60	88	60	76	370
岡島 奈津子	女	87	83	94	62	78	404	48	44	71	70	88	321
佐田 和彦	男	84	92	86	70	55	387	36	18	86	100	91	331
青木 由子	女	84	88	60	76	54	362	84	88	60	76	54	362
田中 浩二	男	62	71	70	88	68	359	62	71	70	88	68	359
園田 道治	男	50	75	55	86	60	326	76	75	55	86	60	352
瀬尾 慶太	男	63	50	70	48	44	275	58	55	70	48	44	275
隅田 和典	男	45	40	28	36	18	167	68	58	28	36	18	208
白石 真由美	女	32	48	36	20	20	156	69	48	36	20	20	193
津田 愛子	女	85	98	96	92	82	453	44	98	96	92	82	412
木田 浩介	男	98	100	91	72	100	461	98	100	91	72	100	461
小島 栄	男	82	83	94	63	78	400	82	83	94	86	70	415
寺田 孝司	男	84	90	86	70	55	385	84	90	86	63	76	399
戸田 剛司	男	81	88	63	76	58	366	81	88	63	76	58	366
小原 美智	女	62	71	70	88	68	359	62	71	70	88	68	359
鈴木 善次郎	男	50	75	55	86	69	335	96	98	55	86	69	404
真田 幸男	男	63	52	70	54	44	283	98	100	70	54	44	366
栗原 しの	女	48	40	28	36	18	170	87	83	28	36	18	252
木澤 智子	女	82	81	36	62	48	309	84	92	36	62	48	322

[9.7] 例題8-5のグラフを作成する過程をマクロに記録しましょう。下記の「都道府県別に見た医療保険医療費」(H11年度) のデータをワークシートに入力し，マクロを実行して複合グラフを作成してください。グラフ化されなかったデータは追加データとして処理しましょう。

※8.2節【1】を参照。ただし，いまのようにデータの選択領域が連続的である場合は，追加分データを選択し縁の部分をポイントすると，マウスポインタの形が となります。グラフエリアにドラッグするとマウスポインタの形が となり，ドロップするとグラフが追加されます。

県名	総額（億円）	老人医療費の割合（%）
東京	26920	35.3
大阪	20250	36.8
北海道	15901	43.4
神奈川	15269	34.6
愛知	14680	36.0
福岡	13370	45.1
兵庫	12051	40.2
埼玉	11438	34.4
千葉	10011	35.2
静岡	7746	40.1
広島	7481	45.1
京都	6093	44.0
茨城	5732	40.1
新潟	5693	44.4
熊本	5196	50.1

第10章 データベースと専用ソフトの基本操作

10.1 データベースの必要性と基本事項

【1】 ファイルでのデータ管理の問題点

　病院で患者データを取り扱う場合を考えてみましょう。WordファイルやExcelファイルなどを使用してたくさんの患者情報を受付窓口，検査部，診療科，薬剤部，会計窓口などの各部門で分担作業により膨大なファイルを作成し，情報共有を図ることになります（また，薬剤部内でのたくさんの医薬品の管理，評価，調剤，医薬品情報作成，服薬履歴など，分業して行い，情報を共有する場合も状況は同じです）。

　簡単な例として，表10.1に示すリスト形式で作成された受付窓口での「患者基本属性ファイル」と，臨床検査部での「臨床検査ファイル」を考えてみましょう。外来で何度か通院している間に，木澤→畠中への姓名変更などがあれば，「患者基本属性ファイル」と同時に「臨床検査ファイル」でも同時に変更しなければ矛盾が起きてしまいます。

　このように，通常のファイルでのデータ管理の問題点として，
- 各業務間のファイルでデータの重複が発生する可能性が高い。
- 特定の業務のデータの更新が他の業務のデータの更新につながらない。
- データ構造を変更するとプログラムを変更しなければならない。

といったことが生じてしまいます。これらの問題は医療系に限らず，あらゆる分野でのデータ取扱いで普遍的に生じます。

表10.1 2つの患者情報ファイル

[患者基本属性]

患者番号	氏名	性別	生年月日	住所
000385	佐川 卓巳	M	1945.3.15	仙台市
000386	田中 浩二	M	1988.10.2	東京都
000387	木澤 智子	F	1971.7.24	横浜市

[臨床検査]

検査番号	患者番号	検査日	氏名	性別	生年月日	ALT	BUN	T-Cho	ALP
041256	000385	2008.7.3	佐川 卓巳	M	1945.3.15	41	15.2	195	124
041287	000386	2008.7.3	田中 浩二	M	1988.10.2	21	14.9	221	149
041302	000387	2008.7.5	木澤 智子	F	1971.7.24	13	13	209	310

【2】 ファイルからデータベースへ

　それらを克服するデータの記録・管理の方法として，1950年代には米軍においてデータベースというアイデアが考えられました。データベースの日本工業規格（JIS）による定義は「複数の独立した利用者に対して，要求に応じてデータを受け入れ，格納し，供給するための構造」となります。また，データベースを効率よく管理運営するためのアプリは**データベースマネージメントシステム**（**DBMS**）と呼ばれています。データベースの特徴として

- データとプログラムは直接の関係がなく，データベースの構造を変更してもプログラムを変更しなくてよい。
- データは唯一であり重複がない。それ故，データの更新は特定の業務システムから実施すれば，他のシステムで行う必要がない。

が可能になることが挙げられます。

　前項に示したファイルを使ったデータ管理をデータベース化した場合の変化を**表10.2**に示します。この例では「患者基本属性DB」と「臨床検査DB」において同じ患者であることを確認するための指標（患者番号というキー項目）以外にデータの重複はありません。表10.2のように一件のデータを複数の項目（フィールド）の集合として表現し，データの集合をテーブルと呼ばれる表で表す方式によるデータベースは1970年にIBM社のCoddにより枠組みが考案され，複数のテーブル間で共通のフィールドを関係づけるやり方であったので**リレーショナルデータベース**と呼ばれ，やがて中小規模のデータベースでは最も一般的な方法となりました。

表10.2 データベース化した2つの患者情報ファイル

[患者基本属性：DB]

患者番号	氏名	性別	生年月日	住所
000385	佐川　卓巳	M	1945.3.15	仙台市
000386	田中　浩二	M	1988.10.2	東京都
000387	木澤　智子	F	1971.7.24	横浜市

[臨床検査DB]

検査番号	患者番号	検査日	ALT	BUN	T-Cho	ALP
041256	000385	2008.7.3	41	15.2	195	124
041287	000386	2008.7.3	21	14.9	221	149
041302	000387	2008.7.5	13	13	209	310

【3】 実表（base table）と仮想表（view table）

　リレーショナルデータベースではたくさんのほぼ独立した実際のデータを入力したテーブル＝**実表**（base table）を作成し，それらの間を**リレーションシップ**で関連付けます。その後，必要とする項目のセットを選んで抽出し，さまざまな**仮想表**（view table）を作成して目的に合わせて利用します（**表10.3**）。仮想表には次節以降で具体的に学ぶように，クエリ，フォーム，レポートなどがあります。

　これまで取り上げたデータベースの主な特徴にとどまらず，実際のデータベースシステムはもう少し複雑になります。それは，"複数のユーザーが同時に利用"するので**同時実行制御**が必要，"データの登録や更新時にデータ同士に矛盾がなく信頼できる処理を実現する"ために，データベースに下書きして，矛盾がないのを確認できてから本当に書き込む**トランザクション機能**が必要，ジャーナル（ログファイル）による**障害回復機能**が必要，ユーザーごとにアクセス権を限定できる**機密保護機能**が必要，なども整備されているからです。

表 10.3　実表と仮想表

[患者基本属性：実表]

患者番号	氏名	性別	生年月日	住所
000385	佐川　卓巳	M	1945.3.15	仙台市
000386	田中　浩二	M	1988.10.2	東京都
000387	木澤　智子	F	1971.7.24	横浜市

[臨床検査：実表]

検査番号	患者番号	検査日	ALT	BUN	T-Cho	ALP
041256	000385	2008.7.3	41	15.2	195	124
041287	000386	2008.7.3	21	14.9	221	149
041302	000387	2008.7.5	13	13	209	310

[クエリ：仮想表]

患者番号	氏名	住所	BUN	T-Cho
000385	佐川　卓巳	仙台市	15.2	195
000386	田中　浩二	東京都	14.9	221
000387	木澤　智子	横浜市	13	209

　次節から **Access** を使用した具体的な作業を通して，データベース利用の実際を試してみましょう。

10.2　1つ目のテーブルを作成

【1】　データベース作成・活用の基本的手順

❶ データを保存する"入れ物"になる**テーブル**を作成する。

❷ 入力画面の**フォーム**を作り，テーブルにデータをためる。

❸ テーブルにためたデータから**クエリ**で見たい項目だけを取り出す。

❹ クエリに取り出したデータを**フォーム**や**レポート**で見やすく加工する。

【2】　Access の起動

　データベースの作業では関連するファイルの数も多くなる可能性があるので，［ドキュメント］の中に新しいフォルダーを作成して，Access で使うファイルやフォルダーはこの中に保存しましょう。

■ **Access の起動**

　Access を起動するには，デスクトップのアイコン ￼ をダブルクリックするか，［スタートボタン］→［Microsoft Office］→［Access 2016］を選択します。

■ **Access の終了**

　Access を終了するには，［ファイル］→［閉じる］をクリックするか， ￼ ボタンをクリックして閉じます。

【3】 テーブルの作成

49 個の医薬品について，実表として，医薬品の基本情報を蓄積した「医薬品一覧」テーブルと副作用情報を蓄積した「副作用」テーブルを持つ Access ファイル「医薬品情報.accdb」を作成します。

例題 10-1

本節では 49 個の医薬品に関する以下の 11 項目の基本情報を格納した「医薬品一覧」テーブルを作成します。まず，デザインビューで

(1) 製品名 ID，(2) 製品名，(3) 規格単位，(4) ふりがな，(5) 会社名，(6) 一般名 ID，
(7) 一般名，(8) 薬価，(9) 薬効小分類名，(10) 製品英名，(11) 一般名英名

データ型は，(1) は「オートナンバー型」，(6) と (8) は「数値型」，他はすべて「短いテキスト」とし，データの入れ物をデザインしてください。

■起動直後にファイルを保存する

❶ Access 2016 を起動し，使用できるテンプレートから［空のデスクトップデータベース］を選択します。

❷ 保存先は 📂 をクリックして，フォルダーを指定後，ファイル名を「医薬品情報」と入力（拡張子は **.accdb**）後，［作成］をクリックします。

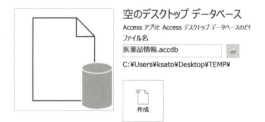

❸ データベースウィンドウ画面が，**データシートビュー**で開きます。

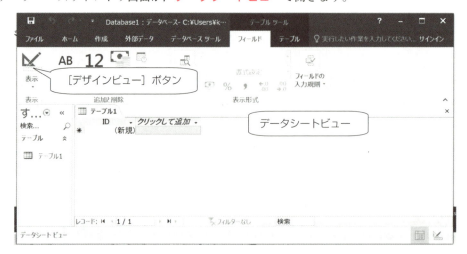

【4】 データシートビューとデザインビュー

❹ ［テーブル1］を選択後，［デザインビュー］ボタンをクリック → ［名前を付けて保存］ダイアログで，テーブル名を「医薬品一覧」としましょう。テーブルの設計画面である**デザインビュー**で開きます。

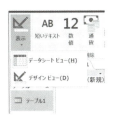
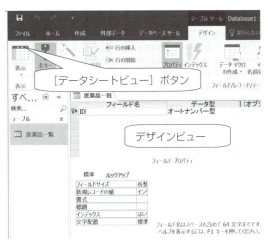

❺ 入力項目一覧を見ながら，デザインビューで順次データの項目名を［フィールド名］欄に入力し，対応する「**データ型**」を選択する手順を繰り返します。「製品名ID」フィールドには通し番号を振りたいので連番が自動入力できる「**オートナンバー型**」を設定します。

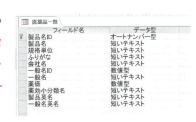

表10.4 Accessで使用可能な主なデータ型

データ型	内容
短いテキスト	文字列と数字などを255文字まで入力できる。
長いテキスト	文字長文，または書式を設定している文字列に使用する。
数値型	数字を扱う。数値（整数，少数を含む）の演算を実行できる。
日付／時刻型	入力できるのは日付と時刻。
通貨型	通貨の値を入力する。通貨記号が自動的に適用される。
オートナンバー型	自動入力される連続番号を扱う。
Yes/No型	YesかNo，TrueかFalse，またはOnかOffを選択。
OLEオブジェクト型	Excelシート，Word文書，画像，音声，スライドなどを貼り付ける。
ハイパーリンク型	Webページのアドレス，メールアドレス，ファイルへのリンクに使用。
添付ファイル	他のアプリケーションのデータを添付できる。
集計	同じテーブル内のほかのフィールドをもとに集計する場合に使用。
ルックアップ ウィザード	別のテーブルに格納されている値を参照する場合に使用。

＊「データ型」には表に示すようにさまざまな形式があるので，それぞれの項目に適したものを選びます。

【5】 主キーの設定

「製品名ID」には通し番号を振ります。これはテーブルのデータが1つずつ別のものであることを識別するためです。**テーブルを作るときは，各レコードを確実に区別するための項目を必ず設定しなければなりません**。これを，その項目に**主キー**を設定するといいます。

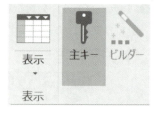

主キーを設定するには［デザイン］タブの［主キー］ボタンをクリックすると，カーソルがあるフィールド欄にキーマークが付きます。

❶ 「製品名ID」フィールドに主キーを設定します。

キーマークが付く

❷ 「薬価」のデータに小数点以下も入力できるように設定します。

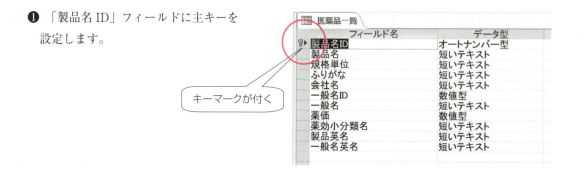

「薬価」にカーソルがあっていることを確認

［フィールドサイズ］の行で空欄をクリックすると，▼ボタンが表示されるので［単精度浮動小数点型］にする

❸ ［ファイル］→［上書き保存］をクリックするか，クイックツールバーの 💾 （上書き保存）をクリックして保存します。

❹ ✕ ボタンをクリックして「医薬品一覧」テーブルを閉じます。

> Accessでは，続けて新しい作業を行うときには元データが入っている［テーブル］や［クエリ］は閉じて行います。これは，共同作業なども前提とするからです。

【6】 フォームでデータの入力を快適に

> **例題 10-2**
>
> 例題 10-1 の「医薬品一覧」テーブルを作成する際に，データ入力を確実に行うため「医薬品一覧入力画面」フォームを作成して行います。入力する医薬品情報の 1～3 番目のレコードはキーボードから入力し，4～49 番目のレコードは入力済みの CSV ファイルから［外部データ］タブのインポート機能を使って入力します。

❶ 「医薬品一覧」テーブルを選択します。［作成］タブの［フォーム］ボタンをクリックして新しいフォームを用意します。

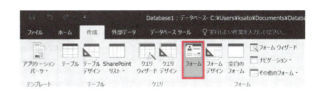

❷ ［ファイル］から［名前を付けて保存］をクリック後，［オブジェクトに名前を付けて保存］→［名前を付けて保存］をクリックし，開いたダイアログにおいて，フォーム名を「医薬品一覧入力画面」として，［OK］をクリックします。フォーム「医薬品一覧入力画面」が追加されました。

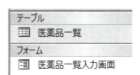

> 入力は［フォームビュー］で行います。いまは表示が［レイアウトビュー］になっているので，［表示］→［フォームビュー］をクリックして 1～3 番まで入力してください。

10.2 1つ目のテーブルを作成

❸ ［表示］ボタン→［フォームビュー］を選択すると，「医薬品一覧」テーブルに設定した項目が順番に配置されます。「製品名ID」は［**オートナンバー型**］にしたので，2番目以降の項目のどれかにデータを入力すると，自動的に連番が入力されます。

❹ データの入力が終わったら，画面下部の ▶ ボタンをクリックして，新しい入力画面を表示して，次のレコードを入力します。これを繰り返します。
　ここでは4番目以降のレコードをファイルから入力するため，一度フォームを閉じましょう。

【7】　外部データの取り込み

❶ 4番目以降のレコードはCSVファイルに用意してあるものを，［外部データ］タブの［テキストファイル］をクリックして開いたダイアログで，ファイル名「医薬品一覧(4-49records).csv」を指定して，［レコードのコピーを次のテーブルに追加する］タイプを選び，［OK］をクリックします。

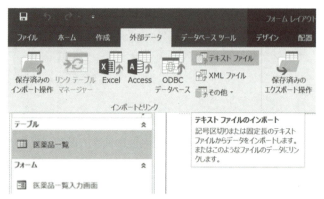

❷ 次の一連の図のように進み，最後に［完了］ボタンを押せばインポートが行われ，メッセージ［・・・インポートしました。］が表示されるので，手入力した3レコードに4〜49個のレコードが追加された「医薬品一覧」テーブルができたことがわかります。

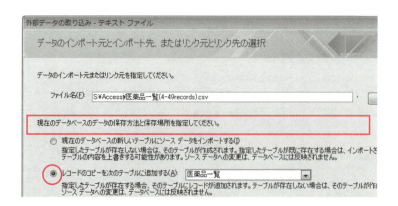

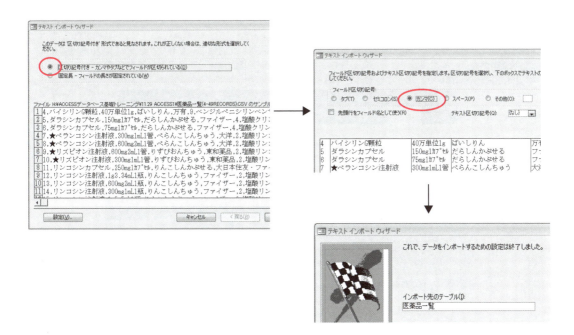

❸ 「医薬品一覧」テーブルを開いてインポートができているか確認してみましょう。

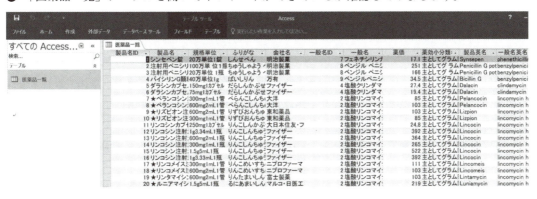

Excelのワークシートを読み込むだけで自動的にテーブル化する

　Access 2016では，Excelのワークシートもインポートで取り込んで自動的にテーブルを作成できます。ただし，でき上がったテーブルをイメージして，事前に，「先頭行にのみフィールド名を付けておく」，「空白の行や列は削除する」，「テーブルに取り込みたい順番に並べ替えておく」，「取り込む必要のない情報は削除する」などExcelのワークシートの形を整えておきます。[外部データ]タブをクリック→[Excelスプレッドシートのインポート]をクリックして表示されたダイアログで，(1)ファイル名，(2)ワークシート名を指定します。次に取り込む内容を，[先頭行をフィールド名として使う]，[主キーを自動的に設定する]などに設定後，取り込むテーブルの名前を付けて[完了]です。[主キーを自動的に設定する]を選んだ場合，主キー用のID項目が自動的に設定され，通し番号も付けられます。

10.2　1つ目のテーブルを作成

操作アシスト

　Access 2016 では，ヘルプ機能を強化した「操作アシスト」が用意されており，従来のように機能や用語の意味を調べることに加えて，リボンから探し出せないコマンドを直接実行することができます。
例：「インポート」操作をリボンからではなく直接実行する。

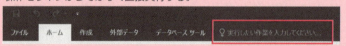

　操作アシストの「実行したい作業を入力してください」欄に「インポート」と入力します。表示された操作一覧から実行したい操作を選択して Enter キーを押すことで，リボンから該当するボタンをクリックして実行するのと同じように行えます。

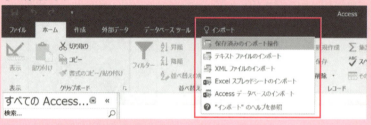

10.3 クエリの作成

【1】 必要な項目のみ選択して仮想表クエリの作成

　クエリとはテーブルに保存したデータから，指示した条件で目的のデータを取り出す役目を持っている"フィルタ"役のことで，Excel で学習した抽出〜フィルタを一般化したものです。
　たとえば
　NO , 氏名 , 郵便番号 , 都道府県 , 住所 , 電話番号 , 写真 という住所録テーブルから

　　　　　　　NO , 氏名 , 電話番号

の３項目のデータを取り出して，テーブルと同じような表で電話帳を作ることができます。
　ここでポイントとなるのは，取り出したデータ自体はテーブルに保存したものであり，**クエリを通してテーブルに入っているデータを見ている状態**です。クエリにデータを蓄えるという機能はありません。

例題 10-3

　「医薬品一覧」テーブルから３つのフィールド，「製品名 ID」,「製品名」,「一般名英名」を抜き出して「医薬品検索支援クエリ」を作成しましょう。

---

❶ ［作成］タブの 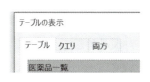 をクリックすると，どのテーブルからデータを取り出すかを指定する画面が開きます。「医薬品一覧」を選択→［追加］をクリックしたら［テーブルの表示］ダイアログボックスは閉じてください。

❷ クエリのデザイン画面が開きます。

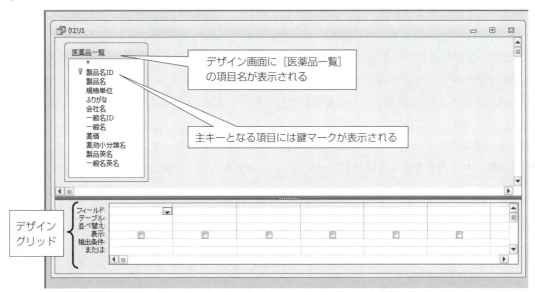

＊項目名がすべて表示されるよう，上図のようにウィンドウを調節すると作業しやすくなります。

❸ 「製品名ID」，「製品名」，「一般名英名」を取り出すことにします。まず，項目名の一覧から「製品名ID」をダブルクリックすると，デザイングリッドに「製品名ID」が取り出せます。

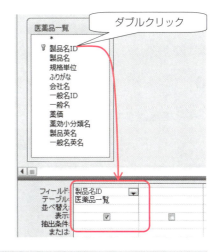

❹ 同じ要領で，「製品名」と「一般名英名」をフィールド欄に取り出すと右図のようになります。

10.3 クエリの作成　241

❺ ▦（ビュー）をクリックすると，データシートビューに切り替わります。
「製品名ID」，「製品名」，「一般名英名」の3つのフィールドが表示されていることを確認してください。これでクエリの設計は完了です。

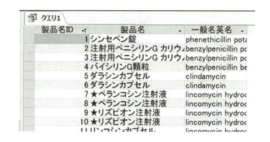

❻ ［ファイル］から［名前を付けて保存］をクリック，さらに［オブジェクトに名前を付けて保存］→［名前を付けて保存］をクリックすると［名前を付けて保存］ダイアログが開くので，クエリに「医薬品検索支援クエリ」と名前を付けて保存しましょう。

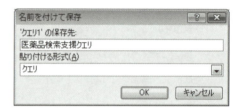

❼ 上記❺で確認した通り，いまは医薬品が製品名ID順に並んでいます。ここで，医薬品を検索する際にわかりやすいように，デザインビューに切り替えて，一般名英名のアルファベット順に並べ替えます。

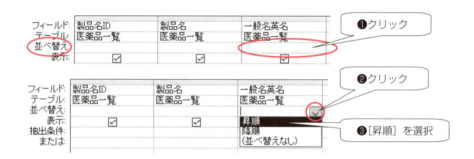

❽ ▦をクリックして，データシートビューに切り替えて，アルファベット順に並び替わったことを確認してください。

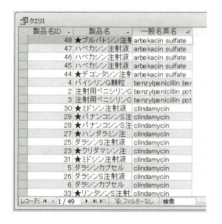

【2】 取り出したデータをフォームで閲覧

10.2 節【6】と同様に，**フォーム**を使って見やすい画面で閲覧できるようにしましょう。

❶ 「医薬品検索支援クエリ」を選択します。[作成] タブから [フォーム] の [その他のフォーム] を選択して表示された項目から [複数のアイテム] をクリックします。

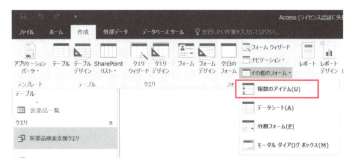

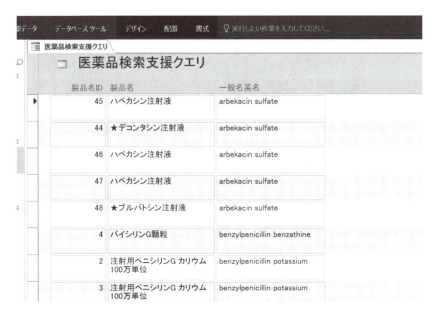

❷ [ファイル] → [名前を付けて保存] から，さらに [オブジェクトに名前を付けて保存] → [名前を付けて保存] をクリックして開いたダイアログで，フォームに「医薬品検索支援」と名前を付け直して保存します。

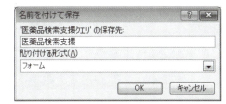

> **Point**　Access で使える便利な関数
>
> Access にもデータベースで役立つ関数が用意されています。
> ・文字列：いくつかの文字を抜き出す，置換する，空白を除く，半角を全角にする，MID，REPLACE，TRIM，STRCONV などの関数
> ・入力漏れを調べる ISNULL 関数
> ・数値：文字列へ置換を行う CHOOSE 関数
> これらを用いることでデータの取り扱いでよく出会う"困った"に対応することができます。これらの関数の詳細と使い方，その他の関数については [❓ (ヘルプ)] などで調べてみましょう。

10.3　クエリの作成

10.4 レポートの作成

【1】 レポートで望みの印刷レイアウトを作成

DBMS ソフトでは実表のテーブルや仮想表のクエリなどから望みの印刷レイアウトを作成する**レポート**と呼ばれる仮想表の作成機能が用意されています。

> **例題 10-4**
>
> 例題 10-3 で作成した「医薬品検索支援クエリ」を基にレポートを作成し，印刷してみましょう。

❶ 「医薬品検索支援クエリ」が選択されていることを確認して，［作成］タブをクリック後，［レポート］をクリックするとレポートが自動的に作成されます。

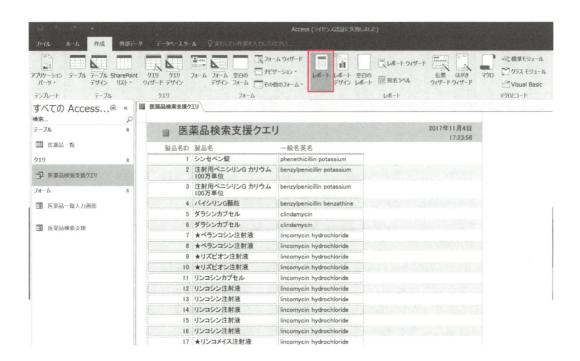

【2】 プロパティの調整で見栄えよく

❷ 作成されたレポートは「レイアウトビュー」で表示されています。「デザインビュー」表示にすると，ドラッグ操作で項目の配置や幅の調整などが自由に行えます。また，［デザイン］タブの［ツール］→［プロパティシート］をクリックしてプロパティシートを表示させると［フォントサイズ］項目の設定から，［罫線を引く］，［色を付ける］，［［立体表示］からの設定で影を付ける］，［3D］などのように，さまざまな項目を調整して，自由にデザインすることができます。

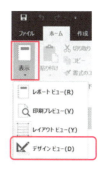

❸ 医薬品の並びが製品名IDの昇順になっているので，元のクエリと同様に「一般名英名」を昇順にします。レイアウトビューのまま「一般名英名」を右クリック→［昇順で並べ替え］を選択します。

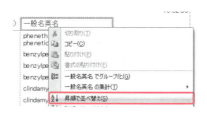

❹ 体裁を整えたら，印刷します。［ファイル］タブの［印刷］→［印刷プレビュー］でレポートの内容を確認し，　をクリックします。印刷の設定をしてから印刷しましょう。

❺ ［ファイル］→［名前を付けて保存］，さらに［オブジェクトに名前を付けて保存］→［名前を付けて保存］をクリックして，開いたダイアログで「医薬品検索表」と名前を付けて保存します。

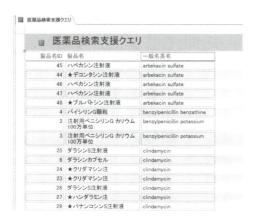

10.5 2つ目のテーブルをデザインする

10.2節では49個の医薬品に関する11項目の基本情報を格納した「医薬品一覧」テーブルを作成しました。本節では同じ49個の医薬品について2つ目のテーブルを作成します。

> **例題 10-5**
> 49個の医薬品に関する以下の5項目の副作用データを格納した「副作用」テーブルを作成しましょう。デザインビューで,
> ・フィールド：(1) 一般名ID, (2) 禁忌, (3) 重大な副作用, (4) その他の副作用,
> 　　　　　　 (5) 構造式
> ・データ型：(1) 数値型, (2) 短いテキスト型, (3) ハイパーリンク型,
> 　　　　　 (4) ハイパーリンク型, (5) OLE オブジェクト型
> をデザインしてください。

❶ 10.2節で作成したAccessファイル「医薬品情報.accdb」をダブルクリックして起動します。このとき，入力済みのテーブル等が表示された場合は，✕ ボタンで一旦閉じてください。

❷ ［作成］タブの［テーブル］をクリックしてテーブルが表示されたら，［デザインビュー］を開くとフィールド名とデータ型を入力できるようになります。その際に［名前を付けて保存］ダイアログが表示されたら「副作用」とテーブル名を入力しましょう。

❸ ［フィールド名］に次頁の図のように5項目を入力し，その［データ型］を選択します。

❹ データを1件ずつ区別して管理するため，「一般名ID」のフィールドをクリックし，［デザイン］タブ→［主キー］の順にクリックし，主キーに設定します。

❺ ここまでの作業を一旦［上書き保存］して，✕ ボタンで編集中のテーブルを閉じます。

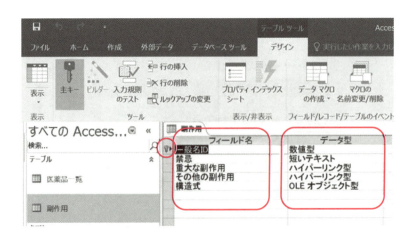

10.6 リレーションシップで2つのテーブルを連携させる

　既存の「医薬品一覧」と新たな「副作用」の2つのテーブルができました。2つのテーブルが1つのデータベースとして機能するようにテーブル同士を結びつけましょう。

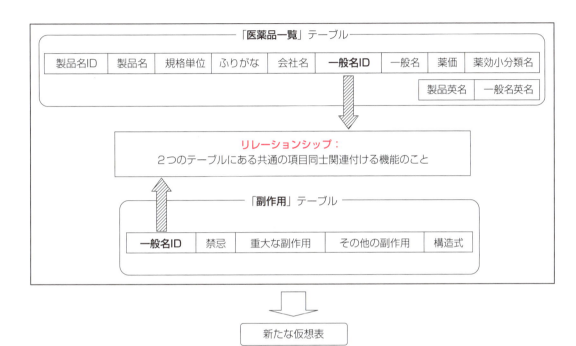

【1】 リレーションシップの設定

> **例題 10-6**
> 　「医薬品一覧」と「副作用」の2つのテーブルに共通する項目「一般名ID」同士にリレーションシップを設定して関連付け，1つの大きなテーブルのように扱えるようにしましょう。

❶ 表示されているテーブル等を ✕ ボタンで閉じます。
❷ ［データベースツール］タブの［リレーションシップ］をクリックします。

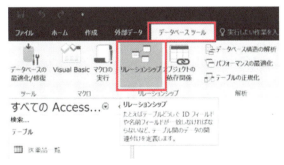

❸ ［テーブルの表示］ウィンドウが開くので，Ctrlキーを押しながら「医薬品一覧」と「副作用」の両テーブルを選択→［追加］をクリックします。

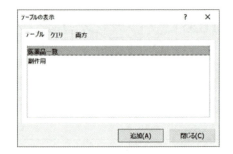

❹ 画面上に右の2つのテーブルのウィンドウが表示されている状態になります。

❺ 「医薬品一覧」テーブルにある「一般名ID」をドラッグして，「副作用」テーブルの「一般名ID」の上にドロップします。

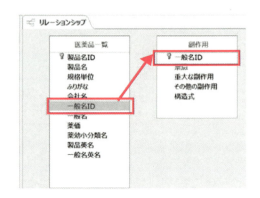

❻ リレーションシップのウィンドウが開くので［作成］をクリックします。

❼ 2つのテーブルの「一般名ID」同士が線で結ばれます。

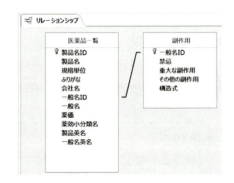

❽ リレーションシップのウィンドウの ✕ をクリックして閉じます。

Point 医薬品情報.accdb に含まれるオブジェクト間の関連

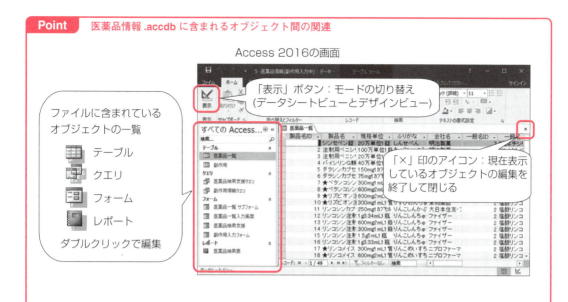

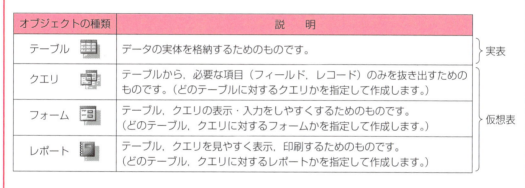

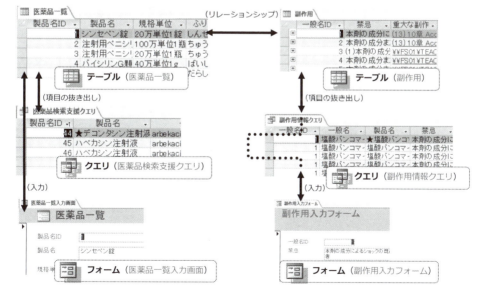

10.6 リレーションシップで2つのテーブルを連携させる

【2】 2つのテーブルから必要な項目を選択して仮想表クエリを作成

❶ ［作成］タブ→［クエリデザイン］をクリックすると［テーブルの表示］ウィンドウが開きます。

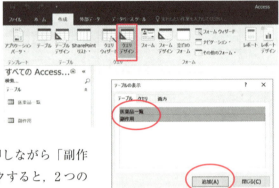

❷ 「医薬品一覧」を選択後，Ctrlキーを押しながら「副作用」テーブルを選択して［追加］をクリックすると，2つのテーブルの項目一覧ウィンドウが表示されます。［テーブルの表示］画面を閉じます。

❸ それぞれのウィンドウの各項目を，「副作用」の①一般名ID，「医薬品一覧」の②一般名，③製品名，「副作用」の④禁忌，⑤重大な副作用，⑥その他の副作用，⑦構造式，の順にダブルクリックすると，デザイングリッドに項目が順番に取り出せます。各項目をドラッグしてデザイングリッドにドロップすることもできます。

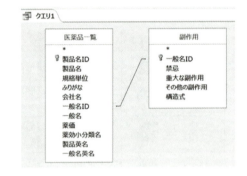

❹ ［一般名ID］の［並べ替え］の項目を［昇順］にします。

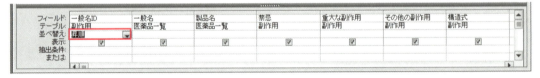

❺ ［ファイル］タブの［名前を付けて保存］から，さらに［オブジェクトに名前を付けて保存］→［名前を付けて保存］をクリックして開いたダイアログで，「副作用情報クエリ」と名前を付けて保存します。

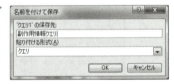

❻ ✕ アイコンをクリックして，「副作用情報クエリ」を閉じます。

【3】 フォームを作成して2つ目のテーブルに入力

2つめの「副作用」テーブルのデザインはできましたが，まだデータは空です。クエリを使ってリレーションシップで関連付けた2つのテーブルから，それぞれ入力したい項目と参照したい項目を選んでフォームを作れば，使いやすい入力画面が作れます。

❶ ［作成］タブ→リボンの［フォーム］の中にある［フォームウィザード］ボタンをクリックします。

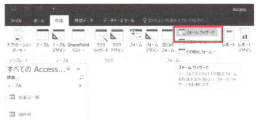

❷ 「フォームウィザード」が起動したら，まず［テーブル/クエリ］の項目を「クエリ：副作用情報クエリ」にします。次に，［選択可能なフィールド］から［>>］ボタンをクリックして，すべての項目を右側の［選択したフィールド］に移動します。移動できたら［次へ］をクリックします。

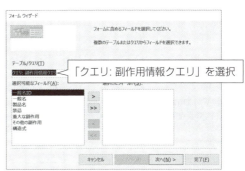

❸ 次の画面で「by 副作用」を選択し，［サブフォームがあるフォーム］にチェックを入れ，［次へ］と進みます。

❹ 続く一連の画面で，［データシート］を選択，フォームの名称は「副作用入力フォーム」とし（サブフォームは「医薬品一覧サブフォーム」となっている），［フォームを開いてデータを入力する］にチェックを入れ，［完了］をクリックします。

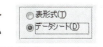

❺ 「副作用入力フォーム」が完成しました。

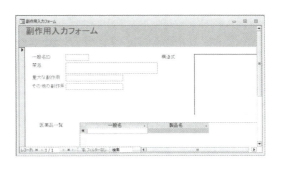

■データの入力

それでは1つ目の医薬品データを5つの入力欄にそれぞれ入力しましょう。

❶ 「一般名ID（数値型データ）」欄に，「1」（半角の数値）を入力し，次の項目へカーソルを移動すると，自動的に対応する一般名と製品名がフォーム下部の「医薬品一覧」に表示されます。

❷ 他の項目はそれぞれ，禁忌は「禁忌.xls」に入れてある文字列情報をコピーして，禁忌の入力欄に貼り付けます。副作用情報と構造式は図のフォルダー内に.htmファイル，画像ファイルとしてそれぞれ用意してあるので，ドラッグ＆ドロップでフォームの入力欄に貼り付けます。

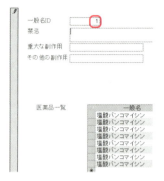

> **注意**
>
> 鉛筆のアイコンが表示されている場合は，まだ前のデータを入力中であることを示しており，「.htmファイル」や「.bmpファイル」をフォーム内にドラッグ＆ドロップできないので，鉛筆のアイコンをクリックして▶に変えてから作業をしてください。

「副作用」テーブル入力データ：
重大な副作用，その他の副作用，構造式

「副作用」テーブル入力データ：
「禁忌.xls」から

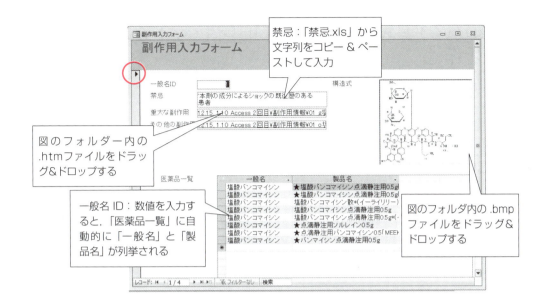

「重大な副作用」と「その他の副作用」はhtmファイル名をダブルクリックすると，ファイルが開いて文字列情報が見られます。

❸ 1つ目の医薬品の入力が済んだら，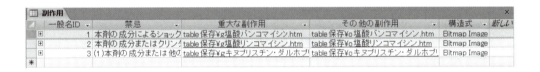で次のフォームを表示して❶，❷と同様に2つ目の医薬品の入力をしましょう。

❹ フォームで入力したデータはクエリを通じて「副作用」テーブルに保存されています。データが正しく保存されているかどうか，「副作用」テーブルを確認してみましょう。

■副作用情報クエリからのレポートの作成

すべての副作用を入力したら，［作成］タブの［レポートウィザード］を実行して，「副作用情報クエリ」を元にしたレポートを作成して印刷しましょう。

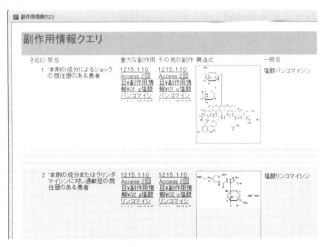

10.6　リレーションシップで2つのテーブルを連携させる　253

10.7 複数の実表から必要な項目セットのみの仮想表を作る

これまでの作業で行ったように，さまざまな仮想表（クエリ，フォーム，レポート）を必要に応じて作成して活用しましょう。

10.8 データベースのアプリケーション化

【1】メニュー画面の作成

使いやすい入力画面や閲覧画面を作っても，Accessの操作に不慣れだと，肝心のフォームにたどり着けないことがあります。データベースウィンドウに表示される情報量が多く，どこから操作を始めればよいのかわからないからです。

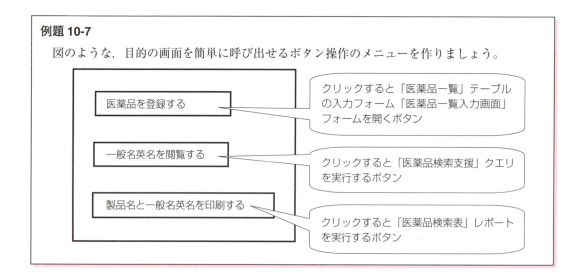

例題 10-7
図のような，目的の画面を簡単に呼び出せるボタン操作のメニューを作りましょう。

■「医薬品を登録する」ボタンの作成

メニュー画面もフォームで作ることができます。まず，クリックすると「医薬品一覧」テーブルへの入力画面である「医薬品一覧入力画面」フォームが開くボタンを作ってみましょう。

❶ [作成]タブをクリックします。
❷ [フォームデザイン]をクリックして，フォームを表示します。

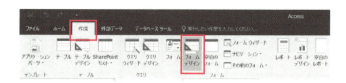

■ボタン作成はウィザードで楽々

❶ ［フォームデザインツール］の［デザイン］タブで［コントロール］の▼ボタンを押して展開して，［コントロールウィザードの使用］ボタンがオンになっていることを確認して， 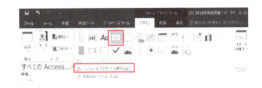 をクリックします。

> **参　考**
> ［コントロールウィザード］は，コマンドボタンなどに特定の操作を設定するものです。オンにするとボタンを作成したときにウィザードが自動的に現れます。

❷ 左上の始点にポイント後，→ のように右下へ向かって画面上をドラッグしてボタンを作成します。

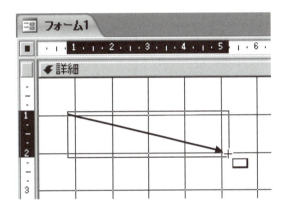

❸ すると，すぐに［コマンドボタンウィザード］がスタートするので，ボタンの動作を設定していきます（ウィザードが現れない場合は，一度ボタンを削除して作り直します）。

❹ ボタンをクリックしたときにフォームを開きたいので，種類で［フォームの操作］，動作として［フォームを開く］を選択して［次へ］をクリックします。

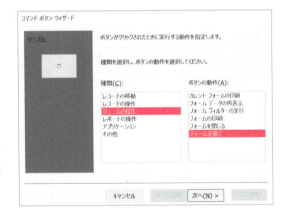

❺ 続く画面で「医薬品一覧入力画面」を選んで［次へ］をクリックします。

❻ 次にフォームを開いたときのデータの表示方法を決めます。ここではすべてのデータを表示したいので，［すべてのレコードを表示する］を選んで［次へ］をクリックします。

10.8　データベースのアプリケーション化　255

❼ ボタンに「医薬品を登録する」と表示したいので，［文字列］にチェックを入れ，「医薬品を登録する」と入力して［完了］をクリックします。

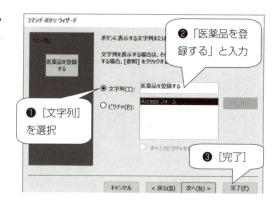

これで「医薬品を登録する」ボタンができました。同様にして，2つ目の「一般名英名を閲覧する」ボタン（クエリを呼び出す）と3つ目の「製品名と一般名英名を印刷する」ボタン（レポートを呼び出す）も作成してみましょう（演習問題10.3を参照）。

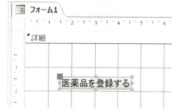

メニュー画面ができ上がったら，［ファイル］→［名前を付けて保存］→［オブジェクトに名前を付けて保存］→［名前を付けて保存］をクリックして開いたダイアログで［メニュー画面］と名前を付けてフォームを保存しましょう。

■ Access ファイル「医薬品情報」を開くと同時にメニュー画面を表示させる

❶ ［ファイル］→［オプション］をクリックします。

❷ ［現在のデータベース］を選択し，フォームの表示で［メニュー画面］を選び，さらに右図の3か所のチェックを外して［OK］をクリックします。

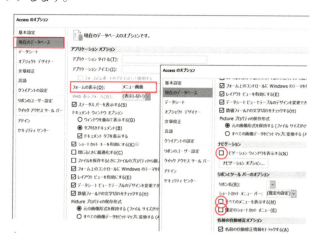

❸ 右図が表示されたら，［OK］をクリックします。

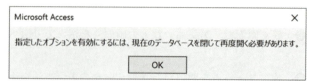

Access を一度終了し，医薬品情報データベースファイルを開くとメニュー画面が自動的に表示されることを確認しましょう。Shift キーを押しながら開くと通常の起動になります。

第10章 演習問題

[10.1] 例題10-6で作成した「副作用」テーブルに入力する「ベンジルペニシリンカリウム」の構造式をPMDAのWebページで調べて，11章で学習する構造式描画ソフトChemdrawにより作成して用意してください。その際，ベータラクタム環の部分を赤色に変更しておきましょう。

[10.2] 例題10-4で作成したレポートのデザインをプロパティの設定項目で，背景色：ハイライト，境界線幅：3ポイント，立体表示：影付き，に変更するなどして見栄えのよいレポートを作成しましょう。

[10.3] 例題10-7の2つ目の「一般名英名を閲覧する」ボタン（「医薬品一覧」テーブルの入力フォーム「医薬品一覧入力画面」を開く）と3つ目の「製品名と一般名英名を印刷する」ボタン（「医薬品検索表」レポートを実行する），を作成しましょう。

「一般名英名を閲覧する」ボタンを作成する場合は，ボタンをクリックしたときの動作として，種類は［その他］，ボタンの動作：［クエリの実行］を選択します。「医薬品検索支援クエリ」を選択し，［文字列］にチェックを入れて，「一般名英名を閲覧する」とラベルを入力します。「製品名と一般名英名を印刷する」ボタンを作成する場合は，種類は［レポートの操作］，ボタンの動作は［レポートの印刷］を選択します。「医薬品検索支援表」を選択し，「文字列」にチェックを入れて「製品名と一般名英名を印刷する」とラベルを入力します。

[10.4] 10章の例題で作成した「医薬品一覧」テーブルから，製品名，規格単位，薬価の3項目，「副作用」テーブルから，一般名ID，禁忌，重大な副作用の3項目，をそれぞれ取り出すクエリを作成しましょう。例題と同様のリレーションシップの設定も必要です。クエリを用いて，薬価が200以下で，重大な副作用に「間質性肺炎」，禁忌に「腎障害のある患者」がある製品名を調べてみましょう。

[10.5] Accessファイル「病院情報システム.accdb」（「会計」，「患者基本特性」，「臨床検査」の3つのテーブルがあり，リレーションシップが設定されている）を作成しましょう。以下のように，テーブルを完成させ，さらにクエリとレポートを作成しましょう。

(1)「臨床検査」テーブルには，臨床検査の3項目～TP（総蛋白質），TG（中性脂肪），BUN（血液尿素窒素）があり，1つ目のレコードのみ手入力で「4.5」，「115.2」，「8.7」と入れておきます。残りの9個のレコードを，次の「臨床検査.csv」ファイルからのインポートにより取り込みましょう。

2	5.3	121.2	19.2
3	9.4	142.6	12.0
4	7.1	105.2	15.6
5	6.8	130.7	9.5
6	8.8	88.2	14.7
7	5.7	103.8	12.8
8	8.5	127.3	11.2
9	7.6	135.0	16.7
10	7.2	116.5	21.3

(2) TPの性別，年齢による違いを調べるため匿名でのデータ一覧（「患者番号」，「TP」，「性別」，「年齢」の4項目）を表示するクエリ（名前は「TP情報クエリ」などで保存）を作成しましょう（ヒント：2つのテーブルを使えばよい）。次に，このクエリの単票形式のレポートを作成して印刷しましょう。

[**10.6**] 10章の例題をテーブル数も項目数も増やした場合を想定して，グループでの共同作業として分担作成して活用する計画概要を考えてみましょう。AccessのようなDBMSソフトでは，複数のテーブルを含む1つのAccessファイルを複数の人が同時に開いて作業できます。

第11章 画像の利用と化学構造式の描画

11.1 画像の利用

　昔から「百聞は一見にしかず」といわれ，目で見る画像の情報量の多さとその重要性が経験的に認識されてきましたが，近年では脳科学的にも裏づけられています。画像をデジタル化すると何回コピーしても劣化せず，コンピューターを使ったデータの加工（**画像処理**）も容易になります。近年のコンピューター画像処理能力の飛躍的向上により，X 線 CT の活用や外科手術へのバーチャルリアリティの応用も可能となるなど，画像データの利用はますます重要性を増しています。しかし，画像処理をうまく行うためには画像の基本的性質をよく知ることが大切です。

【1】 ドローソフトとペイントソフト

　描画ソフトウェアにはペイント系とドロー系があります。前者は Windows 付属のペイントやフォトレタッチなどで風景，人物，写真などに適した**ビットマップ画像**を扱います。後者は設計図を描く CAD や化学構造式を描く ChemDraw などで"線で輪郭が描かれた画像"である**ベクトル画像**を扱います。ビットマップ画像は拡大するにつれギザギザが目立ってくるので，精度を高めるにはより多くの画素が必要になります。ベクトル画像では描く直線や曲線の始点，終点の座標，線の太さ，色といったデータで画像を表現し，画像を表示するときは，そのつどコンピューターが計算して画面上の画素を塗りつぶして表示するので拡大してもギザギザしません。

【2】 画像のデジタル化と視覚系の仕組み

　アナログ画像は①標本化と②量子化という2つのステップによりデジタル化することができます。**標本化**とはなめらかな画像を方眼紙の目のような縦と横に規則正しく並んだマス目状に分割することで，このマス目の1つひとつが画素であり，画素の中は決まった色で均一な明るさを持っています。デジタル画像の画素数を増やして解像度を十分に高めればアナログに負けない画像表現が可能です。

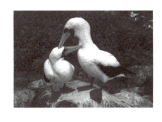
アナログ画像

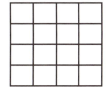
標本化

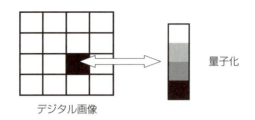
量子化
デジタル画像

　標本化された画像の1つひとつの画素は，白黒画像なら画像の明るさに相当する濃度値を持っています。自然界の画像は濃度値も連続的に変化するアナログ量ですが，デジタル画像ではこれを図のようにとびとび（離散的）な値を持つデジタル量に置き換えます。この処理を量子化といいます。明るさの段階が4段階ならそれぞれの明るさを0，1，2，3（2進数では0，1，10，11）の4通りの数値で表現でき，段階を増やしていけば連続的変化に近くなりますが逆にデータの量が膨大になってしまい取り扱いが大変になるので，利用する画像の必要な精度により何段階にするか決めればよいでしょう。nビットで表現できる明るさの段階は2^nとなります。

　ここで人間はカラー画像をどのように認識しているのか考えてみましょう。人間の目に見える光は太陽が最も強く放射する可視光，すなわち，波長380 nm〜780 nmの範囲の電磁波で，500 nm以下は青系，500 nm〜600 nmは緑系，600 nm以上は赤系の色として脳が認識しています。人間の目には明暗を感じとる桿体細胞に加え，赤，緑，青の3つの色に強く反応する錐体細胞があり，それぞれがどの程度の割合で光刺激を受けるかにより感じる色が決まるので，赤・緑・青の3つの色（三原色）を適当な割合で混ぜ合わせてやれば，人間に見えるすべての色を表現できます。

　カラー画像のデジタル化は画素ごとに赤・緑・青の三原色に分解したのち，赤・緑・青のそれぞれに対する濃度値を白黒画像と同様に量子化することで可能になります。

【3】 画像の種類

　画像のファイル形式は，ビットマップ画像やベクトル画像に対応したもの，両方に対応したもの，画像データ圧縮の種類などによりさまざまな種類がありますが，代表的なものとして静止画像ではJPEG，GIF，BMP，PNG，動画像ではMPEG，MOV，AVI，WMVなどがあります。

【4】 画像圧縮の原理

　画像は一般的にデータ量が多いので圧縮することが望まれます。人間の目は画像の濃度値の変化にはとても敏感だが，色の変化にはあまり敏感でないことに着目すれば色の変化のデータを削ることができます。しま模様の明暗が横方向にゆっくりと変化している画像の濃度値を縦軸にとりグラフを描くと，ゆっくり変化する波の形（低周波と呼ばれる）となります。これに対し，明暗が急激に変化している場合の急激に変化する濃度値の波形は高周波と呼ばれます。フーリエ変換やデジタル・コサイン変換という手法を用いると画像は空間的に低周波から高周波までの波の寄せ集めとして表現できることが知られているので，画像の低周波成分には敏感だが，高周波成分には鈍感であるという人間の目の性質を利用して高周波成分のデータを削ることもかなり有用です。実際に，JPEG形式の画像ファイルではこの原理に基づき10分の1くらいの圧縮は容易です。

【5】 動画像の仕組み

　少しずつ動きの違った静止画像を用意しておいてすばやく切り替えて表示すると，あたかも動いているように見えますが，アニメーションやテレビの原理はこれにあたります。テレビでは1秒間に30コマ（フレームともいう）が次々と表示されています。動画像は，静止画像がたくさん集まってできていることから，データ容量がどうしても大きくなってしまうのでその取り扱いには**圧縮技術**が重要な役割を担います。MPEG形式の動画像では，背景のようにほとんど変わらない部分には共通の静止画を使い，変化した部分の画像だけをコマ送りすることにより大きな圧縮が行われています。インターネットで動画像を見る場合には，動画像のファイルを読み込みながら再生する**ストリーミング技術**が用いられることが多く，「Flash Video」や「Quick Time」形式の動画ファイルはそれに対応しています。

11.2 化学構造式描画ソフト：ChemDrawの基礎知識

　ChemDrawは化学構造式の描画を支援するソフトです。化学の分野で専門的に研究や著作活動を行うのにも使える代表的なソフトですが，GUI操作で簡単に化学構造式を作成できるので，初心者でもクイックリファレンスを参照しながら容易に描画可能です。以下に最小限の使用法を示します。より詳しい使い方，高度な使用法についてはオンラインヘルプやChemDrawのマニュアルを見てください。

【1】 いくつかの例

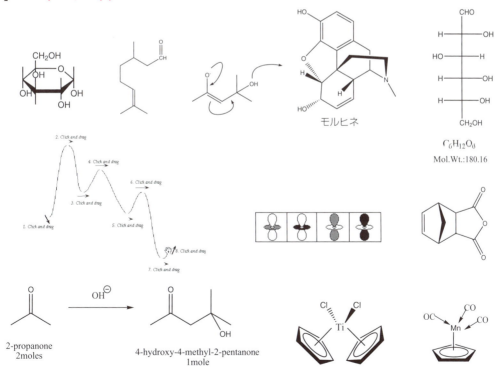

【2】 起動と終了

■ **ChemDraw** の起動（以下，ChemDraw のバージョン 11.0 を取り上げます）

［スタート］→［すべてのプログラム］→［ChemDraw Std 11.0］をクリックすると，次の画面（ChemDraw ドキュメントウィンドウ）がオープンします。

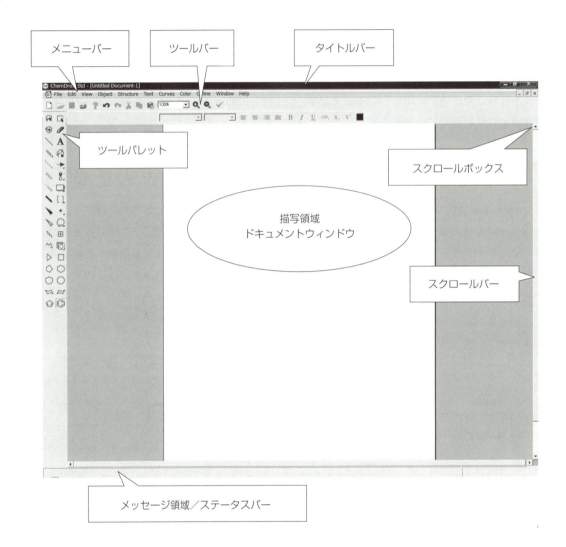

■ **ChemDraw** の終了

［File］メニューの［Exit ChemDraw Std］をクリックすると，次の画面が表示されます。

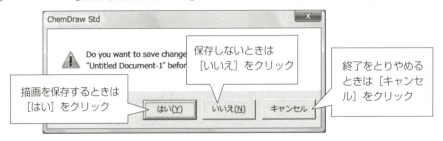

【3】 ツールパレット

構造式を描画するために必要なツールが収められています。 ◢ のあるツールは，マウス左ボタンで押し続けるとさらに一覧ツールが開くので，望みのツール上までマウスカーソルを移動させて左ボタンを離すことで選択できます。

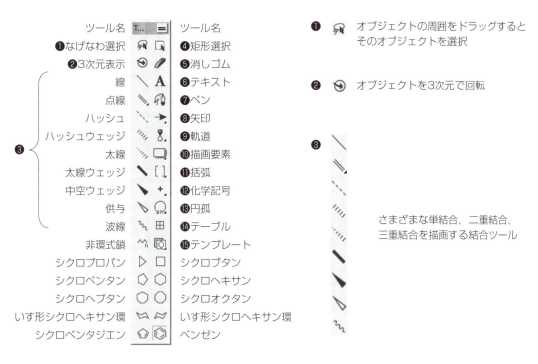

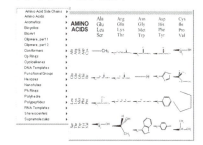

❶ オブジェクトの周囲をドラッグするとそのオブジェクトを選択

❷ オブジェクトを3次元で回転

❸ さまざまな単結合，二重結合，三重結合を描画する結合ツール

❹ オブジェクトの対角線をドラッグするとそのオブジェクトを選択

❺ オブジェクトの削除

❻ 原子ラベルとタイトルの作成

❼ 自由な形状で矢印や軌道などを描く

❽ さまざまな矢印を選択して描く

❾ さまざまな軌道を選択して描く

❿ ボックスや線などを描く

⓫ さまざまな括弧を選択して描く

⓬ 電荷，ラジカルなどの記号を描く

⓭ 円弧を描く

⓮ 複数のセルを持つテーブルを描く

⓯ アミノ酸や官能基，実験器具の模式図など，よく使用される構造式やオブジェクトをテンプレートとして描く

【4】 ドキュメントの作成・保存・印刷と描画上の注意・便利な機能

■ドキュメントの作成

・新しいドキュメントの作成：

［File］メニューの［New Document］をクリックします。

・作成済みのドキュメントを用いて作業する：

［File］メニューの［Open］をクリックし，［Open］ダイアログボックスが表示されたら，ファイル名を選択します。

■ **Document Settings** ライブラリの利用

ChemDraw 11.0 には，使用するフォントの種類や結合の長さ，背景色などの設定を目的にあわせて一括で指定・変更できる機能を備えています。［File］→［Open Special］のメニューから適用したい設定を選択すると新しいドキュメントが指定した設定で作成され，［Apply Document Settings from］から選択すると現在編集中のドキュメントの設定が一括で変更されます。

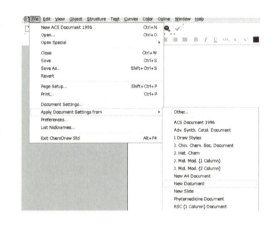

例えば，青地に白文字のスライドを作成したい時は［New Slide］，論文へ記載するため，投稿するジャーナルの規定にあわせたい時は誌名（［Adv.Synth Catal.］など）を選択することで，各誌の規定にあわせた設定変更を簡単に行うことができます。

なお［Open Special］で指定した設定は，継続して有効となります。元に戻したい場合は［Open Special］から ChemDraw 初期設定の［New Document］を再選択してください。

■ドキュメントの保存

・新しく作成したドキュメントの保存（初めて名前を付けて保存するとき）：

［File］メニューの［Save As］をクリックし，［名前を付けて保存］ダイアログボックスが表示されたら，［保存する場所］を選択→［ファイル名］ボックスにファイル名を入力→［保存］をクリックします。

・追加・修正したドキュメントの保存：

同じ名前で保存 →［File］メニューの［Save］を選び，［OK］をクリックします。

別の名前または別の場所へ保存 →［File］メニューの［Save As］を選びます。

■印刷

［File］メニューの［Print］をクリックし，［印刷］ダイアログボックスが表示されたら，［印刷］をクリックします。

■ 描画上の注意・便利な機能

・Chemical Warnings（化学警告）

ChemDraw には，構造式を作成するときその描画が化学的に正しいかどうか自動的にチェックする機能が備わっています。例えば炭素原子から 5 本結合が伸びていたり，あるいは酸素原子に 1 本しか結合が付いていなかったりといった誤りが構造式内で見つかった場合，誤りのある原子の周囲に赤い波線のボックスが表示されます。この場合，意図したとおりに結合が繋がっているか構造を再確認してみましょう。特に以下の 2 点はよく問題になりがちなので注意が必要です。

- 単なる文字列と原子ラベルの違いに注意しましょう。例えば［OH］などのラベルを付けるときは，基本的には線結合ツール ╲ 等の結合ツールを選択した上で繋げたい原子をダブルクリックして編集するか，例題 11-3 にて後述の HotKey 機能を用います。テキストツール **A** を使う場合，単に繋げたい結合の近くに文字列を作成しただけでは結合されないことがあります。また，大文字と小文字も区別されるため，原子ラベルを付ける際は大文字で入力しましょう。

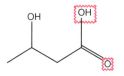

- 構造式の一部をドラッグして原子に結合させる場合は，接続先の原子の上までしっかりとマウスカーソルを移動させ，結合された挙動を確認してからマウスのボタンを離しましょう。単に近くまで動かしただけでは結合されない場合があります。

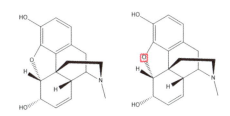

・固定長での描画，解除

ChemDraw では整然とした構造式を描けるように，標準で描画時の結合の長さが一定になるよう固定されています。この固定長を変更したい場合は，メニューの［File］→［Document Settings］から［Drawing］タブを選択，Fixed Length の値を修正すると反映されます。なお，特に固定長を決めず自由な長さで描画したい場合は，メニューの［Object］→［Fixed Lengths］のチェックを外せばドラッグした長さをそのまま結合の長さとすることができます。

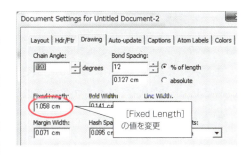

・Info（情報）ウィンドウ

マウスポインタの現在の座標（Pointer）や選択されたオブジェクトのサイズや位置（Selection），さらに現在描こうとしている結合の長さや角度など（Other）が表示される Info ウィンドウは，構造式を描画する上で有用です。［View］→［Show Info Window］から開くことができます。

・**Analysis（解析）ウィンドウ**

ChemDraw には選択した構造式の化学式や分子量，質量分析の結果などの化学解析情報を自動的に計算・表示する機能も備わっており，[View] → [Show Analysis Window] で開く Analysis ウィンドウから確認することができます。

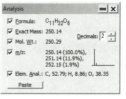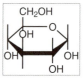

・**Show Atom Number（原子番号の表示）**

構造式内の原子に連番の番号を付け表示することができます。番号を付加したい目的の原子または構造式を選択し，右クリック → [Atom] → [Show Atom Number] をクリックします。

11.3 例題による描画のトレーニング

以下の例題 11-1 反応スキーム，例題 11-2 中間生成物の描画，例題 11-3 環の使用方法，例題 11-4 モルヒネ，例題 11-5 遠近感のある描画を学習して，役に立つ描画方法をマスターしてください。

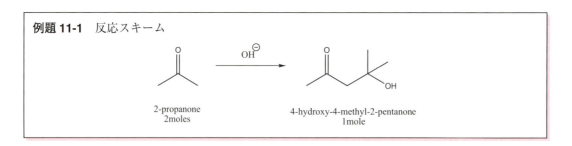

例題 11-1　反応スキーム

❶　線結合ツール ╲ を選択し，ドキュメントウィンドウ内の任意の位置にポインタ（線結合を選択すると表示が＋になる）を置き，右上に向かって 30°の角度で（[View] → [Show Info Window] で開いたダイアログで確認　Angle: -30.0〜　Dist.: 1.058 cm　）マウスを斜めにドラッグし，結合 ╱ を描きます。

> 操作を間違えたら Edit メニューの [Undo Drawing]，または ↶ （Undo）を必要な回数だけクリックし，以前の描画まで戻ってやり直します。

❷　結合の右側にくる原子をポイント し，原子をクリックして結合を追加します。

❸　C2 原子をポイントしたままクリックし，結合を追加 ，さらに C2 をポイントし，C2 から C4 へとドラッグし ，二重結合に変更します。

❹　原子をポイントしたまま をダブルクリックし，表示されるテキストボックスに，大文字

「O」を入力し[Enter]キーを押します。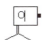

・矩形領域のコピーや移動には 、任意領域のコピーや移動には を選択します。
・入力した原子のサイズを変更するときには，もう一度原子をダブルクリックして選択し，[Text]→[Size]でフォントサイズを変更するか，[File]→[Document Settings...]→[Captions]をクリックすると，ダイアログボックスが表示されますので，[Size] を変更します。

❺ 矩形選択ツール またはなげなわ選択ツール を選択し，最後に描画した構造式が自動的に選択されたら，選択枠内をポイントし ，[Ctrl]キーを押したまま選択枠を右にドラッグします（コピーモード）。白紙領域でクリックすると波線は解除されます。

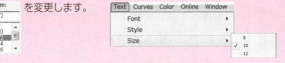

❻ コピーした構造式を修正するために，まず線結合ツールを選択し図の原子をポイントしたまま をクリックして，結合を追加します。

❼ 右端の原子をポイントし ，間を置きながら，結合を3回クリックします。

❽ 右下原子をポイントし，ダブルクリックし，テキストボックスに「OH」と入力，[Enter]キーを押します。

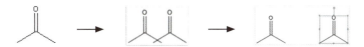

❾ 矩形選択ツールを選択し，構造式全体を囲むように斜めにドラッグし（移動モード），矢印を追加するスペースを作り，矢印ツール を押して矢印パレットを表示させ， を選択したら左ボタンを離します。

❿ マウスポインタの形が になるので，反応物の終端をポイントして矢印をドラッグし，適切な長さにします。

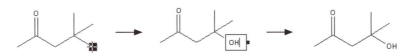

⓫ テキストツール をクリックして選択し，矢印の上部をポイントし，クリックしてテキストボックスに「OH」と入力します。 Chemical Symbol Tools 上でマウスの左ボタンを押したまま負の電荷記号 ⊖ にドラッグして左ボタンを離し，OHタイトルの右上にポインタをドラッグして電荷記号を描きます。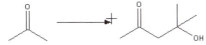

11.3 例題による描画のトレーニング

⓬　テキストツール **A** を選択し，反応物の下をポイントし，クリックしてテキストボックスを作成します。次いで，メニューバーの［Text］→［Centered（中央揃え）］を選択し，「2-propanone」と入力し，Enter キーを押して改行後，「2moles」と入力します。

⓭　Tab キーを押して隣に整列して配置された別のテキストボックスに「4-hydroxy-4-methyl-2-pentanone」と入力し，Enter キーを押した後で「1mole」と入力します（構造式の下に正しく配置されなかった場合は，矩形選択，または，なげなわ選択ツールでタイトルを選択し，移動します）。

これで冒頭の反応スキームの描画が完成しました。

例題 11-2　中間生成物の描画

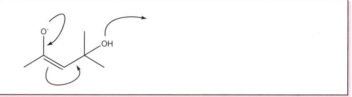

---

❶　シクロヘキサン環ツール ⬡ を選択後，クリックして環を描きます。

❷　消しゴムツール 🖉 を選択後，一番上の原子をポイントし，クリックして原子とその結合を削除します。

❸　線結合ツール ＼ を選択後，原子 C2 をポイントし，クリックして結合を追加します。

❹　C4 上でクリックしてもう 1 つ結合を追加後，再び C4 上でマウスの左ボタンを押して右上にドラッグします。

❺　C2 原子をポイントし，すでに描画されている結合の上を C2 から C3 へドラッグし，二重結合を作成後，二重結合の中央部をポイントし，クリックして 2 番目の結合を外側へ移動します。

❻　ラベルを追加する原子をポイントし，ダブルクリックしてテキストボックスを開き「o-」と入力します。
　　同様に，一番右の原子に「OH」を付け Enter キーを押します。

電子の流れを示す矢印は，簡単な結合なら矢印ツールのものを使えますが，一般的にはペンツールを使用してカスタマイズされた矢印を作成します。

❼ ペンツール をクリックし，[Curves] → [Full Arrow at End] を選択して，曲線の終点に矢印が付くスタイルに設定します．

❽ 電子の流れの開始位置を示す二重結合の近くにカーソルをポイントし，左下にドラッグしてマウスの左ボタンを離します．

❾ 描きこむ矢印の先端位置にカーソルを合わせクリックし，上にドラッグして曲線セグメントを作り， Esc キーを押し，描画モードを終了させます．

❿ 曲線の中央をポイントし，クリックして編集モードにします．曲線の右側に位置するハンドルをポイントし，上にドラッグして矢印の先端がさらに内側に向くようにします． 全体の矢印の形を整えます．

⓫ 同様のやり方で他の矢印も追加し，目的の構造式を完成させます．

例題 11-3 環の使用方法

---

❶ シクロヘキサンツール を選択後，クリックして環を描きます．
❷ 環の右下にある結合の中央部をポイントし，クリックしてもう1つ環を**縮合**させます．

❸ 同様に左下にもう1つ環を作ります．

❹ さらに 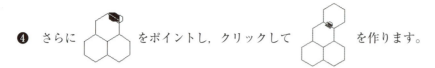 をポイントし，クリックして を作ります．

❺ 消しゴムツール を選択し，不要な箇所を順次削除して の形にします．

❻ 線結合ツール を選択後，図の原子をポイントし 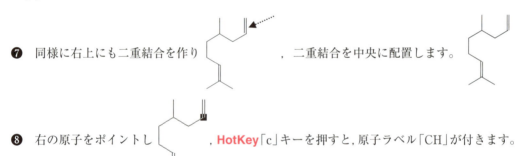 ，上にドラッグして二重結合

を描きます．次に二重結合を中央に再配置するため，二重結合の中央部をポイントし，クリックして線の結合の反対側に移動します．もう一度クリックして結合を中央に配置します．

❼ 同様に右上にも二重結合を作り ，二重結合を中央に配置します．

❽ 右の原子をポイントし ，HotKey「c」キーを押すと，原子ラベル「CH」が付きます．

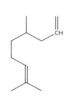

HotKey（ホットキー）

　COOCH₃ のような基を毎回入力するのは面倒なので，原子の上にマウスカーソルをのせて（ポイントして），'E'キーを押すと，実際にはEt（COOCH₃）がラベルされるようになっています．同様に「c」キーなら炭素原子，「o」キーなら酸素原子と様々にラベルすることができ，これらをHotKeyといいます．標準のHotKey割り当て一覧表は［Help］→［Shortcuts and Hotkeys］から確認できます．

❾ 同様に上の原子をポイントし 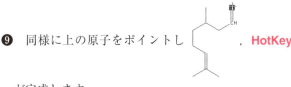, HotKey「o」キーを押すと目的の構造式

が完成します。

例題 11-4 モルヒネ

---

❶ ベンゼン環ツール ⬡ を選択後, クリックして環を描きます。

❷ 次に ⬡ をポイントし, クリックして ナフタレン を作り, さらに ナフタレン をポイントし, クリックして フェナントレン を描きます。

❸ 消しゴムツール 🖉 を選択後, 不要な部分の二重結合をポイントし, クリックして単結合に変え, 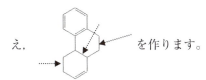 を作ります。

❹ 線結合ツール ／ を選択後, 左上のC原子をポイントし 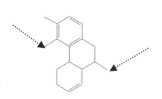, クリックして単結合を追

加します。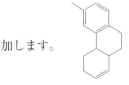

同様に他の2つのC原子についても単結合を追加します。

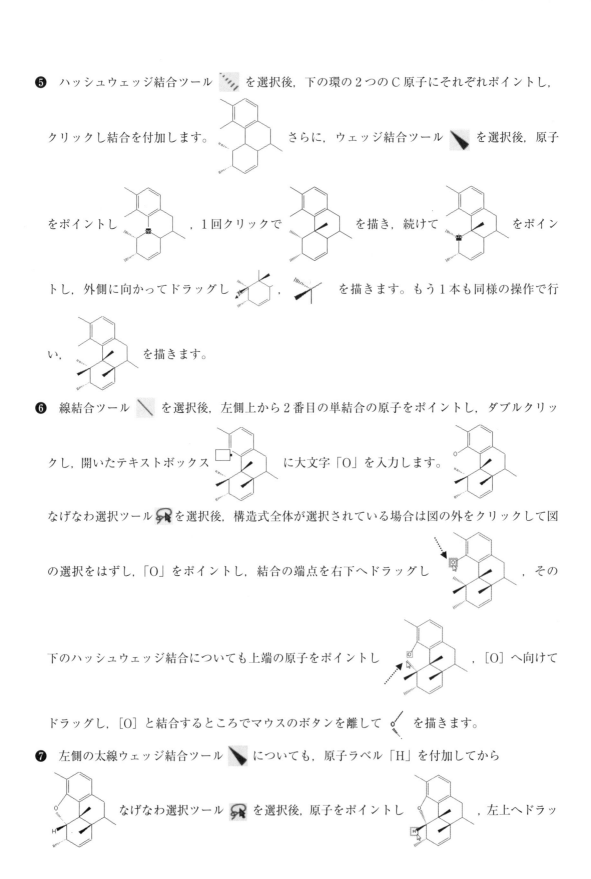

グします。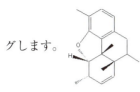 左上と左下の原子にラベル「OH」を付けます。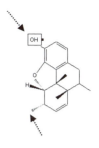

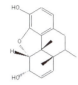
原子ラベルの文字配置（左揃え，右揃え）は，［Text］→［Flush Left］（Flush Right）にチェックマークを入れます。

残りの「H」についてもラベルを付けます。

❽ 線結合ツール ╲ を選択後，右下単結合の原子をポイントし，右斜め下へドラッグして

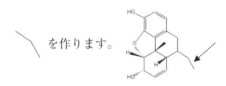 ╲ を作ります。

さらに，太線ウェッジ結合ツール ◣ を選択後，原子をポイントし 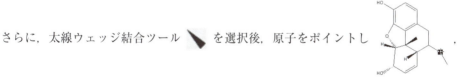，クリック

して ⋎ を作り ，そのままポイントした状態で **HotKey**「n」キーを押して

「N」をラベル付けします。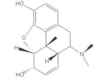

❾ なげなわ選択ツール ⌒ を選択後，╲ᴺ╱ の ╱ を選択して ╲ᴺ，結合が垂直になるまでド

ラッグします。╲ᴺ╲ 太線結合ツール ◣ を選択後，2つの太線ウェッジ結合の間を1本の太線結

合でドラッグしてつなぎ， ⌐╲ を描きます。

❿ 最後にタイトルを「モルヒネ」と入力します。テキストツール **A** を選択後，クリックしてテキストボックスを作成します。日本語を入力するには，入力モードを［ひらがな］にし，日本語フォントの指定をしてから「モルヒネ」と入力（入力した文字は画面左上に表示される ）し，Enter キーを押します。

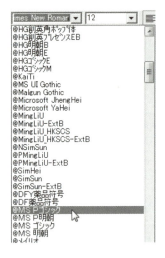

⓫ 目的の構造式が完成しました。

■結合交差部の順序変更

手順❾で結合を交差させた際に，表示されている結合の順序が意図したものと異なってしまった場合は，いずれかの結合ツールを選択した後，表に移動させたい結合をポイントし，ダブルクリックすることで交差の順序を変更することができます。

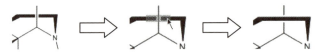

例題 11-5　遠近感のある描画

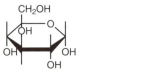

---

❶ テンプレートツール を選択，クリックしたまま一覧ツールを開き，［Conformers］の中から を選び，クリックして立体の環を描きます。

❷ 線結合ツール を選択，原子をポイントし， **HotKey**［o］キーを押します。

❸ 次に環に垂直な単結合を追加していきますが，このとき標準の結合長のままだと本例題の構造式には長すぎるため，まず固定長の長さを変更します。11.2 節【4】の説明に従って Fixed Length を 0.5cm に変更し，［OK］を押します。この際，この設定を他の既存

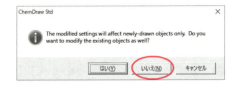

の構造式にも当てはめるかどうか聞いてくるダイアログボックスが開きますが，今回はこれから描く結合の長さだけを変えたいので［いいえ］を選択します。

❹ 固定長を変更したら C1 をポイント ，上にドラッグして結合を追加 ，

さらにもう一度 C1 をポイントし，下にドラッグして結合を作り 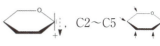 C2〜C5

についても同じ操作を繰り返します。

❺ 次に OH ラベルを付けるため，原子をポイントした後，**HotKey**「o」キーを押して

ラベルを付けます。残りの原子も同様に順番にポイントし，HotKey によって OH ラベ

ルを付けていきます。

❻ C5 の上側の OH 基をダブルクリックし，ラベルのテキストボックスを開いたら，「OH」の前
に「CH₂」と入力します。

❼ 目的の構造式が完成しました。

次の描画へ移る前に，固定長の長さは元に戻しておきましょう（標準では 1.058cm）。

例題 11-6

分子可視化・解析ソフトウェアである「DS Visualizer」を用いて，例題 11-4 で作成したモル
ヒネの構造式を 3 次元化してみましょう。

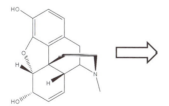 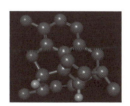

■ **Discovery Studio Visualizer（DS Visualizer）について**

ダッソー・システムズ社によってフリーで提供されているソフトウェアで，分子の可視化および
簡単な解析機能を持っています。本ソフトは 2018 年 12 月現在，以下の URL からダウンロードが
可能です。

http://www.3dsbiovia.com/products/collaborative-science/biovia-discovery-studio/visualization-download.php

なお，さらに高度な解析機能を持つ Discovery Studio は有償で提供されています。

❶ ［スタート］→ ［すべてのプログラム］→ ［BIOVIA］→ ［Discovery Studio 4.5 Client］をクリックし，DS Visualizer を起動させます。

❷ ［File］メニューから［New］→ ［Molecule Window］を選択し，構造式を3次元化するためのウィンドウを作成します。

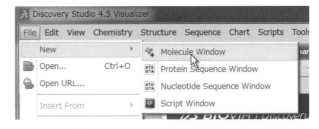

❸ ChemDraw の画面に切り替え，矩形選択ツール を選択後，モルヒネの構造式の部分を全て選択状態にして，右クリックあるいは［Edit］メニューから［Copy］します。

❹ 再び DS Visualizer の画面に戻り，作成した 3D Window 上で右クリック，あるいは［Edit］メニューから［Paste］を選択し，コピーした構造式を貼り付けます。

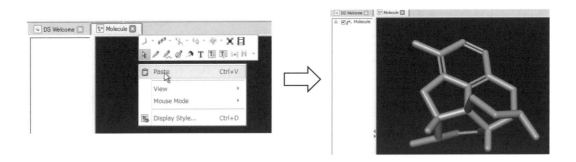

❺ 貼り付けた直後は構造式全体が選択状態となっているため黄色く表示されていますが，背景の黒い領域のどこかをクリックすると選択状態が解除され，原子ごとに色分けされた3次元構造が確認できます。

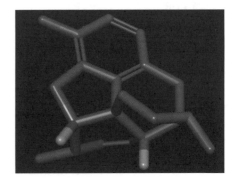

❻ ［View］→ ［Display Style…］を選択することで，分子構造の表示形式を変更することができます。初期状態では［Line］にチェックが入っているため，構造が棒のみで表されていますが，［Scaled Ball and Sticks］にチェックを入れると各原子がスケールの合った球体として表示されるようになります。また，前述のように各原子はそれぞれ個別の色分けで表示されていますが，［Chemistry］→ ［Element properties…］から色設定の確認・変更を行うこともできます。

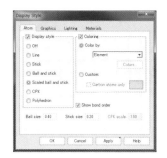 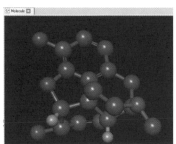 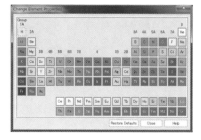

❼ 3次元化した構造式は自由に動かすことができます。構造式の上でマウス右ボタンを押したままドラッグすると回転，マウス3ボタン（ホイールボタン）を押したままドラッグすると移動，マウスホイールを上下に回転させるとズームイン・アウトを行うことができます。様々な角度から分子構造を観察してみましょう。

第11章 演習問題

[**11.1**] 横1920×縦1080の画素からなるパソコン画像で，赤・緑・青のそれぞれに対して8ビット（0〜255の256段階）の明るさの段階を持たせた場合，何通りの色の段階があることになるでしょう。それは何MByteのデータ量ですか。また，日本語で書かれた400字詰めの原稿用紙何枚分の情報に相当しますか。ただし，日本語は2バイトコードを用いるものとします。

[**11.2**] 1600万画素のデジタルカメラがあります。この画素量は横1920×縦1080の画素からなるパソコン画像の何倍ですか。

[**11.3**] 環ツールを用いてナフタレン，アントラセン，ペンタレン，ヘプタレン，アズレンの構造式を描画しましょう。また，DS Visualizerを用いて3次元化してみましょう。

[**11.4**] ピラゾール，ピリミジン，フェノバルビタール，チアマゾール，ナファゾリンの構造式を描画しましょう。また，DS Visualizerを用いて3次元化してみましょう。

[**11.5**] イブプロフェン，インドメタシン，L-トレオニン，アセチルコリン，L-ドパ，ドパミン，アドレナリンの構造式を描画しましょう。

[**11.6**] 次の2つの反応スキームを描画しましょう。

(1)

19-ノルテストステロン

(2) [反応スキーム図: ジクロフェナクナトリウムの合成]

[**11.7**] いろいろなビタミンの構造式を描画しましょう。

(1) レチノール（ビタミン A）

(2) チアミン（ビタミン B_1），ピリドキサル（ビタミン B_6），シアノコバラミン（ビタミン B_{12}）

(3) L－アスコルビン酸（ビタミン C）

(4) コレカルシフェロール（ビタミン D_3）

(5) α－トコフェロール（ビタミン E）

(6) フィロキノン（ビタミン K_1）

[**11.8**] 補酵素 A（CoA），環状 AMP，ADP，ATP，DNA の一部（G－A－T－C の配列）の構造式を描画しましょう。

[**11.9**] 重要な神経伝達物質であるアセチルコリンの生合成と分解の過程を描画してみましょう。

第12章 プレゼンテーションアプリの利用

12.1 PowerPointとプレゼンテーション

　ビジネスの現場での商品企画や営業提案，学会や研究集会での研究発表，医療現場での医療関係者・患者への説明，会議での説明や教育の充実を図るため，・・・と**プレゼンテーション**をする機会は数多くあり，優れたプレゼンテーションができるかどうかは最終的な仕事の成否を左右する場合もあるほど大切なものです。

　かつてのプレゼンテーションではOHPや35mmスライドを用いていましたが，コンピューターの利用が盛んになると，**PowerPoint**などのプレゼンテーション用アプリを用いて，パソコンでスライドを1枚ずつ表示していく形式になりました。ワープロや表計算が使える人ならPowerPointは比較的容易に操作できますし，OHPや35mmスライドに比べ，修正や編集が容易であり，限られた時間内でのめりはりの効いたプレゼンテーションのために動画や音声も効果的に使用できます。

12.2 文字の入力と画像の挿入

　プレゼンテーションのために**スライド**を作成するときの基本は，スライド上のプレースホルダーに必要な情報（文字や画像などのコンテンツ）を入力することです。まずはPowerPointの基本的な画面構成について学びましょう。

【1】 画面構成

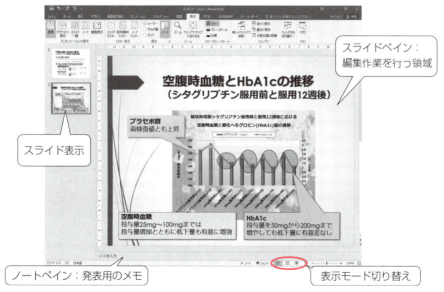

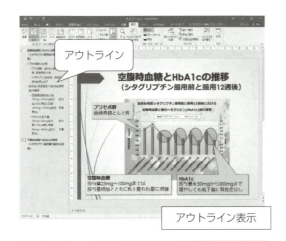
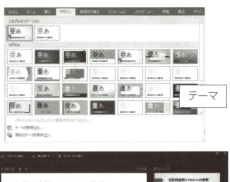
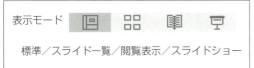
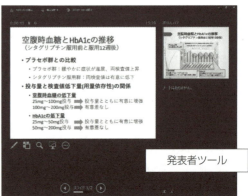

【2】 文字の入力と画像の挿入──「見せる・魅せる」パワーポイントの作成

スライドを作成するにあたっては，WordやExcel（5～9章）が使えるようになっていれば，操作面ではPowerPointを使いこなすための7～8割の準備はすでにできているといっても過言ではないでしょう。あとは，スライドに特有ないくつかの機能（スライドの概念，一覧表示，スライドショー，アニメーションやデザインの設定など）を学ぶだけで済みます。

例題 12-1 プレースホルダー・箇条書きで入力する ～Step 1

次のプレゼンテーション用スライドを作成してみましょう。

空腹時血糖とHbA1cの推移
（シタグリプチン服用前と服用12週後）

- ●プラセボ群との比較
  - ➤プラセボ群：緩やかに症状が進展、両検査値上昇
  - ➤シタグリプチン服用群：両検査値は有意に低下
- ●投与量と検査値低下量(用量依存性)の関係
  - ➤空腹時血糖の低下量
    - 25mg～100mg投与 ➡ 投与量とともに有意に増強
    - 100mg～200mg投与 ➡ 有意差なし
  - ➤HbA1cの低下量
    - 25mg～50mg投与 ➡ 投与量とともに有意に増強
    - 50mg～200mg投与 ➡ 有意差なし

❶　PowerPointを起動後，［新しいプレゼンテーション］を選択し，新しいスライドを表示します。

❷　初期設定では新しいスライドは［ワイド画面（16:9）］に設定されていますが，プレゼンテーションを行う環境がワイド非対応の場合，ワイド画面のスライドは投影サイズが小さくなることがあるため注意が必要です。今回は［デザイン］→［ユーザー設定］→［スライドのサイズ］から［標準（4:3）］を選択してスライドを作成します。サイズを変えたら，次に［ホーム］→［スライド］の　レイアウト　で表示されるレイアウトの一覧から［タイトルとコンテンツ］を選択すると右図のようなスライド画面が表示されます。

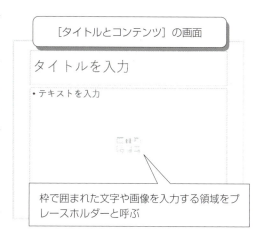

❸　プレースホルダーをクリックするとカーソルが点滅するので，タイトルを入力します。サイズやフォントを変更し，見栄えよくしましょう。入力した内容は，［表示］→［プレゼンテーションの表示］→［アウトライン表示］で表示できる［アウトライン］にも自動的に記録されます。

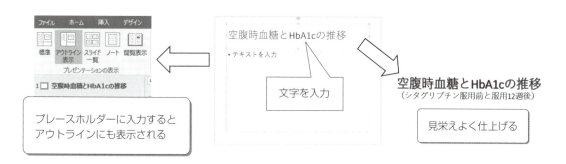

次に要点を箇条書きで入力します。テキスト文をただ入力するよりも，箇条書きにすることでよりビジュアルに表現されるのでわかりやすくなるという利点があります。また，表や図解で表現してもいいでしょう。

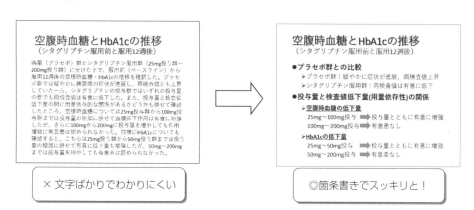

12.2　文字の入力と画像の挿入　281

❹ テキスト入力欄をクリックすると，自動的に箇条書きの記号が表示されます。そのまま文章を入力してもかまいませんし，記号の変更もできます。その場合は，［ホーム］→［段落］（箇条書き）をクリックして表示された7種から選択するか，それ以外の記号を指定する場合は［箇条書きと段落番号］→［図］をクリックします。

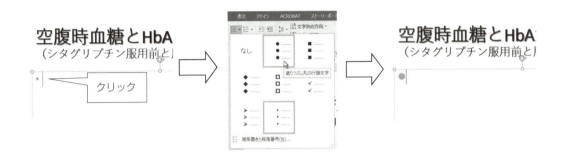

❺ 続けて文章を入力します。Enter キーで改行すると，次行にも同じ記号が表示されます。

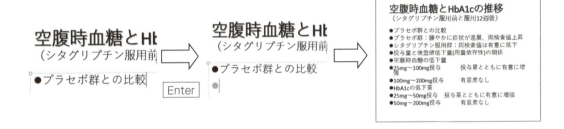

❻ 2～3行目と5～10行目を一字下げて表示し，整えましょう。字下げする行を選択し，（インデントを増やす）をクリックします。サイズは自動的にやや小さくなります。

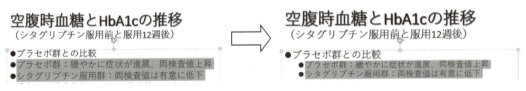

❼ 字下げした行の行頭記号を大項目と区別するため，➤に変更します。字下げした他の行も同様に行います。また，投与量に関して記述している6，7，9，10行目の行頭記号は削除し，行頭に空白を補っておきましょう。

●プラセボ群との比較
　➤プラセボ群：緩やかに症状が進展、両検査値上昇
　➤シタグリプチン服用群：両検査値は有意に低下
●投与量と検査値低下量(用量依存性)の関係
　➤空腹時血糖の低下量
　　25mg～100mg投与　　投与量とともに有意に増強
　　100mg～200mg投与　　有意差なし
　➤HbA1cの低下量
　　25mg～50mg投与　　投与量とともに有意に増強
　　50mg～200mg投与　　有意差なし

❽ 文字の行間が詰まって若干見にくいため，行間を広げます。本文のプレースホルダーの枠線をクリックし，プレースホルダー全体が実線で選択された状態にした後，［ホーム］→［段落］→ ↕≡▼（行間）から「1.0」を選択します。広がらなかった場合は，プレースホルダー選択状態で表示されている下部のハンドル ─○─ をドラッグして広げます。

❾ 1，4行目を太文字，5，8行目を太文字下線付きにして，文章中の ⟹ を［図形の挿入］で作成後，全体の体裁を整えます。特定の箇所の行間を調整したい場合は，その段落にカーソルをおいた状態で❽の手順により［行間のオプション］を選択すると微調整が可能です。

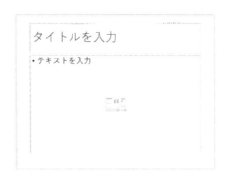

> 自由な位置にテキストを入力するにはテキストボックスを使いますが，プレースホルダーと違いアウトラインには表示されません。

例題 12-2　**画像の挿入・テキストボックスで入力する・デザインの選択**〜Step 2
例題8-5で取り扱った「空腹時血糖とHbA1cの推移」のグラフにその説明を加えたプレゼンテーション用スライドを作成してみましょう。

画面には例題12-1で作成した1枚目のスライドが表示されています。

❶ ［ホーム］→［新しいスライド］→［**タイトルとコンテンツ**］をクリックしてスライドを表示させます。

❷ 例題12-1と同じタイトルを入力したいので，1枚目のスライドからコピーして貼り付けます。貼り付ける前に，「初期状態のタイトルを入力」が表示されているプレースホルダーは削除しておきましょう。

12.2　文字の入力と画像の挿入　283

❸ Excelの画面で，作成してあるグラフを選択し，右クリック→［コピー］します。PowerPointの画面に戻り，[クリックしてテキストを入力]のプレースホルダーを右クリックし，[貼り付けのオプション]の （図）を選択し，グラフを画像として貼り付けましょう。

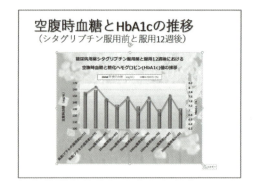

・貼り付けのオプションを変更するには， (Ctrl)▼ をクリックすると他の種類が表示されるので，各オプションの上にマウスを移動するとプレビューで確認することができます。
・すでに保存済みの画像ファイルなどを取り込む場合は，[挿入]→[図]→…などから（Wordでの場合と同様に）ファイル名を指定します。

❹ Wordで学んだ要領で（6.3節を参照），グラフに四角形や吹き出しなど，説明用の図形を挿入していきます。まずはプラセボ群のデータについて，半透明な四角形を付けて区別しやすくしてみましょう。[挿入]→[図形]→[正方形/長方形]を選択後，左2つのグラフを囲うように長方形を作成します。

❺ 次に色と透明度を調整します。[書式]→[図形の塗りつぶし]と[図形の枠線]から任意の色を選択します。

❻ 図形を右クリックし，[図形の書式設定]→[塗りつぶし]の[透明度]を80％に設定します。

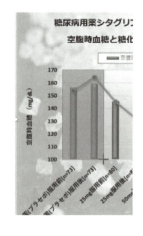

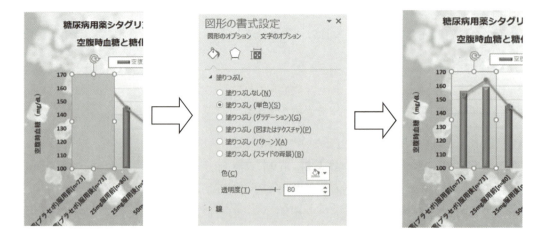

❼ データに対する説明を吹き出しで追加してみましょう。［挿入］→［図形］→［四角形吹き出し ］を選択後，グラフ右側から先ほど作成した四角形に向けて吹き出しを作成します。作成した吹き出しを右クリック→［テキストの編集］から「プラセボ群両検査値とも上昇」と入力後，色やフォントの大きさも調整します。

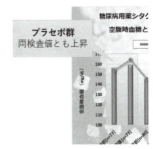

❽ 同様に，シタグリプチン服用群におけるHbA1cの変化量も別の色の図形で強調表示します。25 mg投与群の変化量を小さい図形で，他は大きな図形を，大きさが等しくなるようにコピーを活用しながら挿入してみましょう。

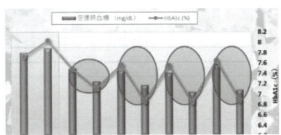

❾ HbA1cのデータを説明する［吹き出し］を右下に加え，また，空腹時血糖については左下に［長方形］を挿入し，説明を加えます。

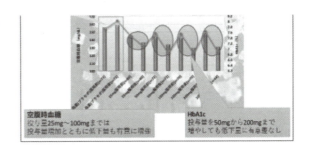

❿ デザインのテンプレートを使って，スライド全体へ統一的なデザインをつけることもできます。［デザイン］→［テーマ］からデザインの一覧を確認し，適切なものを1つ選択して見栄えのよいスライドに変身させることができます。このとき，

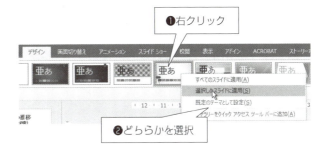

スライドすべてを同じデザインにするか，表示中のスライドだけをそのデザインにするかを選択することができます。いまは［選択したスライドに適用］をクリックします。なお選択したデザインによってはこれまで設定したレイアウトが崩れる場合があるので，適切に修正するか，あるいは最初にデザインを設定してからスライドを作成すると効率的です。

⓫ 次のようなスライドができあがりました。だいぶ印象が変わりましたね。**背景**に合わせて，フォント，図形の色を整えましょう。

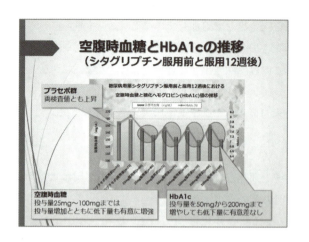

同じデザインで配色を変更することができます。[デザイン] タブに表示している [配色] をクリックします。

12.3 表示モード・アウトラインでの編集・スライドの操作

【1】 表示モード

　PowerPoint での表示モードには，これまで登場した [アウトライン表示]，[スライド表示] の他に，全スライドを縮小して並べて表示する [スライド一覧]，発表者がスライドを見ながらメモも書き込める [ノート]，実際のプレゼンテーションと同じようにスライドを画面全体に表示する [閲覧表示] があり，使い分けると便利です。[表示] タブ→ [プレゼンテーションの表示] の中から該当するものを選択します。

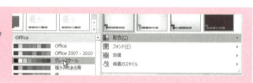

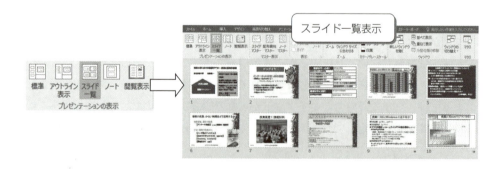

【2】 アウトラインでの編集

　アウトラインに表示されたスライドのテキスト文は，アウトラインで編集することもできます。たとえば，アウトラインで「プラセボ群との比較」をドラッグして選択し，下線ボタンをクリックするとスライドの対応する箇所に下線が引かれます。

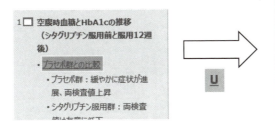

【3】 スライドの挿入・削除・移動・コピー

■挿入

［アウトライン］または［スライド］で1つのスライドを選択後，［ホーム］→ をクリックすると選択したスライドの次に**新しいスライドが挿入**されます。スライドを選択しないで挿入した場合はいちばん最後に挿入されます。

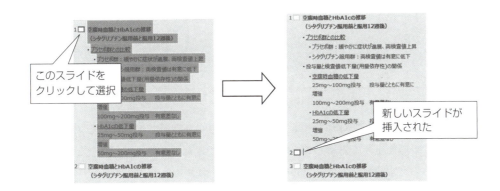

■削除

削除するスライドを選択して Delete キーを押すとその**スライドが削除**されます。

■移動

［スライド一覧表示］に切り替えて，スライドを選択反転後，ドラッグして移動します。2つのスライドの間にくると線で仕切りが表示されるので，望みの位置でドロップするとスライドが配置されます。

■コピー（同一ファイル内の場合）

❶ コピー元のスライドを選択し，［ホーム］→ （コピー）または右クリック→［コピー］をクリックします。

❷ コピー配置先の前にあるスライドをクリックし，［ホーム］→［貼り付け］の をクリックして表示される［貼り付けのオプション］から種類を選択します。コピー元と同じ背景デザインにする場合は，[**元の書式を保持**]を選択します。

■コピー（別のファイルからの場合）

❶ コピー元，コピー先スライドの2つのPowerPointファイルを開いておきます。

12.3 表示モード・アウトラインでの編集・スライドの操作

❷　アクティブウィンドウを切り替えながら「同一ファイル内の場合」の❶～❷と同様の操作を行います。

12.4 スライドショーと配布資料の印刷

【1】　スライドショー

例題 12-3　スライドショーで確認する～Step 3
　8枚のスライドからなる「遠隔地医療とインターネット」をスライドショーで確認してみましょう。

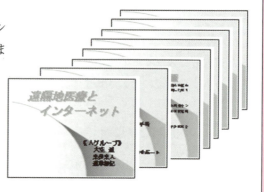

　実際にプレゼンテーションを行うときは，**スライドショーを実行**して作成したスライドを1枚ずつ順番にパソコンの画面全体に表示します。スライドができたらスライドショーを実行して，

　　・スライドからの文字や画像のはみ出しや重なりがないか

　　・全体の流れの中でレイアウトは思った通りにできているか

　　・スライドの順番は適切か

などをチェックしましょう。

発表者ツール

　スライドショーを実行するときに2つ以上のモニターやプロジェクターが接続されている場合，一方のモニターには発表者ツールが，もう一方のモニターやプロジェクターには全画面表示のスライドショーが表示されます。発表者ツールでは，現在のスライド，次に進むと表示されるスライド（やアニメーション），ノートに記載した発表用メモのほか，直接スライドに書き込んだりポインターを表示させたりする機能も備わっています。

　ただし，発表環境によっては演者用のPCコンソールが準備されていない会場，演者のPC画面をそのまま複製して配信する会場など，発表者ツールが利用できない場合もありますので，注意が必要です。

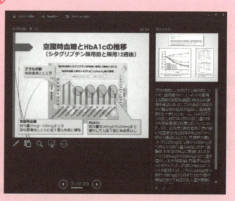

❶ ［スライドショー］タブ→ 最初から をクリックするか，キーボード上部の F5 キーを押します。

❷ 1枚目のスライドが画面全体に表示されます（途中で止めるには Esc キーを押します）。

❸ スライド上でクリック（または Space , Enter , ↓ のいずれかのキーを押す）→ 次のスライドが表示されます。前のスライドに戻るときは ↑ キーを押します。

❹ ❸の操作を繰り返します。すべてのスライドが表示されると，最後に黒いスライドになります。スライドショーを終了すると標準表示の画面に戻ります。

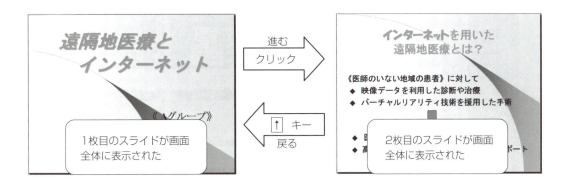

【2】 配布資料の印刷

PowerPointではスライドを**配布資料**としても印刷できます。例として，「医療現場での日常診療における電子カルテ（診療，病院相互の連携），レセコン（医事会計），オンライン検査データ，などのネットワーク化された情報システムの活躍を紹介するスライド（福島県郡山市 医療介護病院・原寿夫氏 提供）」を取り上げます。

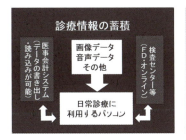 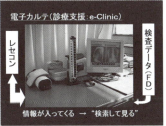 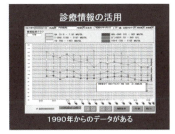
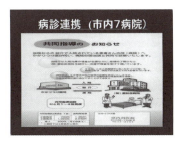 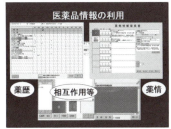 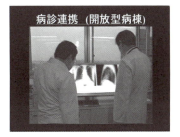

❶ ［ファイル］→［印刷］をクリックします。

❷ ［フルページサイズのスライド］をクリックし，[**配布資料**] からレイアウトを選択します。いまは，［6 スライド（横）］にしましょう。右側のプレビュー画面を確認し， で印刷しましょう。

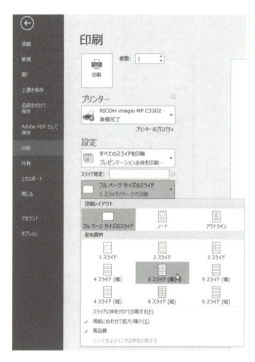
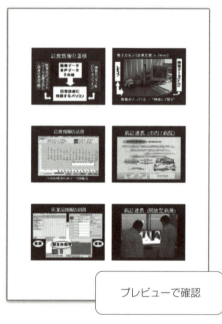

プレビューで確認

　1 ページあたりのスライド数を［3 スライド］に指定した場合は，スライドの右側にメモ用の罫線が印刷されます。

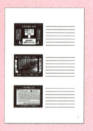

12.5 アニメーションと動画の利用

【1】 アニメーションの設定

PowerPointではスライドのテキスト文や静止画像などのコンテンツに「アニメーションの設定」を行うことでプレゼンテーションをより効果的にすることができます。

> **例題 12-4** アニメーションでよりビジュアルに表現する～Step 4
>
> 例題12-2で作成した「空腹時血糖とHbA1cの推移」のスライドを使用し，説明の進行に合わせてクリック毎に図形を表示するようにアニメーションを設定してみましょう。

■「開始」効果を使ったアニメーション

「開始」のアニメーション効果を付けると，スライドショー開始時には表示させず，指定したタイミング（クリック時，スライド切り替え時，指定時間経過時）に登場させることができます。

❶ まず「プラセボ群」を強調する四角形と吹き出しがクリックする毎に順次表示されるようにします。四角形の図形を選択後［アニメーション］タブ→［アニメーション］の ▼ をクリックすると，利用可能な効果の一覧が表示されます。

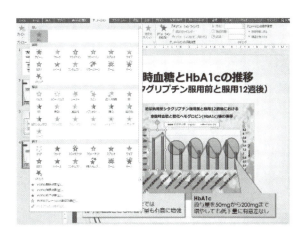

❷ 緑のアイコンが開始効果なので，表示されているアイコンから選択します。いずれかの効果をクリックして選択します。なお，項目アイコンの上にマウスポインタを置くとどういうアニメーションかプレビューできるので，色々な効果を確認してみましょう。同様に，吹き出しの図形にもアニメーションを設定します。

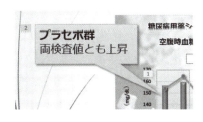

❸ アニメーションを追加すると，追加したテキストやオブジェクトの側に順番を示す番号が表示されます。もちろん，スライドショーの実行時にはこの番号は表示されません。

❹ 同様にして，HbA1cの変化量を強調する4つの図形にも❷で設定した効果と同じアニメーションを追加します。ここでは1度のクリックで4つの図形が一度に表示されるようにしてみましょう。1つ目の図形をクリックして選択したら，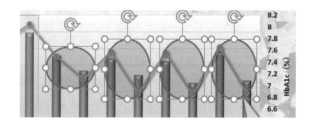

Ctrl キーを押しながら2つ目以降の図形をクリックすることで複数選択ができます（3.3節【6】を参照）。

❺ 図形を選択したら効果を選ぶと，選択されていた図形全てに同じ番号 3 が表示されます。

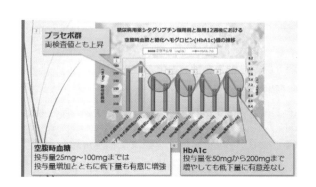

❻ 最後にHbA1cの説明が入った「吹き出し」について，クリック後に表示されるように同様の設定をします。

■「終了」効果を使ったアニメーション

「終了」のアニメーション効果を付けると，表示されているテキストおよびオブジェクトに対し，指定したタイミングで非表示にすることができます。この機能を利用すれば，スライド中の込み入った箇所へ別々の説明を加えたいとき，説明済みの図形を非表示にした上で順次新たな図形を「開始」効果で表示する，といった使い方が可能になります。

❶ HbA1cについての説明後，空腹時血糖についてもグラフ上で強調表示する図形が表示されるようにしてみましょう。まずは新たに表示したい図形についても例題12-2の手順で追加し，空腹時血糖の説明が書かれた「長方形」も「吹き出し」に変更しておきます。

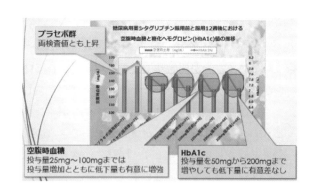

❷ 次に，HbA1cの変化量について強調している4つの図形と説明の吹き出しについて1度のクリックで全て非表示になるように，5つの図形全てについて Ctrl キーを使いながら選択し，[アニメーション] タブ→ ★ からいずれかの「終了」効果をクリックして選択します。

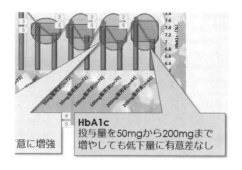

❸ 正常に追加されると，従来の「開始」効果が現れる順番を示す数字のすぐ下へ，新たに「終了」効果が現れる順番を示す数字が表示されます。

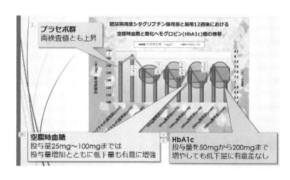

❹ 後は先の手順で空腹時血糖の図形に対して「開始」効果を付けます。

■タイミングや順序の設定

通常，アニメーションは設定した順番に効果が実行されますが，「アニメーションウィンドウ」を利用すると後から順番を入れ替えたり，効果を変更したりすることも簡単にできます。

❶ [アニメーション] タブ→ [アニメーションの詳細設定] → [アニメーションウィンドウ] を選択します。

❷ ウィンドウ右側に [アニメーションウィンドウ] が表示されます。

❸ ドラッグ＆ドロップによってアニメーションの順番を入れ替えることができます。また，設定されたアニメーションをクリックして選択後に Delete キーを押すとそのアニメーションは削除されます。さらに，選択後に [アニメーション] タブ→ [アニメーション] から異なる効果を選択すると，選んだ新たな効果に変更することができます。

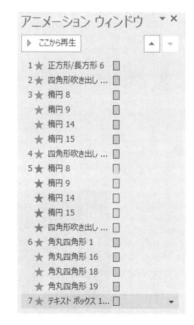

【2】 動画の利用

PowerPoint ではコンテンツとしてデジタルカメラやビデオで撮影した**動画**やさまざまなアプリで提供される3次元グラフィックスの動画を取り込むことができます。

■**動画を提示する例**

動画ファイル（*.wmv）を PowerPoint に取り込んでみましょう。

❶ 貼り付けるスライド画面で［挿入］タブ→［メディア］から［ビデオ］を選択→［このコンピューター上のビデオ］をクリックします。

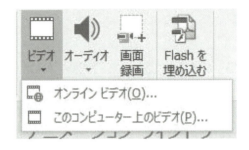

❷ 動画ファイルを参照する画面が開きます。動画ファイルを保存してあるドライブ（またはフォルダー）からファイルを指定し，［挿入］をクリックします。

❸ スライド画面に動画が挿入されます。動画の大きさを調整しましょう。

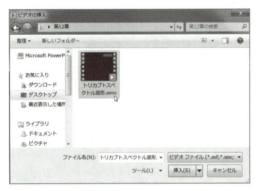
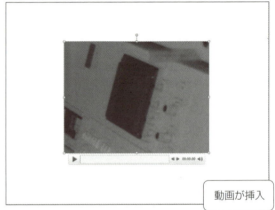

❹ 再生ボタン ▶ をクリックすると動画が再生されます。

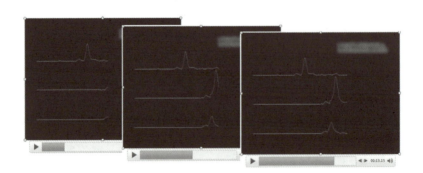

12.6 PDFとして保存

PowerPointで作成したスライドは，拡張子が「**.pptx**」のPowerPointファイルとして保存して利用しますが，「**.pdf**」の**PDF形式**として保存することができます。PDF形式として保存すれば，作成したスライドを幅広く活用することができます。

［ファイル］タブをクリック→［名前を付けて保存］または［エクスポート］から，ファイルの種類［PDF（*.pdf）］を選択します。

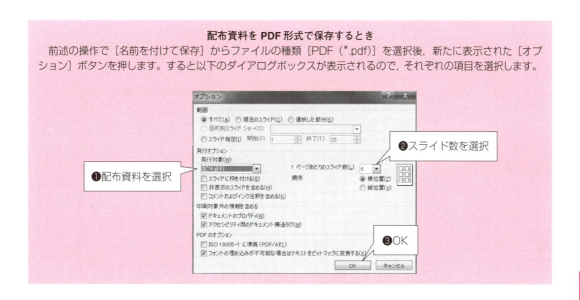

配布資料をPDF形式で保存するとき
前述の操作で［名前を付けて保存］からファイルの種類［PDF（*.pdf）］を選択後，新たに表示された［オプション］ボタンを押します。すると以下のダイアログボックスが表示されるので，それぞれの項目を選択します。

❶配布資料を選択
❷スライド数を選択
❸OK

第12章　演習問題

[**12.1**] 新しいスライドを挿入し，＜タイトル＞に「インターネットの基本はURLとリンク」（13.2節を参照），＜テキスト＞に「WWWはハイパーリンクを～表示できます」を入力してください。次に＜デザイン＞に［ウェーブ］を選択してみましょう。

[**12.2**] 例題12-1，12-2で作成したスライドにデザインの設定をして，より見栄えのするものに変更してみましょう。（［デザイン］タブをクリックして，リボンに表示されたデザイン一覧から選択します）

[**12.3**] 「日本で創られた画期的なくすり」というタイトルで，4つの医薬品（タクロリムス，プラバスタチン，レボフロキサシン，リュープリン）について，適応と注意を簡単に説明するスライド5枚を作成（タイトル含む）し，2枚目のスライドの次に新しいスライドを追加し，1枚目（タイトル）のスライドは削除してください。

[**12.4**] 6人でグループを作り，インターネットで情報倫理関係のWebサイト（13.6節を参照）へアクセスして，「個人情報の漏えい」，「インターネットでの通信販売」，「未承認医薬品等の販売，広告」の中から1つのテーマについて調べ，スライドを作成してみましょう。

[**12.5**] [12.1]で作成したスライドをスライドショーで実行してみましょう。スライド一覧表示に切り替え，リハーサルモードで声を出して説明に要する時間を計測してみます。5分で発表できるようにプレゼンテーションの準備をします。まず説明する内容，速さを調整してみます。次にスライド内容の変更，削除，追加で時間の調整をします。

[**12.6**] [12.4]で作成したスライドを，配布資料として印刷してみましょう。

[**12.7**] [12.4]で作成したスライドを，配布資料としてPDF形式で保存してみましょう。

第13章 インターネットを利用した情報検索と情報発信

13.1 インターネットの歴史とブラウザ

【1】 インターネットの歴史

インターネット（Internet）は世界中のコンピューターをクモの巣のようにつないで情報を共有しようとするもので，自分のいる場所から世界中のどこへでもマウスのクリックひとつで情報を送受信できます。テレビ，ラジオ，電話による通信と文書，本による情報の伝達機能を併せ持ち，しかも，ただ情報を受け取るだけでなく，こちらからも電子メールやWebページなどを通して情報を送ることができる双方向性のインタラクティブなマルチメディアです。

初めてのコンピューターネットワークとしては1960年代に開始された米国国防総省のアーパネット（ARPANET）が知られており，パケット通信の芽生えやTCP/IPの使用（4章を参照）など，今日のインターネットの原型が見受けられます。

インターネットの最も重要な機能であるWWW（World Wide Web）は，1989年に欧州素粒子物理学研究所（CERN）のバーナーズ・リーにより提唱されました。膨大な時間を費やして情報を探しては少しだけ必要なものを拾い集めるというそれまでの力任せの情報収集ではなく，コンピューター画面で内容を拾い読み（ブラウズ）できるようにしたソフトウェアと通信プロトコル（規約）を彼は提案したのです。これがWWWというさまざまな場所に存在する知識，情報をハイパーテキスト（Hypertext）のリンク構造により関連付けて参照する枠組みのはしりとなりました。

> **Point** ハイパーテキストとリンク
> ・ハイパーテキストとは，たとえばテキストの中にある単語や文をクリックすると，その単語や文の詳細な意味，画像，音声が現れたりする，いわば多層化されたテキストのこと。
> ・リンクとは，多層化されたテキストの関連する部分を結びつける操作。マウスのクリックひとつで，あるページから別のページへ，あるサイトから別のサイトへと情報空間内を瞬間移動できる。

WWWは文字通り，**世界中に存在するコンピューターをクモの巣のようにつないでコンピューター上に存在する情報をリアルタイムで分散共有**しようとするもので，きわめて革新的な情報共有の新しい姿でした。当初は限られた研究者の間で利用が始まりましたが，1995年頃から一般社会へ爆発的に普及し，いまやインターネットの情報空間にのっている情報量は巨大なものとなっています。インターネットの中で情報は無秩序に増殖する一方のように見えますが，実は他方で，リンクが増えることと検索エンジンの発達によって，情報の組織化も進んでいます。

2005年頃からはWeb2.0の時代と言われ始めました。どこからでもネットワークが利用できるユビキタス時代に入ったと言われ，ウェブの活用によるロングテールビジネス（13.5節を参照）と言われる新たな経済活動が台頭し，ネットワークは生活に溶け込み始めました。こうしてネット

ワークは，われわれの思考活動や生活そのものまであらゆる分野を巻き込んできわめて大きな影響を与えており，**負の側面であるネットワーク絡みの犯罪も多発するようになり**，社会全体でのインターネットの有効活用と情報倫理の啓蒙や法的規制とのバランスをいかにうまく取りながら人間社会に適合させていくかが緊急かつ重要な継続課題となっています。そのためにも**インターネットの利便性を享受するだけでなく，コンピュータやそのネットワークの仕組みと特徴に関する基本的な理解やイメージを描けるようにしておくことが必須の時代である**ことを強く認識しましょう。

【2】 ブラウザによる情報検索

ブラウザ（閲覧ソフト）によって，ウェブページをビジュアルに表示しGUI操作で簡単にリンクをたどっていくことができるようになったことが，研究者だけでなく一般のユーザーにもWWWの利用が広がるきっかけになりました。現在，Microsoft社の **Microsoft Edge**（エッジ，以下Edgeと表示），**Internet Explorer**（インターネットエクスプローラ，以下**IE**と表示）とGoogle社の **Google Chrome**（グーグル・クローム），Apple社の **Safari**（サファリ），Mozilla Foundationの **Mozilla Firefox**（モジラ・ファイアフォックス）などが代表的なブラウザとしてよく使われています。

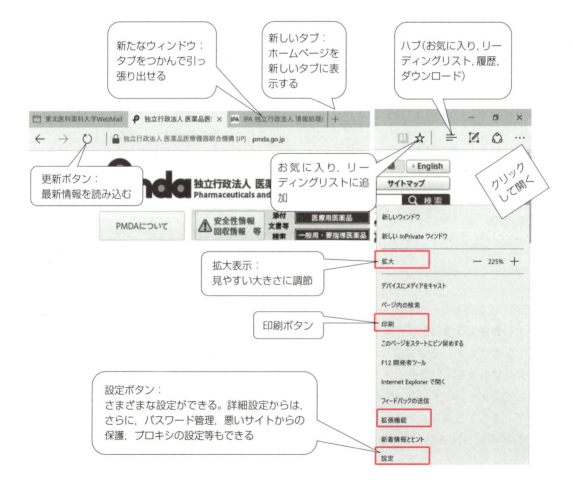

インターネットはもともと一部の研究者間で **UNIX** というネットワーク機能に優れた OS をのせたコンピューターをつないで，**TCP/IP** などの通信プロトコルを使用してファイルのやりとりをするものでした。そこでは自分達で作った OS やユーティリティソフトをネットワーク上に**フリー（無料）で公開**し，ネットワーク利用者みんなで活用していこう，より良いものにしていこうというボランティア精神がありました。この考えは商業的利用が中心となった現在のインターネットの利用においても，基本的なバックボーンとなっている面もあります。

■ブラウザの基本機能

ここでは Edge を例にとり，ブラウザの基本機能を確認してみます。前の図を参考にして，それぞれの機能を有効に活用できるようにしておきましょう。

13.2 インターネットの基本は URL とリンク

WWW はハイパーリンクを使ってインターネットをナビゲートするシステムです。アクセスしたいサーバーコンピューターの場所を特定する**アドレス（URL）**を入力すると，接続先のコンピューター上にある指定したドキュメントを表示できます。インターネット上の住所であるアドレスは**ドメイン名**と呼ばれ，通常，半角英数字で表されます。当初は単なる識別子として考えられたドメイン名ですが，インターネットの普及につれ会社名，商標との関連で問題化するなどしています。現在，インターネット発祥の地アメリカの **ICANN** という組織が最上位でドメイン名を管理しています。また，ICANN から委託された各国の代表組織（日本では **JAPNIC**）もドメイン名を管理しています。ICANN が直接管理するものは**一般トップレベルドメイン**，JAPNIC などの管理するものは**国名識別トップレベルドメイン**と呼ばれます。前者はドメイン名の最後が「.com」，「.net」，「.org」といった国際的な識別子で，後者はドメイン名の最後が「.jp」，「.uk」といった国名識別子になります。後者のドメインに関しては，現在，**汎用ドメイン**という組織の分類は不要であったり，日本語も許されるといった制限のゆるやかなドメイン名の登録も可能です。

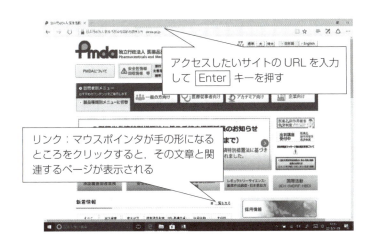

> **Point**　URL（Uniform Resource Locator）の正体
>
> http://www.mhlw.go.jp/　← 厚生労働省のWebページ
> 　①　　②　　　③　④⑤　⑥
>
> ① Hyper Text Transfer Protocol の略。ファイルを http で転送するという意味。
> ② サーバーマシンの名前（サーバー管理者が任意に命名できる）
> 　 WWW サーバーの場合は「www」が通称として用いられることが多い。
> ③ 会社名・団体名やプロバイダの名前などが入る。
> 【一般トップレベルドメイン】
> 　④，⑤の部分は .com（company），.net（network）など
> 【国名識別トップレベルドメイン】
> ④ 組織の分類　co（企業），ac（教育機関），or（団体），go（政府機関），ne（ネットワーク）
> ⑤ 国名：jp（日本），uk（英国）…
> ⑥ ファイル名：（表示したい Web ページの）index.html の場合は省略可。
> ＊ **SSL** や **TSL** と呼ばれる暗号化送信技術に対応した **Web** ページの **URL** は「**https://**」で始まります。

13.3 Web ページを探すには

　何か必要な情報がある場合，「まずインターネットで探してみる」ことが現在では当たり前になりました。しかし，世界中のコンピューター上に存在する膨大な情報の中から自分にとって必要な情報を見つけ出すのは，"干し草の山の中から一本の針を探す"よりもはるかに難しいことではないのでしょうか。実際に，以前はネットワーク上での**オンライン検索**は専門家でないと難しいという時代もありました。しかし，現在はガイド役の**検索エンジン**の充実により，インターネットではじめてアクセスする人でも，さほど困難なく検索できるようになりました。検索エンジンとは膨大な Web ページ情報を集め，更新し続けるデータベースであり，現在の検索エンジンは著しく，(1) **検索処理の高速化**と，(2) **精度の高いサイト検索の能力**を高めています。たとえば Google では，数百万台以上のパソコンをネットワークでつないで連動する分散処理システムにより少数のサーバーコンピューターよりはるかに処理能力の高いシステムを構築しているといわれます。また，インターネットのリンク構造そのものに基づいて，活用度の高そうな Web サイトを自動的に順位付ける高度な技術を用いて精度の高いサイト検索を可能にしました。それが検索エンジンの広範な利用をもたらし，広告と連動した商用化が進み，その収益がフィードバックされて，検索エンジン技術のさらなる進歩をもたらしています。しかし **Web の活用には光も影もあり，その長所と短所をしっかりと見極めた上で対応**していかなければなりません。そのためには，一見まわり道のようでも，むしろ情報やコンピューターというものの本質を基礎から考え直すことが大切なのです。

【1】 Index 検索

　検索エンジンには，**ディレクトリ検索**型（本の目次から探すのと同じ）とロボット検索型（本の索引から探すのと同じ，**インデックス検索**とも言われる，13.4 節を参照）の 2 つのタイプがありましたが，現在ではインデックス検索技術の発展によりほぼインデックス検索が主流となっています。日本国内の代表的な検索エンジンとしては，**Google**，**Bing**，**goo**，**indeed** などがあります。

> **例題 13-1**
> ロボット型検索エンジン Google（http://www.google.com/）で，「医療事故の原因となるコンピューターへの入力ミスを起こしやすい薬品名にどのようなものがあるか」についての情報を提供するサイトを調べましょう。

（1）思いついたキーワードで検索し，（2）検索結果のリストから開いたページでもう少し詳しい適切なキーワードとして使えそうな検索語を探し，（3）探した検索語を使用して再検索します。

とりあえず，キーワードとして「医療事故」を入力して検索してみましょう。Google での検索結果は 27,300,000 件になりました（2018 年 1 月現在）。他のキーワードとして，「医療事故ニュース」，「医療トラブル」などの一覧も表示されるので，その中に適切と考えられるものがあれば追加のキーワードとして使えます。検索結果のリストを少し調べて，コンピューターへの入力ミスを起こしやすい薬品名に関する適切なキーワードを見つけることもできるかもしれません。

リンク先のページを開く方法は次の通りです。

> **Point** リンク先ページを開く方法
> 検索結果のリストで注目する項目を 1 つ選択して，リンクをたどるには
> （1）そのままクリックすると，ブラウザ画面にはリンク先のページが表示されます。
> （2）右クリック→［新しいウィンドウで開く］と，元のページのブラウザ画面とリンク先のページのブラウザ画面，の 2 つが開いた状態になります。
> （3）右クリック→［新しいタブで開く］と，元のページのブラウザ画面と同じブラウザ画面だが，別タブにリンク先のページが表示されます。

検索結果のリストの 1 つを（1）〜（3）のどれかの方法で開きます。（1）〜（3）のどれを選ぶかは，状況に合わせて検索全体がやりやすいようにすればよいでしょう。「医療事故　コンピュータ　入力ミス　薬品名」で検索すると Google での検索結果は約 143,000 件になりました（2018 年 1 月現在）が，「医療事故　"コンピュータへの入力ミス"　薬品名」で検索すると約 166 件でした。「"コンピュータへの入力ミス"」のようにダブルクォーテーション""で囲んでキーワードを指定する場合，**フレーズ検索**と呼び完全に「コンピュータへの入力ミス」という文字列があるページを探しますが，「コンピュータへの入力ミス」の場合，Google ではコンピュータ，へ，の，入力，ミス，に分解されて検索されるので，「医療事故　コンピュータへの入力ミス　薬品名」で検索すると検索結果は多くなります。分解の様子は検索結果の「**キャッシュ**」をクリックして表示されたページで確認できます。「404 File Not Found」と表示されたページは削除されたとか何らかの理由で現在では見られなくなったページですが，「キャッシュ」をたどると最後に巡回したときに保存したページが表示できます。

[PDF] 薬剤に関連した医療事故例の概要について
www.mhlw.go.jp/shingi/2006/09/dl/s0913-10h01.pdf ▼
図表垣-6 薬剤に関連した**医療事故**事例の概要．番号 発... 備考．— 準備段階．菜弾」を取り違えて調剤した事例．2 準備段階．同じ場所に置い... 違えた事例．手術部門．3 準備段階．薬品を取り出す際に菜弾一を取り違えた事... の記入を誤った事例．指示受段階 ... かれていることの不自然さや間違いに気... 記載．**ミス**を発見できなかった" 患者が従来通院していた病 ... 輪液オーダーを**コンピュ**... **入力**する．際に警告メッセージが出ていれば未然

▼ボタンをクリックすると，「キャッシュ」が表示され，そこから保存されているものが見られる

違った観点からキーワードを考えてみるのも有益です。たとえば，「間違いやすい薬」というキーワードで検索してみると，21,400,000 件（2018 年 1 月現在）の情報が見つかりました。「間違いやすい薬　入力ミス」では 1,570,000 件でした。また，「パソコンの操作ミス　薬剤」などで検索してみるのもよいでしょう。

■いろいろな検索

Google トップページの［画像］をクリックして「**画像検索**」を行うと，図に示すような膨大な画像のページだけが選択して表示されます。

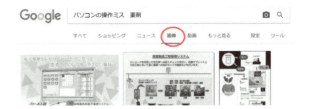

【2】　検索式の基本

WWW 検索エンジンを利用するには，どのような情報を探したいのかを検索エンジンがわかるように表現して入力する必要があります。次の点を把握しておきましょう。

> **Point**
> **検索エンジン**：利用者によって入力されたキーワード文字列とまったく同じ文字列を含むページをデータベースの中から探して，そのページの URL を表示します。

このように文書中のあらゆる文字列から目的の文字列を検索することを**全文検索**と呼び，多くのページを対象とする場合は時間がかかります（これに対し，データベースソフトではあらかじめ設定されたインデックスも多く，各フィールドを使った絞り込みが容易にできます）。最近は，検索エンジンも**インデックス**を使った高速な検索が可能になりました（13.4 節【1】を参照）。

■キーワードの選び方

「検索エンジンは**文字列**を探すのだ」ということをいつも念頭におけば，効果的なキーワードとしては

・具体的なキーワード（固有名詞など）を使う。
・複数語は分解して組み合わせる（料理教室 → 料理＋教室）。
・使用頻度の高い言葉は単独では使わない。
・長いキーワードを使う。
・「とは」，「について」，「やさしい」，「など」の調べる目的に沿った語句を付加する（「薬剤師とは」，「FTTH とは」，「FTTH について」，「医療過誤とは何か」，「やさしい Web ページ作成」）。

などが有効です。また，一度うまくいかなかったら，別のキーワードに変更して検索し直すことも大切です。先に述べたように，**はじめにだいたいのキーワードで検索し，検索結果のリストから移動したページで，もう少し詳しいキーワードとして使えそうな言葉を見つけて検索し直す**こともできます。うまいキーワードが思いつかないときは，関連するリンク集なども使いましょう。

■ 役に立つ検索式

複数のキーワードで検索する際の基本は次のものです。

・**AND 検索**

「A というキーワードの検索結果」と，「B というキーワードの検索結果」の両方に登場しているページを探します。

・**OR 検索**

「A というキーワードの検索結果」と，「B というキーワードの検索結果」のどちらかには含まれているページを探します。

・**NOT 検索**（マイナス検索）

「A not B」という検索は「A というキーワードを含んで，B というキーワードを含まないページ」を探します。

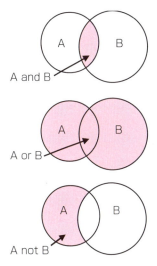

・**フレーズ検索**

「A と B のフレーズ検索」というのは「A というキーワードと B というキーワードが連続して現れているページ」を探します。AND 検索よりもさらに検索結果を絞り込む，という厳しい条件検索です。

Google で複数のキーワードを使って検索してみましょう。トップページ右下の［設定］→［検索オプション］をクリックして表示される画面でさまざまな検索条件を入力してみましょう。

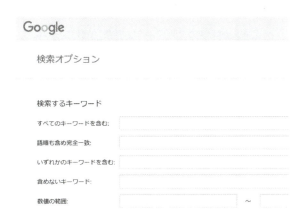

表 13.1 の左側に 4 通りの条件での入力例を示します。右側に示すのは通常の検索ボックスに入力する場合の入力法です。

表13.1 複数のキーワードでの検索

AND 検索			
	すべてのキーワードを含む:	パソコン 入力ミス	パソコン 入力ミス
OR 検索			
	いずれかのキーワードを含む:	パソコン 入力ミス	パソコン OR 入力ミス
NOT 検索			
	すべてのキーワードを含む:	ウイルス	ウイルス -コンピュータウイルス
	含めないキーワード:	コンピュータウイルス	
フレーズ検索			
	語順も含め完全一致:	パソコンの入力ミス	"パソコンの入力ミス"

■その他の知っておくと役立つ例

・ドメインを指定して政府系機関，教育機関などに絞る

「キーワード site:ドメイン名」の形で入力します。右の例では政府系機関のドメイン名「go.jp」に絞ったので，結果は18,600件でした。「ジェネリック」だけで検索した結果35,000,000件に比べて，該当ドメインだけに絞ると大きく絞り込まれることがわかります。

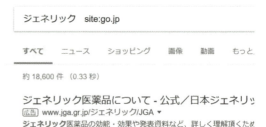

・指定したページにリンクするページを検索

「link:URL」で検索するとそのURLにリンクを張っているサイトを検索できます。

・キーワード intitle:データベース （site:go.jp OR site:ac.jp）のような特別構文

キーワードに医薬品情報を使った場合，政府系機関（go.jp）または教育機関（ac.jp）が提供しているサイトのタイトルにデータベースという語句が含まれているものを検索するので，医薬品情報に関するデータベースを探すことになります。

他の特別構文についても，**特別構文**で検索して調べておくと役立つものが見つかるでしょう。

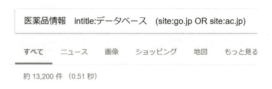

13.4 Index 検索の仕組みとシソーラス

【1】 Index 検索の仕組み
■検索のメカニズムについての精査が必要

　コンピューターによる検索方法は，大きく2つに分類することができます。1つは**キーワード検索**で，検索対象文書のあらかじめ登録しておいたキーワードのみ検索するやり方ですが，適切なキーワードがうまくカバーされていないと対象となる文書が検索できないため現在はあまり使われません。もう1つは**全文検索**で，文書内のすべての文字を検索対象とするので検索もれは発生しにくいですが，一般に検索に要する時間が長くなってしまいます。全文検索でも**逐次検索方式**では，Linux における **grep 検索**など，文書の先頭から順番に照合していくので検索速度が遅くなるため，**Index（インデックス）検索方式**と呼ばれる，あらかじめ検索対象の文書を解析して索引のような情報を作成しておく方法が（データベースではすでによく用いられていましたが），検索エンジンの高速検索というニーズにマッチするため現在では主流となっています。

　検索エンジンではインデックスを利用した全文検索システムを用いるために，インデックスを作成する優れた技術が必要になります。大きく分けると，

(1) **クローリング：クローラー**（這い回る）による WWW からのデータ収集。
(2) **インデックス生成：インデクサ**と呼ばれるサーバーに，集めた情報から文字コード統一，タグを削除，文書フォーマット変換などの文書フィルタを行い，さらにインデックスを実際に作成する作業。
(3) **検索サーバー**：クエリ processor と呼ばれる，シソーラスやユーザーインターフェイスも用意しての検索キーワード処理。

の3つの基本部分から現在の検索エンジンは構成されています。コンピューターのプログラムによって自動的に作られているサービスです。

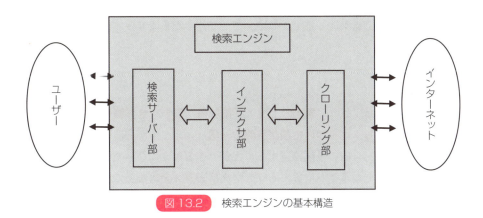

図 13.2　検索エンジンの基本構造

　(1) では，世界中の大小さまざまな無数のウェブサーバーと通信し，多種多様なウェブページを相手とし，そこでは何が起こっても不思議ではないといわれるくらい最もトラブルに遭いやすい作業です。**ロボット**と呼ばれるデータ収集ソフトが多数用意され，ロボット全体を指揮する URL サーバーから指示されたウェブページのアドレスを手分けして世界中から**自動巡回収集**しますが，

スムーズにこの作業を行うための多くの工夫がなされています。ウェブページのメリットの1つは頻繁に更新され最新の情報が入手できる点でもあり，検索エンジンは情報の鮮度を落とさないよう数時間に1回〜毎月1回までサイトの状況に合わせて**クローリング**されているようです。収集されたデータは，順次リポジトリに格納されます。

(2)では，収集されたデータにはさまざまなファイル形式（HTML，XML，PDF，Word，Excelなど），文字コード（Unicode，EUC，JIS，Shift JISなど，5.2節を参照）があるので，文書フォーマット変換，HTML・XMLなどのタグを削除，文字コードの統一などを行って同じ状態で文字を読めるようにしてから，インデックスを作成します。検索エンジンのように高い性能が求められる環境では，原始的で，かつ限界まで効率化されたシステムが必要となるため，インデクサ部の**インデックス**は，実際には本の索引のような文字列のインデックスではなく，文字列を数値に対応させた，数値だけで表現したインデックスが使われています。集められたウェブページを解析して，単語情報，リンク情報，ランキング情報のインデックスが作られます。インデックスは語句を基準として作成していきますが，英語であれば「文書中で語句が空白で区切られているので，sugar and salt という文からsugar，and，saltの3つをすぐに特定」できます。しかし，日本語や中国語などでは「文書の途中に空白がないので，"さとうとしお"という文からどのように区切るかで"さとう，と，しお"の3つに区切るなら"佐藤と塩"，"さとう，としお"の2つに区切るなら"佐藤俊夫"など，特定の仕方に多様性がある」ので，英語の全文検索に使われる技術だけでは実用レベルにならないほど難しいといわれ，さまざまな独自の工夫がなされています。

(3)では，不慣れなユーザーにも検索式などを使いやすくした**ユーザーインターフェイス**を用意し，検索要求で使われた一般には不備なキーワードに対して，表記のゆれ対応，シソーラス対応などをここで行い，言語につきまとう複雑さをできるだけここで吸収して，インデックスで使われる該当語句にスムーズにつながるようにします。**表記のゆれ**とは，「インターネット」という標準の言葉でなく「インターネット」とか「インタネット」などと入力にバラツキが起きることを指し，そのような入力でも「インターネット」という語句をインデックスに持つページも検索対象になるようにします。医学用語も言葉の一部ですので，ここで述べた検索サーバー部の遭遇する問題はすべて当てはまります。

【2】 シソーラス

シソーラス（Thesaurus）とは，**単語の上位／下位関係，部分／全体関係，同義関係，類義関係などによって単語を分類し，体系づけた類語辞典の一種**といえますが，語彙の持つ意味から，大分類—中分類と下っていき，目的の単語に達することができるようになっています。シソーラスはコンピューターの言語処理でも重要な位置にあり，全文検索システムなどで利用される**あいまい検索**も表記のゆれ以外のものは，シソーラスを利用して行われています。医療分野のさまざまな検索（疾患名，医薬品の副作用，・・・など）においてコンピューターが人間の世界に近い言語処理を行うには優れたシソーラスを備えていることが必須であり，医療系文献検索において代表的なサイトである米国国立医学図書館の**Medline**（**PubMed**）は良質のシソーラス**MeSH**（Medical Subject Headings）を備えており，探したい文献を漏れなく効率的に探しやすくなっており，MeSHに習熟すると専門の医師と同等の文献検索も可能といわれています（14.1節【3】を参照）。

【3】 文献検索

　文献のオンライン検索は専門のサーチャーが必要な仕事と認識されていた時代もありましたが，WWW の登場により，インターネットを利用した他の検索と同じく，検索エンジンを利用して，基本的な検索なら初心者でも困難なくできるようになりました。医療分野で最もよく使われる NLM（米国国立医学図書館）の文献目録データベースである **Medline** の無料公開ウェブ版 **PubMed** の利用が公開以降ほぼ線形で年次増加しており，エビデンスの高いシステマティックレビューが多いことで有名な **Cochrane Library** もウェブでの利用形態となり，抄録はフリーで見られるなど，多くの情報が得られるようになりました。

■主なリスト

- **リブ・ウェッブ（Libweb）**　http://lib-web.org/
  世界中の主要図書館へのリンク集。専門分野の検索サイトを知るにはアメリカ大学図書館サイトが有用なので，ここからアクセスすると便利。
- **地方公共団体の図書館へのリンク集**　http://www.jla.or.jp/link/link/tabid/172/Default.aspx
- **全国の大学図書館へのリンク集**　https://www.libra.titech.ac.jp/about/libraries_index
- **国立情報学研究所**　http://www.nii.ac.jp/
  学術情報サービスを提供。
- **Google スコラ**（Scholar）　http://scholar.google.co.jp/
  学術論文，学会・学術機関の抄録，論文，会議資料などをタイトル，著者名，文献の内容からも検索できる。
- **Wikipedia 英語版**　http://en.wikipedia.org/wiki/Main_Page
  フリー百科事典。インターネット上で誰でも見ること，編集することが可能。運営主体は非営利団体ウィキメディア財団で，多くの人の寄付で運営されている。
- **Wikipedia 日本語版**　英語版と同じ。項目数は英語版より少ない。カテゴリ一覧がある。
- **Wikimedia Commons**　http://commons.wikimedia.org/wiki/Main_Page
  10 万点以上の学術的な図や写真がそろっていて，非営利目的なら大半が利用できる。

【4】 検索精度の向上

　検索要求にマッチする多くのサイトに対して，重要性の度合いに応じた表示順位をどうやって決めるかは難しい問題です。実際に，リンクされている数の多いサイトほど上位ランクにする，という単純な決め方では無理やりリンクを多く張るなどの細工ができるので，がらくた情報で上位のサイトが占められたりしてしまい，インターネット（検索エンジン）はあまり役立たないと思われた時期もありました。

■ PageRank 方式

　Google はサイトに張られているリンクを解析して，他のサイトからのリンクの数と，それに加えて，重要なサイトからリンクされているほどスコアを高くするという形でリンクの質も考慮することにより，上位に表示するサイトをスコアの自動計算により決めるアルゴリズムを開発し，重要なサイトから順番にほぼ適格にリストアップできるようになり，Index 型検索エンジンの有用性を

大きく高めました。

　各Webサイトについて，以前は，Googleで採用しているPageRank（0, 1, 2,・・, 10の11段階でサイトの重要度を表示）も表示できましたが，明示するのは差別を助長するので好ましくないという多くの意見もあり，現在では表示しなくなっています。優良なページからのリンクが多いほど有用なサイトとみなすという考え方はある程度自然なものでもあり，研究論文の質を評価する際の標準的な考え方と似ています。それまでの素朴な単純アルゴリズムではアルゴリズムクラッカーの暗躍のため検索エンジンは無力でした。また，FlashやJavaScriptなどを使った動的なページはIndex検索で対応するには不十分です。

　ページランクアルゴリズムの成功により，玉石混淆（ぎょくせきこんこう）の知識断片の海の中から，ロボット型検索エンジンの力を借りて玉をより分けることが可能となったことから，検索エンジンはユーザーがインターネットを利用する際の**ポータル**として不可欠な存在となっています。

13.5 検索エンジンの光と影

【1】　ロングテール現象

　インターネットが世界中の一般の人に広まったのは1995年のWindows 95の登場以降ですが，21世紀に入る頃からウェブの利用も本格化し始め，経済活動などの生活面へも大きな影響を与えるようになりました。検索エンジンでのキーワード検索の入口化，多様なウェブの活用に基づく**ロングテール現象**（**パレートの法則**に代わる検索経済の台頭，後述），ブログ・SNSなど，一般ユーザーがウェブ上で情報交換し衆知を集めて問題を解決する**集合知**という

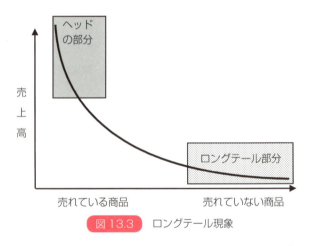

図13.3　ロングテール現象

新たな知のあり方や，Ajax技術というGoogleマップのようにブラウザ上でパソコンソフトのように使える技術の台頭もあり，2005年頃からはWeb 2.0の時代という言葉が使われるようになりました。それまでのウェブ利用の時代はWeb 1.0と呼ばれます。

　商品売上で長い間常識だった「**売れ筋商品は全体の2割だが売上は全体の8割を占め，残りの8割の商品は売上全体の2割に過ぎない**」という**パレートの法則**がWeb2.0の台頭とともに当てはまらなくなってきました。Amazonやデジタルコンテンツのネット流通に代表されるように，インターネット販売では「**売れ筋以外の8割の製品が売上全体の半分以上を占めるようになった**」といわれます。結局，ブームなどに留まらない多様な消費者の好みが実際の売上にも反映されるようになったということで，**ロングテール現象**と呼ばれています。インターネットが消費経済にも大きな影響を与え始めたということで，**サーチエコノミー（検索経済）**という言葉も台頭しましたが，これは一方では中小零細企業への追風ともなっています。これを可能にしたのは，店頭販売においては展示できる商品数に制限があるのに対して，ウェブ上では膨大な数の商品情報を全てもれなく

提示できること，検索エンジンによる的確な商品情報の把握が容易になったことです。

【2】　検索エンジンの商用性と情報管理

　これまでの節で学んだ，高速なインデックス検索の技術とページランクの技術の開発に成功した検索エンジンは，現在ではインターネットを利用する際の**ハブ**のような大きな存在になり，世界中のユーザーにたくさんの恩恵をもたらしています。Googleニュースの登場により，従来に比べて，一般ユーザーが地方紙の記事や世界中の英字新聞を目にする機会を得たような点も長所と考えられるかもしれません。しかし，一方でこれらの検索エンジンの優れたサービスが無料であるという事実，さらにその他の無料サービスもメール，アプリケーション，無線LANインフラなど，限りなくカバーエリアを拡大しつつあり，**検索エンジンを運営する民間企業がインターネットのすべてを覆うインフラのような存在になりかけている**という側面もあります。ここでは，**検索エンジンの商用性と情報管理**という側面について少し考えてみましょう。

　無料サービスはなぜ可能かといえば，検索エンジンの高速化と精度向上の実現により検索結果と連動した広告が可能になったためです。大小さまざまな会社の商用広告がインターネットの双方向性を生かして，キーワードを入力した利用者に絞り込んで，無駄なく広告を届けることができるという画期的な新しいタイプの広告が登場し，アドワーズ（企業から広告料をとり，ユーザーに選択情報を提供）というGoogleの広告の存在はよく知られています。

　Web 2.0時代のブログの普及などにも連動したアドセンスという広告もあります。いまや検索エンジンは巨大な広告塔という存在でもあり，Googleでは収入の多くをこれらの**検索エンジン連動広告**により得ていると報告されています。多くの無料サービスも「善意のボランティア」というより，むしろ広汎な一般ユーザーから巧みに情報を入手するための仕組みになっている側面もあります。ユーザーの入力したキーワードとユーザー情報，無料メールの情報，その他のサービス利用に伴う個人情報の入力，などのデータは基本的にサービス会社の所有するデータベースサーバーに蓄積されていきますので，**アセンブラージュ型監視**への危惧という考え方もなされるようになってきました。Googleストリートビューによるプライバシー侵害問題への対応，ページランクによるサイトの順位づけの持つ負の側面（**ページランク**はシステムとして**正のフィードバック**が働く手法であるため，勝ち組と負け組の分別がより強化されていく）を補うアプローチも望まれるでしょう。テレビ・ラジオなどの従来メディアの活用に当たっては，たいていの国では公共性を確保するため，民間放送局だけでなく国営放送局も設置してバランスを保ってきました。インターネットはその双方向性に由来するより影響力の大きいメディアであり，いまやインターネットの利用を通じて検索エンジンは放送局以上に大きな影響力を持つ存在になりました。しかし，検索エンジンには中立性を担保できる国営のものはなく，広告収入で運営される民間会社だけである点，検索対象が英文に偏っている側面，などを社会的な問題として改善しようとする取り組みも行われるようになっています。

13.6 情報倫理・個人情報保護

【1】 情報倫理

現在のインターネット社会ではインターネット利用の操作や知識・技術だけでなく，利便性の裏に潜むさまざまな落とし穴（ネット絡みの犯罪・トラブル，コンピューターウイルス，個人情報の流出，ネットの表面しかわからない児童・生徒を巻き込むトラブル等）や法律，モラルなどについても十分把握して対応できなければなりません。インターネット社会で，人々がネットワークを利用して互いに快適な生活を送るための規範や規律のことを情報倫理と呼んでいます。特に，大学生や20歳を過ぎた若い人は情報倫理をよく自覚して行動する，さらに児童・小学生や老人などの一般的にはネットワーク弱者である人達をサポートする等，大人の常識だけではついていけない多様なインターネット環境に適切に対応していく役割が期待されるのではないでしょうか。

インターネットの初期の利用は1970年代には始まっていますが，当初はボランティア精神と善意を前提とした限られた研究者間での利用にとどまっていました。一般の人々にまで急速に広まりビジネス展開まで始まったのはWindows 95や暗号化通信が登場した1990年代半ば以降のことであり，世界中をつなぐシステム・技術的不備も多い・変化がきわめて速い・あらゆる人間活動に影響を与える，といった特徴を持つため，社会に大きな利便性をもたらすとともに，さまざまなトラブルが次々と発生する状況も続くと考えて対処していかなければなりません。それほどインターネットは甘くないからです！

自動車はヘンリー・フォードがほぼ約110年前に大量生産を開始して以来，ゆっくりと時間をかけて人間社会へ浸透していきました。現在では私達の生活に欠かせないものとしてかなり溶け込んでいますが，そこに至るまでには，交通ルールの確立，警察官による取締り，信号機の設置，自動車学校と免許制度の導入，安全性や環境への適応性を高める技術の開発など，長い年月にわたる多くの試行錯誤を繰り返しながら，今日の姿へと発展してきました。今後は自動運転技術の台頭などにより新たな難しい対応も迫られる面もあるでしょうが，全体の社会基盤はすでに確立しています。

これに比べればインターネットの社会への浸透は始まってまだ20年余に過ぎず，ネット上のコンテンツが激増して多くの利便性をもたらすことに成功し日常生活に溶け込んだ反面，「ウェブサービスからの個人情報の窃取」，「ネット上の誹謗・中傷」，「情報モラル欠如に伴う犯罪の低年齢化」，「SNSを通じた巧みな悪の組織や自殺への勧誘」，「スマートフォンを狙った攻撃」，「クレジットカード情報の不正利用」，「インターネット上のサービスを悪用した攻撃」，「攻撃のビジネス化（アンダーグラウンドサービス）」など，ネットワークに絡んだ犯罪やトラブルも激増しています。自動車の場合に比べその変化のスピードがはるかに速いこと，わかりやすい物理的な危険と比べて形のない見えにくいものであること（このため危険なネットワークのフル利用には小学生や幼児はきわめて未熟・判断力不足であるにもかかわらず，車のように18未満は年齢制限で禁止となっていない），影響範囲が人間社会全般に亘りきわめて広範囲であること，を考えると，情報社会を支える3つの柱である，(1) ルールやマナー等の情報倫理の浸透，(2) さまざまな法的規制の整備，(3) 快適かつ安全に利用するための技術の発展，が強く望まれます。

現在のインターネット利用においては，自分を守れるのは自分しかいないということを強く自覚して，情報倫理やセキュリティに関する最新情報を十分に学ぶとともに，基本に戻って注意深く行

動することが求められます。情報倫理やセキュリティに関する最新情報はかなりの部分，インターネット上で手に入れることができます。

■情報の信頼性を判断するには

インターネットの利用ではまず**情報の信頼性**が基本となるので，❶その情報が信頼できる情報であるかどうかを複数の情報源で確かめる，❷公的機関であるなど信用のおける機関のサイトであるか，❸検索エンジンのページランクが上位である場合はある程度そのサイトが信頼できると考えてよい，などに留意しましょう。また，❹正しい数字を並べた資料や情報であると思われる場合でもデータの取り方や表現方法・データ提示の目的を考える，❺そこに何が書かれているかでなく，そこに書かれていないことは何なのかを吟味する，なども必要です。誰でも簡単にSNSを使い情報発信できるのはインターネットの魅力の1つであるものの，どこの誰が出しているかわからない情報を見るときは，故意にしろ，単なる間違いにしろ，情報に誤りがある可能性は考えておかねばなりません。

従来の郵便のようなアナログ的手法とは桁違いのスピーディ化が当たり前となった**高度情報化通信社会**を前提とした，個人の権利・利益の保護を意図した「個人情報の保護に関する法律」，いわゆる「**個人情報保護法**」について，以下で見ていきましょう。

【2】 個人情報保護法

個人情報保護法はユビキタスネットワークに支配された高度情報化通信社会が到来する中で，個人の権利・利益の保護を目的として，わが国では2005年に初めて施行されました。目的として具体的には次のように記載されています。

> だれもが安心してIT社会の便益を享受するための制度的基盤として，施行されました。
> この法律は，個人情報の有用性に配慮しながら，個人の権利利益を保護することを目的として，民間事業者の皆様が，個人情報を取り扱う上でのルールを定めています。

個人情報とは，基本四情報といわれる「氏名」・「性別」・「住所」・「生年月日」をはじめ，他の情報と組み合わせることにより，個人を特定できる情報を指します。個人情報保護法は，「個人のデータが適切に扱われるように，また外部に漏えいしないように，会社や役所・学校などに対して，安全管理をする義務を課している法律」といえます。その背景として，世界的な枠組みである，**OECDプライバシーガイドライン**があります。

■ OECDプライバシーガイドライン

経済協力開発機構（OECD）で1980年に採択された「プライバシー保護と個人データの国際流通に関する勧告」のことで，日本の個人情報保護法もこの勧告が根拠となっています。なお，「プライバシーの権利」とは，他人に知られたくないこと，知られてもよいことをコントロールし，自分に関する情報がどのような状態で保管されているかを把握することができる権利のことを言います。

2005年に個人情報保護法が初めて施行されると，後述する「**過剰反応**」も一部で起きてしまい，

13.6　情報倫理・個人情報保護　311

本来の目的である個人情報保護には逆行する事態となりました。

その後，情報通信技術の発展や事業活動のグローバル化等の急速な環境変化により，個人情報保護法が制定された当初は想定されなかったようなパーソナルデータの利活用が可能となったことを踏まえ，「定義の明確化」「個人情報の適正な活用・流通の確保」「グローバル化への対応」等を目的として，2015 年 9 月に**改正個人情報保護法**が公布され，2017 年 5 月 30 日から施行されました。

例題 13-2

「個人情報保護委員会」の Web サイト（https://www.ppc.go.jp/personalinfo/）にアクセスして「個人情報保護法について」調べてみましょう。

以下に主な内容について記載します。

目的（法 1 条）

個人情報保護法は，個人情報の適正かつ効果的な活用が新たな産業の創出並びに活力ある経済社会及び豊かな国民生活の実現に資するものであることその他の個人情報の有用性に配慮しながら，個人の権利利益を保護することを目的としています。

個人情報・個人データ・保有個人データ（法 2 条 1・4・5 項）

「個人情報」とは，「生存する個人に関する情報であって，当該情報に含まれる氏名，生年月日その他の記述等により特定の個人を識別できるもの（他の情報と容易に照合することができ，それにより特定の個人を識別することができることとなるものを含む。）」をいいます。

また，個人情報をデータベース化した場合，そのデータベースを構成する個人情報を，特に「個人データ」といい，そのうち，事業者が開示等の権限を有し 6 か月以上にわたって保有する個人情報を，特に「保有個人データ」といいます。

個人情報取扱事業者（法 2 条 5 項）

「個人情報取扱事業者」とは，個人情報データベース等（紙媒体，電子媒体を問わず，特定の個人情報を検索できるように体系的に構成したもの）を事業活動に利用している者のことをいい，個人情報保護法に定める各種義務が課されています。

利用目的の特定（法 15 条）・目的外利用の禁止（法 16 条）

個人情報を取り扱うに当たっては，利用目的をできるだけ特定しなければなりません。また，原則として，あらかじめ本人の同意を得ずに，その利用目的の達成に必要な範囲を超えて個人情報を取り扱うことは禁止されています。

適正な取得（法 17 条）・取得時の利用目的の通知等（法 18 条）

偽りその他不正な手段によって個人情報を取得することは禁止されています。また，個人情報の取得に当たっては，取得前にあらかじめ利用目的を公表し，又は取得後に速やかに本人に利用目的を通知又は公表しなければなりません。

安全管理措置（法 20 条）・従業者や委託先の監督（法 21・22 条）

個人データの漏えいや滅失を防ぐため，必要かつ適切な保護措置を講じなければなりません。また安全にデータを管理するため，従業者や委託先に対し必要かつ適切な監督を行わなければなりません。

第三者提供の制限（法 23 条）

原則として，あらかじめ本人の同意を得ずに本人以外の者に個人データを提供することは禁止されています。ただし，委託，事業承継及び共同利用に該当する場合は，第三者提供に該当しないこととされています。

開示，訂正，利用停止等の求め（法 25〜30 条）

本人からの求めに応じて，保有個人データを開示し，内容に誤りのあるときは訂正等を行い，法律上の義務に違反する取扱い（目的外利用（法 16 条），不適正な取得（法 17 条），本人同意のない第三者提供（法 23 条 1 項または 24 条））については利用停止等を行わなければなりません。

■改正のポイント

1. **個人情報保護委員会**の新設
   個人情報取扱事業者に対する監督権限を各分野の主務大臣から委員会に一元化されました。
2. 個人情報の定義の明確化
①利活用に資するグレーゾーン解消のため，個人情報の定義に身体的特徴等が対象となることを明確化しました。
②**要配慮個人情報**（本人の人種，信条，病歴など本人に対する不当な差別又は偏見が生じる可能性のある個人情報）の取得については，原則として本人同意を得ることを義務化しました。
3. 個人情報の有用性を確保（利活用）するための整備
   匿名加工情報（特定の個人を識別することができないように個人情報を加工した情報）の利活用の規定を新設。
4. いわゆる名簿屋対策
①個人データの第三者提供に係る確認記録作成等を義務化。（第三者から個人データの提供を受ける際，提供者の氏名，個人データの取得経緯を確認した上，その内容の記録を作成し，一定期間保存することを義務付け，第三者に個人データを提供した際も，提供年月日や提供先の氏名等の記録を作成・保存することを義務付ける。）
②個人情報データベース等を不正な利益を図る目的で第三者に提供し，又は盗用する行為を「個人情報データベース等不正提供罪」として処罰の対象とする。
5. その他
①取り扱う個人情報の数が 5000 以下である事業者を規制の対象外とする制度を廃止。
②外国にある第三者への個人データの提供の制限，個人情報保護法の国外適用，個人情報保護委員会による外国執行当局への情報提供に係る規定を新設。

■漏れたら大変！　個人情報

デジタル化されたデータは容易に大量のコピーができ，瞬時に世界中にばらまくことができま

す。一度流出すれば，特にネット上に流れた情報の回収は，不可能です。流出事件が起こり，発覚した場合に，適切な対応をスピーディに取らず隠そうとなどしたためますます信用を失ってしまった，例も多いといわれます。情報処理推進機構（IPA）の「情報セキュリティ」ページにある「漏れたら大変！個人情報」(http://www.ipa.go.jp/security/kojinjoho/) では，漏れたらどうなるかについて以下のようにまとめられています。

- 顧客の名前や住所，電話番号などの個人情報が漏れると，顧客はもちろん，漏らした本人や企業にとっても大きな損失になります。
- 漏えいした個人情報の中に，銀行口座やクレジットカード番号などの決済情報が含まれていたために，勝手に自分になりすまされて，知らない間に高価な買い物をされてしまう等の金銭的な被害に遭う危険性があります。
- クレジットカード番号や電話番号等の個人情報を闇市場で売買される例もあります。闇市場に流れた個人情報はどこで悪用されるか分かりません。
- 企業から個人情報が漏えいした場合には（社員個人から漏えいした場合も同じ），企業の信用失墜，損害賠償等，大きな損失に繋がります。

個人情報保護法の条文だけでは難しいので，国でもQ&Aによる具体例も公開しています。次のサイト**「個人情報の保護に関する法律についてのガイドライン」及び「個人データの漏えい等の事案が発生した場合等の対応について」に関するQ&A** (https://www.ppc.go.jp/files/pdf/kojouhouQA.pdf) を参照して，以下に2，3の例を挙げてみます。

Q 本人からの同意を得なくても個人情報を提供できる場合には，どのような例がありますか。
A.1 法令に基づく場合（例：警察，裁判所，税務署等からの照会）
　2 人の生命・身体・財産の保護に必要（本人同意取得が困難）
　　（例：災害時の被災者情報の家族・自治体等への提供）
　3 公衆衛生・児童の健全育成に必要（本人同意取得が困難）
　　（例：児童生徒の不登校や，児童虐待のおそれのある情報を関係機関で共有）
　4 国の機関等の法令の定める事務への協力（例：国や地方公共団体の統計調査等への回答）

Q5-11 会社の行事で撮影された写真などを，当社内で展示する場合，写真に写っている本人からあらかじめ同意を得る必要がありますか。

A5-11 一般的に，本人を判別可能な写真の画像は個人情報には該当しますが，個人データ（個人情報データベース等を構成する個人情報）ではないと解されるため，あらかじめ本人の同意を得ずに展示等を行っても，法第23条第1項に違反するおそれはないと解されますが，利用目的を通知又は公表することは必要です（法第18条第1項）。なお，プライバシーの権利や肖像権の侵害に当たる場合もあるため，例えば展示期間を限定したり，不特定多数の者への提供に際しては自主的に本人の同意を得る等の取組が望ましいと考えられます。

Q1-25 診療又は調剤に関する情報は，全て**要配慮個人情報**に該当しますか。

A1-25 本人に対して医師等により行われた健康診断等の結果及びその結果に基づき医師等により行われた指導又は診療若しくは調剤が行われたことは，要配慮個人情報に該当します（施行令第2条第2号及び第3号）。具体的には，病院，診療所，その他の医療を提供する施設

における診療や調剤の過程において，患者の身体の状況，病状，治療状況等について，医師，歯科医師，薬剤師，看護師その他の医療従事者が知り得た情報全てを指し，診療記録や調剤録，薬剤服用歴，お薬手帳に記載された情報等が該当します。また，病院等を受診したという事実及び薬局等で調剤を受けたという事実も該当します。

Q1-23 各種被保険者証の記号・番号・保険者番号は，それぞれが個人識別符号なのですか，それとも3つ揃うことで個人識別符号なのですか。

A1-23 各種被保険者証の記号・番号・保険者番号は，3つ（記号がない被保険者証の場合は2つ）揃うことで特定の個人を識別することができ，**個人識別符号**に該当します。

【3】 過剰反応の原因と対策

　最初の個人情報保護法が施行（2005年）されると過度の情報の囲い込みや過剰反応も生じてしまいました。防止するためには**公開すべき情報と保護すべき情報を理解した上でバランスよく保つ**ことが大切になります。法律は時代の変化に合わせて改定されて行きますので，その際に再び過剰反応が起きないようにするには，**「過剰反応」がなぜ起きてしまったのか**，また，**過剰反応を防止するために実施されたどのような取り組みが効果的であったのか**，などを以下で学びましょう。

　施行後間もない時点で起きた福知山線列車脱線事故への対応を例にとり，以下では『情報とメディアの倫理』（山口意友 著，ナカニシ出版）に習って検討してみましょう。

> 【例1】福知山線列車脱線事故（2005年4月25日）において負傷者収容28病院中，10病院で安否の問いかけに負傷者氏名の開示拒否

　(1) 法律に違反する，(2) 負傷者名がメディアなどに流れる，いずれかを恐れての対応と考えられますが，前者なら，人の生命，身体または財産の保護に必要な場合は，例外として本人の同意がなくても負傷者の情報を家族などに提供できます。また，後者なら，メディアによる負傷者の公開と秘匿のどちらが負傷者の家族のためになるかを常識的に考えれば公開に問題はないと考えられます。

　個人情報保護法に示される倫理規範の基本事項である「第3者提供の制限」

　　・個人情報取扱事業者は，あらかじめ本人の同意を得ないで，個人データを第3者に提供してはならない。（第23条）

において，外部流出を恐れ過ぎるあまり第3者を「家族」も含めて考えてしまったことが過剰反応の原因と考えられます。

　「個人情報保護に関する いわゆる「**過剰反応**」に関する実態調査報告書」を参照して，次の例を検討（https://www.ppc.go.jp/files/pdf/personal_report_2303caa_kajohanno.pdf）してみましょう。

> 【例2】小学校のクラス毎の電話による緊急連絡網配布の取り止め

　(1) 法律に違反する，(2) 個人情報が部外者に流れて悪用される，いずれかを恐れての対応と考

えられますが，前者なら，連絡網や名簿配布は「クラス全員の同意を得る」ことが不可能な場合でも，「非同意者欄を空欄にしておく」または「いつでも非同意者からの求めに応じて削除する」旨を記載しておけば，法律に違反することはありません。また，後者なら，各家庭に管理を徹底してもらえばよいだけなのです。

　調査報告書では「医療・福祉現場における個人情報適正活用に向けた取組事例」として，医療機関の過剰反応によって，高齢者の安否確認等を行う上で必要な個人情報を得ることができなくなったため介護サービスを行う上で大きな障害が発生した例があり，忍耐強い努力によりこの問題を克服した取り組みが紹介されているので参照してみましょう。

　大学が定期試験の成績を保護者に報告したところ，学生が本人の同意を得ることなく自分の個人情報を知らせるとは何事かと抗議した事例もありますが，これには個人情報保護法とプライバシー問題の混乱が見られます。不特定多数者への点数公開は**プライバシー権**の侵害になるが，保護者への公開はプライバシー権の侵害になるどころか，むしろ保護者への報告を怠ることの方が，社会通念上，問題と考えられます。

【例3】大阪府医師会における「過剰反応」と適正利用のために行った取り組み

　調査報告書によると，大阪府医師会には「外来診療において，患者の診察室への呼び出しが個人情報保護法に抵触するのではないかと危惧する声が病院等から寄せられた」等の過剰反応がありました。そこで，個人情報の適正利用のために，病院や郡市区等医師会に対して，研修会の開催，厚労省のガイドラインQ&Aの案内，日本医師会作成の「診療に関する個人情報取り扱い指針」を配布，医療機関における個人情報の保護に関するアンケートを実施，などの取り組みを行いました。

【4】　医療・介護関係事業者における個人情報の適切な取扱いのためのガイダンス

　医療分野は「個人情報保護法」の「分野ごとの措置」においても，特に取り扱いの厳格さが求められる分野の1つと指摘されています。ガイダンスとQ&A（事例集）は次の通りです。

・**医療・介護関係事業者における個人情報の適切な取扱いのためのガイダンス（平成29年5月30日適用）**
http://www.mhlw.go.jp/file/06-Seisakujouhou-12600000-Seisakutoukatsukan/0000164242.pdf

・**「医療・介護関係事業者における個人情報の適切な取扱いのためのガイダンス」に関するQ&A（事例集）（平成29年5月30日適用）**
http://www.mhlw.go.jp/file/06-Seisakujouhou-12600000-Seisakutoukatsukan/0000166287.pdf

---

　Q&A（事例集）による具体例でわかりやすく把握できます。次に2，3の例を挙げてみます。

Q3-11 入院患者・入所者の知り合いと名乗る人が面会に見えたときに病室を教えることは問題となりませんか？

A3-11 患者・利用者の氏名は，個人を識別できる情報であり，「個人情報」に該当します。このため，入院患者・入所者から，面会者等の外部からの問合せへの回答をやめて欲しい旨の要望があった場合には，医療・介護関係事業者は，誠実に対応する必要があります。例えば，入院患者・入所者から特段の申し出がない場合で，その人が入院・入所していることを前提に面会に見えていることが確認できるときに，院内の案内として教えることは問題とならないと思われますが，入院・入所の有無を含めた問合せに答えることについては問題となる可能性があります。また，医療・介護関係事業者における対応については，職員によって対応が異なることがないよう，統一的な取扱いを定めておくことも必要であり，本件については，あらかじめ，入院患者・入所者に対して面会の問合せに答えていいか確認しておくことが望ましいと考えます。

Q4-5 薬剤師が，調剤した薬剤に関して患者の家族に情報提供を行う場合，本人の同意を得なくても情報提供できるのでしょうか。

A4-5 薬剤師法では，患者又は現に看護に当たっている者に対して調剤した薬剤に関する情報提供を行うことが義務づけられていますので，その範囲であれば，第三者提供の例外規定のうち「法令に基づく場合」として（個人情報保護法第23条第1項第1号），本人の同意を得ることなく情報提供が可能です。

同様に，「電話で病状などの問い合わせがあったらどうするか？」，「机の上においてあった前の患者のカルテが丸見えだったらどうするか？」，「未成年の患者から，妊娠，薬物の乱用，自殺未遂等に関して親に秘密にしてほしい旨の依頼があった場合，医師は親に説明してはいけないのですか？」などについてQ&Aを読んで考えてみましょう。

【総論】

Q2-4 医療・介護関係事業者において取り扱う「**要配慮個人情報**」には，具体的にどのようなものがありますか。

A2-4 「要配慮個人情報」とは，不当な差別や偏見その他不利益が生じないようにその取扱いに特に配慮を要するものとして法律，政令及び規則で定める記述が含まれる個人情報をいいます。要配慮個人情報の取得や第三者提供には，原則として本人の同意が必要であり，法第23条第2項の規定による第三者提供（オプトアウトによる第三者提供）は認められておりません。医療・介護関係事業者が取り扱う「要配慮個人情報」の具体的な内容としては，診療録等の診療記録や介護関係記録に記載された病歴，診療や調剤の過程で，患者の身体状況，病状，治療等について，医療従事者が知り得た診療情報や調剤情報，健康診断の結果及び保健指導の内容，障害（身体障害，知的障害，精神障害等）の事実，犯罪により害を被った事実などがあります。

Q4-3 患者の紹介元の医師から，研究のみの目的で利用するため，紹介患者の診療情報等を提供してほしいとの依頼があった場合は，どのように対応すればよいでしょうか。

A4-3 患者の診療情報等は個人データに該当するため，第三者提供及び利用目的の変更に当たっては，原則として本人の同意が必要です。また，第三者提供に当たり黙示の同意が得られていると考えられるのは，本人への医療の提供のために必要な範囲に限られます（参照：ガイダンス p34～35）。したがって，大学その他の学術研究を目的とする機関若しくは団体又はそれらに属する者が学術研究の用に供する目的以外で個人情報を取り扱う場合は，原則として，本人の同意を得る必要があります。また，医学研究分野の場合，「人を対象とする医学系研究に関する倫理指針」などガイダンスの別表5に掲げる3つの医学研究に関する指針が策定されており，これらの指針に該当する研究であれば，診療情報等を提供する医師についても，当該指針が適用されます。これらの指針において，研究を実施するに当たっての手続きが定められており，原則としてインフォームド・コンセント（同意）を得る必要があることについては A4-3 のとおりです。

【各論】

Q2-4 患者から，院内掲示した利用目的のうち一部のものには同意できないという申出がありました。これを理由として診療しない場合，医師法第19条の応招義務違反となるのでしょうか。

A2-4 患者の個人情報の利用目的には，患者の診療に必要な事項や医療機関の経営改善に資する事項など様々な項目があります。このため，患者から利用目的の一部に同意しない旨の申出があった場合，医療機関はできるだけ患者の希望を尊重した対応をとることが望まれます。一方，医療機関が最善の取組を行ったとしても当該利用目的を利用しなければ，診療に支障が生じることが想定される場合には，その状況について患者に十分に説明し，患者の判断によることになります。なお，医師の応招義務については，個別の事例に応じて判断が異なるものであり，これらの要件を総合的に勘案して判断されることになります。

Q3-9 薬局において，処方せんの記載内容について疑義照会を行うために，処方せんを医療機関にファックスで送信しようとしたところ，誤って別の医療機関に送付してしまいましたが，どのように対処すればよろしいでしょうか。個人情報保護法が全面施行されることにより，処方せんをファックスで送信することはできなくなるのでしょうか。

A3-9 処方せんを交付した医師等に疑義照会を行うためにファクシミリで処方せんを送信することは，個人情報保護法やガイドラインで禁止されていません。個別の事例に応じて判断は異なりますが，誤送信が判明した場合には，まず，送信先に連絡して当該情報を廃棄してもらうなどの対応が必要と考えます。

Q4-3 未成年の患者から，妊娠，薬物の乱用，自殺未遂等に関して親に秘密にしてほしい旨の依頼があった場合，医師は親に説明してはいけないのですか。逆に，親から問われた場合に，未成年の患者との信頼関係を重視して，親に情報を告げないことは可能ですか。

A4-3 患者本人が，家族等へ病状等の説明をしないよう求められた場合であっても，医師が，本人又は家族等の生命，身体又は財産の保護のために必要であると判断する場合であれば，（第三者である）家族等へ説明することは可能です（個人情報保護法第23条第1項第2号に該当）。一方で，未成年だから何でも親が代理できるわけでもありません。親が，法定代理人

> だといって子供の個人情報の開示を求めてきても，開示についての代理権が与えられているか，本人（子供）に確認する必要があります（参照：ガイダンス p.55）。したがって，親に問われても告げない選択も医師には可能です。具体的には，個々の事例に応じて判断が異なるものですが，患者の状態などを踏まえ，これまでどおり，親に告げるも告げないも，医師が判断して対応することになります。

■個人情報の匿名化

昨今はビッグデータの利用が進められる中，その際の個人情報の取扱いに関する疑問が出てきていることから，個人情報の匿名化に関する考え方を確認しましょう。

個人情報に加工を施すことにより，その情報が誰に関するものであるかわからないよう（特定の個人を識別できないよう）にすることを「**個人情報の匿名化**」といいます。匿名化された情報は「個人情報」には当たらず，個人情報保護法の対象外となります。ただし，「他の情報と容易に照合することができ，それにより特定の個人を識別することができる」ものについては，「個人情報」に含まれるとされています。

匿名化のためには，「全体として特定の個人を識別できないように加工」します。**本人が特定される危険性を下げる**ために一般的に有効な手法として，例えば次のようなものがあります。

・特定の個人との結びつきや匿名化した後の利用目的に応じ，情報を削除又は修正する
　（例）氏名，住所，生年月日，性別，職業，収入等を削除又は修正する
・より広範な分類等への変換を行う
　（例）住所を都道府県単位とする，年齢を年代別（「20～29歳」）とする，購入時間の分・秒を削除する等
・同様の属性を持つ者が少ない個人の除外　（例）希少な商品の購入者を除外する等

13.7 医療情報システムの安全管理

【1】　医療情報システムの安全管理に関するガイドライン

「医療・介護関係事業者における個人情報の適切な取扱いのためのガイダンス」は情報システムにかかわらない部分での個人情報保護に関してカバーしているものでしたが，これと対になる

医療情報システムの安全管理に関するガイドライン　第5版～2017年5月改定
（http://www.mhlw.go.jp/stf/shingi2/0000166275.html）

では，医療情報システムの安全管理や e-文書法への適切な対応を行うため，技術的および運用管理上の観点から所要の対策を示したものであり，医療機関等は本ガイドラインを理解した上での対策が求められています。

医療情報システムには，医療事務や診療を支援するシステム（レセコン・電子カルテ・オーダーエントリーシステム等）だけでなく，患者の情報を保有するコンピュータ，遠隔で患者の情報を閲覧・取得するようなコンピューターや携帯端末も，また，患者情報が通信される院内・院外ネッ

トワークも含まれます。医療情報システム構築の具体的な部分は請け負ったベンダー等が行いますが，それを管理・運用するのはあくまで医療機関側の責任ですので，責任者やシステム管理者はこのガイドラインの内容をよく理解して，遵守する運用をしなければなりません。また，例えば，医療情報システムが高度に機能して患者QOLの向上という目標に近づくためには，医師や他の医療関係者が質の高い入力データ作成に積極的に貢献することも重要なポイントになることを理解し協力することが大切です。2005年3月の第1版以降，情報技術や情報倫理のスピーディな変化に合わせて1〜3年に1回の速いペースで改定が重ねられています。改定履歴を見ることでその間の変遷の特徴を知ることができます。

　現在の医療現場においてきわめて重要な存在である**電子カルテ**について，ガイドラインの「7.電子保存の要求事項について」を見て，「診療録等の電子保存」に関する3つの必要条件を確認しておきましょう。現在の第5版への改定の主なポイントは**表13.2**の10項目といわれていますので，この概要からも情報リテラシーとして今の時代に身に着けておかなければならないものが確認できます。

表13.2　医療情報システムの安全管理に関するガイドライン〜第5版への主な改定ポイント

	改定テーマ	主な改定の内容
1	電子カルテの代行入力を時間経過で自動確定することへの言及	・診療録などの代行入力を行う際に，時間経過で自動的に記録確定する運用が認められないことを明確化
2	「製造業者による情報セキュリティ開示書」ガイドVer.2.0への	・保険医療福祉情報システム工業会（JAHIS）標準及び日本画像医療システム工業会（JIRA）規格となっている『「製造業者による医療情報セキュリティ開示書」ガイド』（MDS）に言及
3	モバイルデバイスへの対応	・機器管理の運用管理規定の設定，データの暗号化，業務に不要なアプリはインストールしない，公衆無線LAN利用時の基準設定，BYODは原則禁止，覗き見防止柵など
4	標的型攻撃への対応	・サイバー攻撃の具体例，連絡先，対処項目を追加・数世代分のデータのバックアップを推奨など
5	TLS1.2によるオープンネットワーク接続への言及	・インターネット等のオープンネットワークに接続する際は，TLS1.2に限定し，「SSL/TLS暗号設定ガイドライン」における「高セキュリティ型」の要求設定に則るべき旨を追記
6	小規模医療機関が順守すべき項目の明確化	・ガイドライン本文の変更に伴い，医療機関の規模別運用管理の実施項目を見直し
7	医療情報システムの対象範囲の検討	・電子的な医療情報を取り扱う介護事業者及び医療情報連携ネットワーク運営事業者をガイドラインの対象として追加
8	IoTセキュリティへの対応	・総務省，経済産業省，IoT推進コンソーシアムが策定した「IoTセキュリティガイドライン」等，各種ガイドライン及び医療の現場の状況に鑑み，修正
9	2要素認証の援用	・医療情報システムの2要素認証について，医療現場への影響を考慮し，猶予期間を設けて段階的に移行を進めること等を記載（10年後を目処）
10	電子署名の採用	・H28年度の診療報酬改定において，電子的診療情報提供書の算定要件に保険医療福祉分野の公開鍵基盤（HPKI）による電子署名の採用が盛り込まれたことに合わせて修正

厚労省通達により，「レセプト請求のオンライン化が事実上義務化」されたこともあり，近年，病院・診療所で電子カルテ化や電子レセプトシステムの導入が進んでいます。それにより情報共有のメリットが有効化され，医療の質や安全性の向上などにつなげる活用が重要と考えられています。

民間事業者は法令で義務付けられている書面（紙）による保存等に代わり，電磁的記録による保存等が行える，**e文書法**が2005年に初めて施行されました。

---

e文書法

「電子文書法」とも呼ばれ，「**民間事業者等が行う書面の保存等における情報通信の技術の利用に関する法律**」と関係法律の整備等に関する法律の2つの法律の総称であり2005年に施行されました。

取引の際に相手先と取り交わす見積書・請求書・納品書・注文書等の書類は，取引の証憑としての保存義務がありますが，紙書類を保存するかわりにそれをスキャニングした電子データの保存が認められました。しかし，3万円以上の契約書と領収書は紙での保存しか認めないという，二系統の事務処理の発生という実際上はかなり厳しい問題も残ったため，なかなか普及するまでには至りませんでした。

そこで，**e文書法の緩和（2015年9月）**によって「3万円以上の…」制限が10年ぶりに緩和され，①すべての証憑書類が対象，②電子署名が不要，となりました。

関連ページへのリンク：
・首相官邸 ホームページ（e-文書法の施行について）
・国税庁 ホームページ（電子帳簿保存法について）
・経済産業省 ホームページ（文書の電子化促進）

以下では，「医療情報システムの安全管理に関するガイドライン」に関連するいくつかの基本事項について，ガイドラインと「**医療情報システムの安全管理に関するガイドライン（第5版）に関するQ&A**」に従い考えてみましょう。

Q **診療録などの電子保存について，3つの必要条件**を示しなさい。

A ガイドラインの目次を見ると，7章の94ページ以降に説明があるので概要をまとめます。

真正性〜電磁的記録に記録された事項について，保存すべき期間中における当該事項の改変又は消去の事実の有無及びその内容を確認することができる措置を講じ，かつ，当該電磁的記録の作成に係る責任の所在を明らかにしていること。

見読性〜必要に応じ電磁的記録に記録された事項を出力することにより，直ちに明瞭かつ整然とした形式で使用に係る電子計算機その他の機器に表示し，及び書面を作成できるようにすること。

保存性〜記録された情報が法令等で定められた期間に渡って真正性を保ち，見読可能にできる状態で保存されることをいう。

保存性を脅かす以下のような原因に対策を講じる。

(1) ウイルスや不適切なソフトウェア等による情報の破壊及び混同等
(2) 不適切な保管・取扱いによる情報の減失，破壊
(3) 記録媒体，設備の劣化による読み取り不能または不完全な読み取り
(4) 媒体・機器・ソフトウェアの整合性不備による復元不能

Q31 災害等で電子システムが運用できない場合で，一時的に運用した紙データを後から電子システムに反映させることは真正性の観点から問題にはならないのか。
（システムへの入力時のタイムスタンプが有効になるのではないか）
A31 適切な安全管理が実施されていれば問題ありません。
「6.10 災害等の非常時の対応」によれば
・紙データを電子システムに反映させる際には，紙データをオリジナルとして保存する必要が生じる。オリジナルの紙データをスキャナ等により電子化して保存する場合は，「9 診療録等をスキャナ等により電子化して保存する場合について」を参照。
・電子カルテなどに転記した場合は転記した情報で診療などを実施することに問題はありませんが，オリジナルとしての紙もしくはスキャナ等で電子化したデータは別途適切な安全管理を実施したうえで定められた期間保存する必要がある。

Q41 真正性の確保について，記載されている情報と作成責任者には具体的にどのような組み合わせがあるか。
　　例1）医師が患者の診察時にカルテに所見を記述する。
　　情報：所見　作成責任者：実際に診察を行った医師
Q41-1 看護師が医師の指示に基づく処置を行った際に実施状況を看護記録に記述する。
　　情報：(1)　作成責任者：(2)
Q41-2 夜間等で当直医が主担当医の電話での指示により指定された薬剤のオーダ入力を行った。
　　情報：(3)　作成責任者：(4)
A（1 処置実施記録）（2 実際に処置を行った看護師）（3 投薬指示）（4 実際にオーダを実施した当直医）

Q5 **SNSで患者情報をやり取りする**場合，ガイドライン上講じるべき対策はあるか。
A SNS（Social Networking Service）において患者の医療情報を取り扱う場合，当該サービスは医療情報システムに該当し，ガイドラインの基準を満たす必要があります。SNSには，セキュリティが十分に確保されていないサービスもあることから，一般社団法人保健医療福祉情報安全管理適合性評価協会（HISPRO）が公表している「医療情報連携において，SNSを利用する際に気を付けるべき事項」を参考に，適切な対策を講じてください。

> Q51 請負事業者が倒産するなどでソフトウェアの保証が無くなった場合，見読性は確保されていないことになるのか．
>
> A51 倒産の場合，使用継続は保証されるものの，長期見読性は保証されないこととなり，使用者がこれを担保しなければならない．診療等に差し支えない期間内に見読性が保障される対策を講じなければなりません．この対策を容易にするためにも標準化や相互運用性の確保は重要です．

【2】 医療情報の標準化

　日本工業標準調査会のWebページに倣えば，**標準化**（Standardization）とは「自由に放置すれば，多様化・複雑化・無秩序化する事柄を少数化・単純化・秩序化すること」となります．

　わかりやすい例として，音楽CDや映像DVDの場合を考えてみます．CDやDVDは，その記録方式やデータ形式が同じ仕組みに標準化されているので，どのメーカー製であるかに依らずどのディスクプレーヤーでも再生・記録できます．もし各社がそれぞれ独自の設計でディスクやプレイヤーを作成したら，そのような自由度はなくなります．現在，ネットワークでも好みの音楽や映像を購入，再生できるのも音楽や映像の記録方式や再生方式が標準化されているおかげなのです．

　医療情報システムについてはどうでしょうか．システムベンダーや医療機関の都合に合わせて独自のシステムが構築されたりしてきたので，現状では未だ多様化・複雑化している状況にあり，必ずしも標準化が充分にはなされていません．しかし，医療情報システムも定期的に交換をする必要もあれば，状況の変化に応じて新しいシステムを導入することにもなります．そのような時，標準化がされていないと，相互接続するシステムのベンダー同士が頻繁に話し合いをするとか，システムが取り扱う情報の内容について新旧のベンダー同士で詳細な取決めをするなどの手間が発生する，移行費用が膨大なものになりがち，一部の情報については引き継ぐことができない，などが起きてしまいます．

　昨今，**多数の医療機関が連携して診療を行うために，医療情報を共有する**必要性も高まっています．それを可能にするためには，各医療機関が採用している情報システム同士で医療情報を円滑に受け渡しできなければなりません．また，患者の診療情報は医療機関にとっては貴重な財産であり，長期間にわたり患者の診療に利用する，進んだデータ解析に利用することにより新しい診療方法を発見する，診療現場の課題を洗い出す，等も必要です．

　まさに，医療情報の扱いについても，音楽CDや映像DVDの場合と同様な状況にあるのです．そのため，**個々の医療情報の取り扱いを一定の「取決め」の上に成り立つものとする**ことが重要になります．「取決め」の具体的な内容としては，個々の情報を構成する用語やそのコード，情報の構成要素やデータの長さや形式などから情報の伝達方法，システムを運用するときのルールなど多岐にわたります．これらの「取決め」，すなわち，**「医療情報の標準化」**が出来上がって初めて，システム交換時にベンダーに縛られず自由に製品を選んだり，医療機関同士で円滑に医療情報のやりとりができるようになります．

【3】 医療情報の相互運用性

　ここでは日本 IHE 協会の Web ページに倣って，「相互運用性」について確認しておきます。例えば，院内で「オーダーエントリー・システム」と「放射線情報システム」の間で，患者やオーダ情報，結果のやり取りを行う場合，送受信する情報や送受信する交換の手順は標準化されたものを使うことに技術者同士で決めたとしても，さらに，どのようなタイミングでどのような情報を送受信するか等を互いに取り決めておく必要があります。新規来院の患者さんの画像検査を行うとして，通常，医事会計システムでまずその患者さんの基本情報の登録を行い，医師の診察の後に「オーダーエントリー・システム」から画像撮影依頼のオーダを「放射線情報システム」に送るような流れになりますが，

・新規患者の情報は，医事会計で新患登録をしたタイミングで医事会計から放射線情報システムへ伝えるのか，または，医師がオーダを発行した時点でオーダから伝えるのか？
・既存患者の属性情報などの変更があった場合の手順はどうするのか？

などの運用の手順を両者で取り決めておかないと，実際の運用には対応できません。

　さらに，システムの追加や更新等でシステムが変更となった場合や，オーダと検査システムなどの他のシステムとの連携の必要が出てきたりすると，その都度，運用の取り決めを行う必要が生じて，システム間の接続に関わる作業が膨れ上がり，品質の劣化なども心配されます。

　そこで，日本 IHE 協会が中心となり，システム間での相互運用性の実現が推進されています。IHE では，複数のシステムが関与する診療現場での運用をモデル化（ワークフロー）して，その時に必要となる情報をシステム間で授受するためのルール化を行い，それをテクニカル・フレームワークとして公開しています。これにより，関係するシステムの技術者は，IHE-J の放射線検査における「通常運用のワークフロー」を利用しましょうと決めさえすれば，個別のシステム間での取り決めは不要となり大幅な効率化が実現できるようになります。

Q ガイドラインの p.43（1）利用者の識別及び認証，に従い「認証のリスク」につき例をあげなさい。

A 次のような例が起きやすいので注意が必要です。
・ID とパスワードが書かれた紙等が貼られていて，第三者が簡単に知ることができてしまう。
・代行作業等のために ID・パスワードを他人に教えており，システムで保存される作業履歴から作業者が特定できない。
・ひとつの ID を複数の利用者が使用している。
・容易に推測できる，あるいは，文字数の少ないパスワードが設定されており，容易にパスワードが推測できてしまう。
・パスワードを定期的に変更せずに使用しているために，パスワードが推測される可能性が高くなっている。
・認証用の個人識別情報を格納するセキュリティ・デバイス（IC カード，USB キー等）を他人に貸与する，又は持ち主に無断で借用することにより，利用者が特定できない。
・退職した職員の ID が有効になったままで，ログインができてしまう。

- 医療情報部等で，印刷放置されている帳票等から，パスワードが盗まれる。
- コンピュータウイルスにより，IDやパスワードが盗まれ，悪用される。

Q ガイドライン p.44 の＜**認証強度**の考え方＞，を読み「認証の方式」の例をあげなさい。
A1 ID・パスワードの組合せ
A2 指紋や静脈，虹彩のような利用者の生体的特徴を利用した「生体計測」（バイオメトリクス））
A3 ICカードのような「物理媒体」（セキュリティ・デバイス））

Q 「**2要素認証**」について説明しなさい。
A 認証におけるセキュリティ強度を考えた場合，上記のいずれの手段であっても，単独で用いた場合に十分な認証強度を保つことは一般には困難である。そこで，
- 「ID＋パスワード」でログインする際に，付加条件としてユーザーが事前登録してあるメールアドレスを入力させ，そのアドレスにメールが届いたことが確認できないとログイン出来ない，方式のことです。利用者しか持ち得ない2つの独立した要素を併用します。
- 「ICカード等のセキュリティ・デバイス＋パスワード」，
- 「バイオメトリクス＋ICカード」，のような2要素認証もあります。

Q 「外部と診療情報等を交換するケースとしては，**地域医療連携**で医療機関，薬局，検査会社等と相互に連携してネットワークで診療情報等をやり取りする」場合にはどのような事に注意しなければならないでしょうか。ガイドライン p.63 を参照してまとめなさい。
A 医療情報をネットワークを利用して外部と交換する場合，送信元から送信先に確実に情報を送り届ける必要があり，「送付すべき相手に」，「正しい内容を」，「内容を覗き見されない方法で」送付しなければならない。すなわち，送信元の送信機器から送信先の受信機器までの間の通信経路において上記内容を担保する必要があり，送信元や送信先を偽装する「なりすまし」や送受信データに対する「盗聴」及び「改ざん」，通信経路への「侵入」及び「妨害」等の脅威から守らなければならない。

13.7 医療情報システムの安全管理

13.8 インターネットの利用とセキュリティ

【1】 情報セキュリティ

インターネットでは世界中のコンピューター（/情報端末），世界中のユーザーがつながっていることを忘れないでください。日本は世界の中ではまだまだ安全な国で，犯罪に対する警戒感はきわめて甘く，すきだらけであり，**情報セキュリティ**（安全性）に対する感覚も遅れているという指摘もあります。世の中で大きなニュースになると大騒ぎするが，あまり表に出てこない事に関しては比較的無頓着な日本人が多いともよくいわれます。しかし，情報セキュリティというものはあまり表に出てこないものですので，インターネットの世界は国境のないすばらしい世界であると同時に，**セキュリティに関しては世界の危険区域に足を踏み出したことになるという側面**を強く認識しておきましょう。

前節でふれた自動車の例のように，ある程度確立した分野では免許制度，資格制度，認定制度などにより対応力の妥当性がほぼ担保され，また，法整備も進んでいますが，インターネット関連では多くの人がよくわからない状態であるにも関わらず世界中の誰でも（児童でも）が使える状態にある（世界の危険区域に放り出されている）という現状があります。情報セキュリティの問題が深刻化している現状は，21世紀に入って10年余の短期間に世界中の何十億人が利用するものとなり，直近では小型パソコンともいえる携帯端末が爆発的に世界中で増え続けているという，人類の歴史上例を見ないあまりに急速で拙速感のあるコンピューターネットワークの広がりがもたらす影の部分と考えられます。

インターネットを利用するときに注意すべき情報セキュリティの現状と対策についての日本における中心的な存在である**IPA**（**情報処理推進機構**）の「**情報セキュリティ**」のページでさまざまな情報を得ることができ，また適切な対応に向けて学習することができます。[個人の方]からリンクをたどり，下に示す[知る]，[守る]，[相談する]，[入手する]の情報をよく確認しておきましょう。注意事項全般にわたり詳細な説明を見ることができ，非常に有用です。

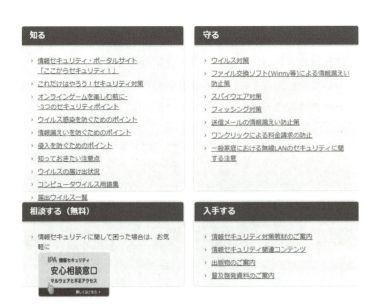

■ 情報セキュリティ10大脅威2017

　IPAの「情報セキュリティ10大脅威2017「個人」および「組織」向けの脅威の順位」（**表13.3**）によれば，1つの脆弱性を攻撃するタイプだったものが複数の攻撃を駆使したタイプに変化し，人を騙すテクニックもたくみに心理面をつく洗練されたものになっています。また，ネットワークに接続する新たなデバイスの登場や，クラウドコンピューティングの台頭・制御系システムのオープン化に伴う新たな脅威も生じています。特に，個人に紐付けされた情報を保持しているスマートフォンは攻撃への影響が大きいようです。情報セキュリティ対策も個人や企業レベルだけでなく国レベルでの防御体制が大切になってきています。社会インフラが攻撃されるとわれわれの社会生活にも影響が大きく，海外ではすでに鉄道停止，工場停止に至った事例も起きており，電力供給停止の発生が危惧されています。

表13.3　情報セキュリティ10大脅威2017（「個人」および「組織」向けの脅威の順位）

「個人」向け脅威	順位	「組織」向け脅威
インターネットバンキングやクレジットカード情報の不正利用	1	標的型攻撃による情報流出
ランサムウェアによる被害	2	ランサムウェアによる被害
スマートフォンやスマートフォンアプリを狙った攻撃	3	ウェブサービスからの個人情報の窃取
ウェブサービスへの不正ログイン	4	サービス妨害攻撃によるサービスの停止
ワンクリック請求等の不当請求	5	内部不正による情報漏えいとそれに伴う業務停止
ウェブサービスからの個人情報の窃取	6	ウェブサイトの改ざん
ネット上の誹謗・中傷	7	ウェブサービスへの不正ログイン
情報モラル欠如に伴う犯罪の低年齢化	8	IoT機器の脆弱性の顕在化
インターネット上のサービスを悪用した攻撃	9	攻撃のビジネス化（アンダーグラウンドサービス）
IoT機器の不適切な管理	10	インターネットバンキングやクレジットカード情報の不正利用

　以下では「個人」向け脅威を見ていきましょう。1位の「インターネットバンキングやクレジットカード情報の不正利用」は，ウイルス感染やフィッシング詐欺によりインターネットバンキングの認証情報やクレジットカード情報が攻撃者に窃取され，正規の利用者になりすまし，不正送金や不正利用が行われたという内容です。対策としては，(1) OS・アプリの更新，(2) ウイルス対策ソフトの導入・更新，(3) 事例や手口を知って備える，(4) 2要素認証等の強い認証方式の利用，などが挙げられますし，**ユーザーの「情報リテラシーの向上」も望まれます。**

　2位のランサムウェアとは，PCやスマートフォンにあるファイルの暗号化や画面のロックを行い，復旧させることと引き換えに金銭を要求する手口に使われるウイルスです。感染した端末だけではなく，共有サーバーや外付けHDDに保存されているファイルも暗号化されるため，ソフトウェアの更新等の感染を予防する対策に加え，定期的にファイルのバックアップを取得し，PCやサーバーから切り離して保管しておくことが望ましいです。

　3位は人気アプリに偽装した不正アプリを利用者にインストールさせ，スマートフォン内の個人情報を窃取したり，遠隔操作を行える状態にしたりする事件が発生しています。

　4位の「ウェブサービスへの不正ログイン」の多くが他のウェブサイトから漏えいしたIDやパス

ワードを悪用しています。ウェブサービス利用者は，複雑なパスワードを設定した上でパスワードの使い回しを避けるとともに，できるだけ多要素認証等の不正ログイン対策を施すことが望まれます。

5位はPCやスマートフォンを利用中にアダルトサイトや出会い系サイト等にアクセスすることで金銭を不当に請求されるワンクリック請求の被害が依然として発生している上に，2016年にはクリックすることなく請求画面が表示される「ゼロクリック詐欺」と呼ばれる手口も出現しています。

8位の「情報モラル欠如に伴う犯罪の低年齢化」は，IT犯罪に悪用できるツールや知識がインターネットを通じて誰でも入手できるようになったため，情報モラルの欠如した未成年者がIT犯罪の加害者として逮捕，補導される事件が多数発生しました。

10位の「IoT機器の不適切な管理」は初期パスワードのまま使用されているネットワークカメラ等のIoT機器が，攻撃者に乗っ取られ，ウイルス「Mirai」に感染し，ネットサービスにDDoS攻撃を行うという事件が起きています。個人や組織のIoT機器の所有者が知らないうちに攻撃に加担してしまっているわけで，今後増加しそうな脅威です。

3，4，6，10位は情報漏えい，1，2，5位は金銭搾取，2，9位はデータの破壊，4位は踏み台ともみなせます。IPAにアクセスして「情報セキュリティ10大脅威」に記載されたビジュアルで具体的な情報を確認しておきましょう。

【2】 不正アクセスとパスワードの管理

コンピューター＆ネットワーク上で悪事を働く人達をクラッカーといいます（「ハッカー」も使われますが，本来コンピューターやネットワークに非常に強い人のことです）が，オンライン状態のコンピューター（特にサーバー）はクラッカーの攻撃対象となりやすく，ID（アカウント）やパスワードを盗み出して侵入し，コンピューター上のデータを盗んだり，破壊したり，改ざんするといったことが起こっています。こういうことを防ぐには，まずサーバー＆システムの情報セキュリティと管理者の十分な対応が最も大切ですが，ユーザー各人もパスワードを他人に漏らしたりしてネットワークにセキュリティの穴を空けないよう十分に注意しなくてはなりません。すでに1995年にはオーストラリアにおいて，病院のコンピューターへの不正アクセスにより，患者に投与すべき医薬品に関するデータが改ざんされ，看護師が改ざんされたデータどおりに薬を与えたために患者が死亡するという事件が起きています。最近では，本格的なインターネットの展開により数多くの事件が起きています。

コンピューターやネットワークへの認証のやり方には，指紋認証，光彩や静脈を利用した生体認証，ピクチャーパスワード，などがあります。「パスワード＋顔認証」，「パスワード＋モバイルヘ

> **Point** 不正アクセス行為の禁止等に関する法律（不正アクセス禁止法）
>
> 日本では，他人のID，パスワードを無断で使ってコンピューター＆ネットワークに不正アクセスする行為を禁止する不正アクセス禁止法が平成12年施行，平成24年改正されています。
> (1) 不正取得・不正保管：他人の識別符号を取得・保管する行為が禁止され，違反者には1年以下の懲役又は50万円以下の罰金を科す
> (2) 不正アクセス行為：不正アクセス行為を行った者には3年以下の懲役又は100万円以下の罰金を科す
> （詳細：警察庁サイバー犯罪対策　http://www.npa.go.jp/cyber/legislation/）

逆送信された本人情報の確認」などの，なりすましを防ぐ **2 要素認証** も重要性を増しています。医療分野では患者個人情報保護のため，厳しい認証方式が必須となります。

【3】 SSL/TLS と暗号化

インターネットでは情報が相手のコンピューターに着くまでにいくつものコンピューターを経由するので，その間に第三者が中身を見たり改ざんしたりする可能性を否定できません。そのため，送信するファイルを暗号化して第三者の読み取り，改ざんを防止する仕組みとして**公開鍵暗号**と**秘密鍵暗号**を併用した **SSL**（Secure Socket Layer）または **TLS**（Transport Layer Security），**IPsec** と呼ばれる技術が開発されました。これらの暗号化技術が 1995 年頃から普及したおかげで，医療機関がらみのデータ送受信において患者のデータを漏らさないようにできたり，ビジネスでのお金のやりとりを安全に行えるようになり，インターネットが広く社会に普及することになりました。Web ページのフォームへ入力したデータが暗号化されて送受信されるページは URL が **https://** で始まり（普通のページは http://），またブラウザの右下に閉じた鍵マークが表示されることで確認することができます（電子メールの暗号化は 4.7 節を参照）。

暗号とは，ある一定の法則に基づいてデータを変換し，元のデータを第三者に知られないようにする技術です。たとえば，「わたしのひみつ」の各文字を 3 文字ずつ後ろにずらすと，「えてそふほもな」となり，元の文は簡単には推測できなくなります。この場合，「わたしのひみつ」を「**平文（ひらぶん）**」といい，これをわからなくした「えてそふほもな」を「**暗号文**」といい，暗号文を作ることを「**暗号化**」といいます。また，暗号文を平文に戻すことを「**複号化**」といいます。この例はとてもシンプルで，広く知られた暗号のひとつとしてローマ帝国のシーザーが使用した「**シーザー暗号**」を使ったものです。シーザー暗号は平文の各文字を，辞書順に数文字分シフトして暗号文を作る暗号であり，とても単純な暗号ですが，現代の暗号においても重要な，「**アルゴリズム**」～「文字をずらすという法則」，および「**鍵**」～「その量（文字数）」という 2 つの要素がすでに含まれています。

現在では，平文を一定の長さの一見規則性のない文字列に圧縮する SHA-256 などの**ハッシュ関数**を用いた高度な暗号化アルゴリズムである **TLS 1.2** が主に使用されています。ブラウザでは，IE 11 以降，Edge，Mozilla Firefox 27 以降，Google Chrome 30 以降，Apple Safari 7 以降，Android 5 以降，なら TLS 1.2 に対応していますが，それ以前の SSL，TLS には脆弱性が見つかっているので使用は控えましょう。前節で述べたように，「医療情報システムの安全管理に関するガイドライン 第 5 版」では，通信経路・端末認証に TLS 1.2 の暗号化技術を使用することが義務付けられています。また，使用する鍵とその使い方から，**共通鍵暗号方式**と**公開鍵暗号方式**があるので以下で説明します。

■共通鍵暗号方式

暗号化と復号に同じ鍵（**共通鍵**）を使用するやり方です。図のように A さんは共通鍵を使用してデータを暗号化して，B さんへ送ります。B さんは受け取ったデータを，共通鍵を使って復号します。暗号化，復号化とも高速に行えますが，両者が同じ鍵を使うため，実際には，鍵をいかに安全に相手に渡すかが大きな問題となります。

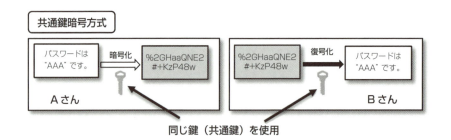

■公開鍵暗号方式

　秘密鍵と**公開鍵**というペアを使用して暗号化と復号化を行います。一方の鍵で暗号化したものは，もう一方の鍵を使わないと復号化できないというルールを設定します。一例を示します。まず準備として，Bさんは秘密鍵と公開鍵を作成して，公開鍵をAさんに送っておきます。Aさんは公開鍵を受け取って準備ができました。そこで，Aさんは，Bさんの公開鍵を使用してデータを暗号化して，Bさんに送ります。Bさんは受け取ったデータを自分の秘密鍵で復号します。このやり方では，公開鍵はだれでも入手できる可能性があるので心配になりますが，復号できるのはこの公開鍵とペアになった秘密鍵を持っている人だけなので安心であり，鍵も容易に交換できます。

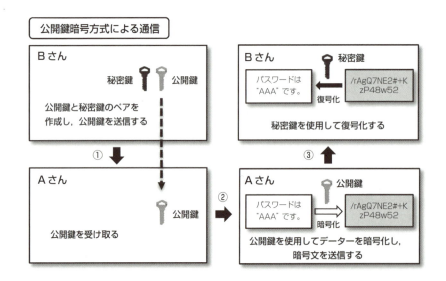

■ハイブリッド暗号方式

　公開鍵暗号方式を導入すると鍵の受け渡しの問題は克服できますが，アルゴリズムが複雑なため暗号化と復号化に時間がかかる弱点があります。そこで，実用的な方法として，実際の暗号化は共通鍵方式で行うとして，それに先立って，共通鍵を送信するのに公開鍵方式を利用しています。

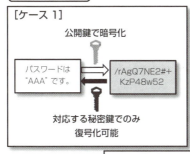
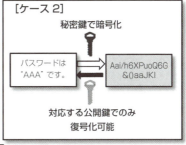

【4】 常時接続の危険とファイアウォール

常時接続でネットワークを利用する（オンライン）場合，プロバイダからそのコンピューターに割り振られるグローバルIPアドレス（4.3節【4】を参照）がオンライン中ずっと同じままなので，ハッカーが侵入や攻撃，乗っ取りを仕掛ける可能性が高くなります。セキュリティ対策を行わずに常時接続を行うと，**ポートスキャン**と呼ばれる手当たり次第の攻撃を受け，ハッカーに侵入されてしまいます。そこで，通常，LAN（信頼できるネットワーク）とインターネット（危険を伴うネットワーク）の間で出入りするパケットを監視し，設定に応じて，コンピューターへの通過をブロックまたは許可するアプリまたはハードウェアを用意します。不正なアクセスを防いでくれることから，これを**ファイアウォール**（Firewall，防

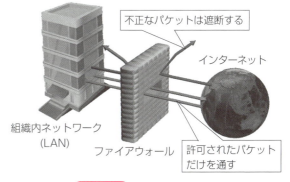

図13.4 ファイアウォール

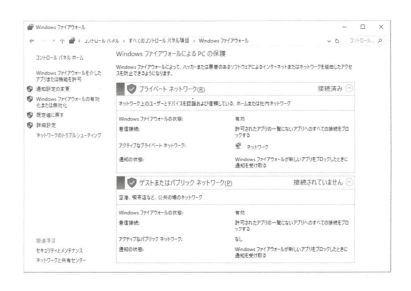

13.8 インターネットの利用とセキュリティ

火壁）と呼びます。

　Windows 10ではファイアウォール機能がOSに標準搭載されており，［コントロールパネル］→［システムとセキュリティ］→［Windowsファイアウォール］から設定を表示して確認しましょう。その中の各項目が「有効」になっていることを確認してください。有効になっていない場合は設定しておきましょう。個人レベルでも手軽に利用できます。また，市販の無線/有線のブロードバンドルーターもファイアウォールとして利用することができます。

　「ネットワークファイアウォール」が有効になっていても，ファイアウォールで許可する通信を利用したもの（ウェブページに巧妙に仕組まれた罠やメールに添付されたウイルスなど）は防げませんし，内部からの脅威も保護することができません。**コンピューターウイルス対策ソフト**を別途インストールして対応する必要があります。

　ファイアウォールやウイルス対策ソフトを使っていると，ネットワーク通信の一部がブロックされる可能性がありますので，ネットワークプリンタに印刷する場合などは，「例外設定」をするか一時的に設定を解除して対応しましょう。

【5】　コンピューターウイルス

　コンピューターウイルスとはコンピューターに侵入し，コンピューターを誤動作させるアプリのことで，人間の身体に取りつくウイルスにたくさんの種類があるように，コンピューターウイルスにもいろいろなものが存在します。コンピューターウイルスは一番身近な脅威です。日本における情報セキュリティ対策の中心的な存在である**IPA**（情報処理推進機構）の「情報セキュリティ」のページへのリンクから「**ウイルス対策**」のページを開くと，下図に示すページから，初心者向けのウイルス対策情報，ウイルス対策実践情報，ウイルスのデータベース，ウイルスに関する届出の情報を詳細確認できます。

　コンピューターのソフトウェア技術の発展とコンピューターウイルス（技術の悪用）は表裏の関係にあるので，技術の発展に合わせて新たなタイプのウイルスが作成されトラブルをまき散らすという，いたちごっこが続いています。

　1990年代にはインターネットで世界的にMIMEが受け入れられ，多言語やスクリプトに対応できるなどメールの可能性が大きく広がったことで，メール添付型ウイルスが広まりましたが，これは**MIME**の便利さの裏に潜む皮肉な応用という側面を持っていました。JavaScriptやJAVAアプレット，Flashのような**動的なコンテンツ**を実現する技術には，利便性と引き換え

に，メーラーやブラウザのセキュリティホールを突かれれば，「メールをプレビューする」，「スクリプトの有効なブラウザ画面を見る」だけでも，勝手にスクリプトを実行させられてしまうといった危険性があります。IPA では次のウイルス対策を呼びかけています。

> **Point　パソコンユーザーのためのウイルス対策 7 箇条**
>
> （1）最新のウイルス定義ファイルに更新しワクチンソフトを活用すること
> （2）メールの添付ファイルは，開く前にウイルス検査を行うこと
> （3）ダウンロードしたファイルは，使用する前にウイルス検査を行うこと
> （4）アプリケーションのセキュリティ機能を活用すること
> （5）セキュリティパッチをあてること
> （6）<u>ウイルス感染の兆候を見逃さないこと</u>
>
> > 1. システムやアプリケーションが頻繁にハングアップする。システムが起動しない
> > 2. ファイルがなくなる。見知らぬファイルが作成されている
> > 3. タスクバーなどに妙なアイコンができる
> > 4. いきなりインターネット接続をしようとする
> > 5. ユーザーの意図しないメール送信が行われる
> > 6. 直感的にいつもと何かが違うと感じる
>
> （7）ウイルス感染被害からの復旧のためデータのバックアップを行うこと

　現在は Google マップに代表される Ajax 技術がよく利用されるので，JavaScript を悪用したウイルス同様，Ajax 悪用ウイルスも作成されています。それらの悪質なウイルスを防御するにはウイルス対策ソフト（後述）を使用した上で，メーラーやブラウザのセキュリティホールへこまめにパッチを当てることが大切になります。最近は，

・**メール内のリンクをクリックすることでウイルスに感染してしまう**

　対策として，メール内のリンクは絶対クリックせず，自分のお気に入りに登録してある URL からアクセスする，または，（本物の）サイトを自分で探してアクセスすることが大切です。

・**いつも見ている Web サイトを経由して怪しい Web サイトへ連れて行かれ，ウイルス感染する**

　対策として，その Web サイトにこれまでと違った怪しい兆候が見られたらサイトの改ざんを疑いましょう。別のページを呼び出す文字部分にポイントすると，そのアプリの画面左下にそのアドレスが表示されます。http://12.34.56.781 のような数字の羅列的な場合は危ないページの可能性が高いです。そういったページで情報を入力するのは止めましょう。Microsoft Edge やセキュリティ対策アプリには危険だと報告されている Web ページの表示を防ぐ機能があります。

> **ワンクリック詐欺に注意**
>
> 　最近は，アニメやゲームなど，アダルト以外のコンテンツを扱うウェブサイトから誘導されることもあり，子供から高齢者まで，年齢・性別を問わず非常に多くの相談が IPA には寄せられています。最近の「ワンクリック請求」を行うウェブサイトでは，違法箇所を見つけることが困難な場合も多く，必ずしも不正であるとは言い切れず，クリックした本人の責任を問われかねません。十分に注意しましょう。

13.8　インターネットの利用とセキュリティ

> **Web ページを見ているときの警告表示**
> Web ページを見ているときに、「セキュリティに問題あり」とか「このパソコンはウイルスに感染しました」といった警告が突然表示され、「すぐに◯◯をしてください」と促されたときはどうすればよいのでしょうか。通常、こうした表示は詐欺的な広告であり、実際にパソコンを調べたわけではありません。無視して閉じるのが良いでしょう。できれば念のため、ウイルス対策ソフトでウイルスチェックを実行しておけば安心できます。

- ウイルスの被害により、コンピューター自体は通常のままなのに、実際は**不正アクセスされてしまいコンピューターの内部が外部から丸見えになっている**ケースが多い。狙われているのはコンピューター内にあるユーザーの大切な情報です。
- USB ウイルス〜USB メモリ内のウイルスを自動実行させてパソコンに感染させる。

> **USB メモリを経由したウイルス感染に注意！**
> USB メモリや SD カード等の外部記憶媒体を介してウイルスに感染する被害が多く発生しています。IPA による調査ではウイルスの侵入経路として「**外部媒体、持ち込みパソコン**」によるものが半数以上に及んでいますので、以下の呼びかけにしっかり対応しましょう。
> - パソコンのオートラン（**外部記憶媒体を接続した時の自動実行機能**）を**無効化**しましょう。Windows 10 については初期状態で"オートラン"は無効になっています。
> - ウイルス対策ソフトを必ず導入し、ウイルス定義ファイルを最新に保ちましょう。
> - Windows Update 等で OS やアプリケーションを最新の状態にして脆弱性を解消しましょう。
> - 自分で管理していないパソコンや不特定多数が利用するパソコンに、むやみに自分の外部記憶媒体を接続しないようにしましょう。
> - **拾った USB** など自分で管理していない外部記憶媒体を、むやみにパソコンに接続することは**厳禁**です。わざとウイルスが入れてある USB の可能性もあります。拾った USB はシステム管理者へ届けてください。

- 気づかないうちにコンピューターの操作を乗っ取られて、犯罪行為や他のコンピューターの攻撃に加担させられる（**踏み台**）。

といったトラブルが増大しているので十分に注意しましょう。

トレンドマイクロ社などのウイルス対策ソフトを販売している会社の Web サイトではわかりやすいウイルス感染の説明を見ることができます。ウイルスチェックを実行しても検出できないウイルスも一部存在するので、ウイルス対策ソフトでウイルスが見つからなかったからといって 100% 安全とはいえませんが、まったく無防備なのに比べればかなり安全です。

■ **Windows Defender**

通知領域の「盾」のアイコンをダブルクリック、あるいは［設定］→［更新とセキュリティ］→［Windows Defender］を開くことができます。Windows Defender は、ウイルス対策機能はシンプルですが、**基本的な機能だけは標準で用意されており**、「パソコンの動作を常時監視してウイルスが実行されそうなときに止める」、「ファイルを

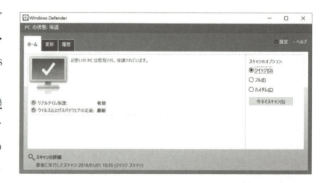

チェックしてウイルスに感染していないか点検する」，ことができます。また，より強力なウイルス対策としては後述する市販のウイル対策ソフトを使用すれば，プログラムの動きから未知のウイルスを検知する機能，迷惑メールを検知する機能，他の付加機能も充実しています。「ウイルス対策」ではウイルス対策ソフトが最新の状態にアップデートされて，正しく機能しているかを確認できます。

「Windows Update」では Windows の更新プログラムをインターネットからダウンロードして自動的に適用します。

■市販のウイルス対策ソフト

ウイルスバスター（トレンドマイクロ社），ノートンセキュリティ（シマンテック社），マカフィー，ESET 等の代表的なものがあり，ウイルスの検査・駆除機能はもちろん，ウイルス対策以外のセキュリティ機能も備えた総合セキュリティアプリです。増え続ける新型ウイルスに対処するため，ほぼ毎日のようにウイルス定義ファイルがアップデートされるので，継続して更新できるよう，その設定を確認しておきましょう。

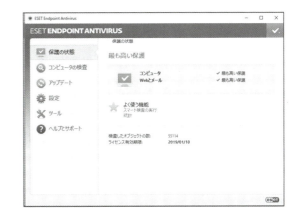

avast! のような無料で配布しているウイルス対策ソフトもありますが，偽物の無料ソフトもあるので，安易に無料ソフトを使用するのは危険です。例として「ESET NOD32 Antivirus」という Eset 社（スロバキア）が開発したウイルス対策ソフト（日本での販売・サポートはキヤノン IT ソリューションズ（株））を右図に示します。軽量で動作が速く，検知能力の高さに定評があります。また，Microsoft 社から配布されているアンチウイルスソフトの Microsoft Security Essentials も家庭内や小規模ビジネスに無償で利用することができます。

■eicar テストウイルス

ウイルス対策ソフトをインストールしても正しく動くかどうかを本物のウイルスを使ってテストするわけにはいきません。そこで，eicar（European Institute for Computer Antivirus Research）が提供しているダミーウイルス（**http://www.eicar.org/**）を使ってテストすることが可能です。テスト用ウイルスは簡単な文字列からなる安全なものですが，ウイルス対策ソフトはウイルスとして検知し駆除します。トレンドマイクロ社などの Web ページからも eicar をダウンロードできます。

■感染・発病した場合の処置

メールの添付ファイルを開いたらウイルスに感染・発病してしまった等の場合，すぐに対処する必要があります。

・ネットワーク接続を切り，まずウイルス対策ソフトで検査・駆除します。
・ウイルス対策ソフトが無い場合はウイルス対策ソフト会社の Web ページで詳しい情報が得られるので，パソコンの症状と比較して，Web ページに書かれた指示に従いウイルスを駆除します。

その際，体験版や最近流行している個々のウイルスに対応したウイルス対策ソフトを無料でダウンロードできます。

できるだけ周りの人にも協力してもらい，感染していないパソコンで情報や駆除ツールを手に入れるのが望ましいことはいうまでもありません。困った場合は，ウイルス対策ソフトのサポート窓口に連絡しましょう。

■ランサムウェアに感染してしまった場合の処置

「ランサム（身代金）ウェア」ウイルスに感染してしまうと，パソコン内のファイルが暗号化されてしまい，指定したお金を支払えば復元できるようにするという画面が表示されたりします。支払っても元に戻せる保証はありません。ウイルスの種類によっては，後日，ウイル対策ソフトの会社などが暗号を解除するソフトを開発し無償で配布することもありますが，通常はOSをインストールし直して，バックアップしてあるデータを復元するしかありません。

■ピアツーピア（P2P）通信～ ファイル交換ソフトによる深刻な情報漏えいはなぜ起きるのか

会社や学校などでは，LAN内に共有サーバー（親コンピューター）を立ち上げてさまざまなグループ単位に設定された厳重なアクセス管理の下でファイルの共有を行い，仕事の効率化を図ります。インターネット上のサービスで公開されたサーバーも多くの人がアクセスして利用しますが，通常は有償でありその分，アクセス管理やセキュリティ対策をしっかり施した環境でほぼ安心して利用できます。

これに対して，**Winny（ウィニー）**，**Share（シェア）**，**Perfect Dark（パーフェクトダーク）**，**LimeWire/Cabos（ライムワイヤー/カボス）**や**BitTorrent（ビットトレント）**等の**P2P型のファイル交換ソフト**を無償でダウンロードして利用する場合，①P2P型のファイル共有は（親となるサーバーは存在せず）P2P型ソフトをインストールした多数のPC同士がネットワークでつながっているだけのファイル共有であり管理者はいない，②世界中の不特定多数のPC間でファイル共有するので悪意を持ったユーザーも混じっている，ということを自覚しておく必要があります。

P2Pソフトを正しく使い，共有されるファイルは全てセキュリティ上問題なく，暴露ウイルスも存在しない，というすべての条件が満たされるなら，PCからのファイルの流出に伴う情報漏えいも起こらないはずです。それならP2Pも有用なファイル共有の形態の1つと考えてよいでしょうが，現時点では信頼できるユーザー間での共有に限定されたものでない限り，暴露ウイルスによる**ファイル交換ソフト**を介した情報漏えいなどの深刻なトラブルは後を絶たないでしょう。情報を自動的に暗号化しておくといった技術的対策の整備やユーザーの意識向上があれば共有範囲を広げることができる可能性があります。

■濡れ衣を着せられないよう自己防衛を！ ～踏み台として悪用されないために

2012年には，コンピューターウイルスへの感染が原因となる，濡れ衣による誤認逮捕事件が起きてしまいました。被害にあった本人は便利なソフトウェアをダウンロードしたはずでしたが，仕掛けられたウイルスに感染してしまい，自治体や掲示板サイトへの殺人予告や破壊予告などの投稿を勝手に実行されてしまいました。この一連の事件は，**自分のパソコンがウイルスに感染した場合，何かしらの犯罪に巻き込まれてしまう可能性がある**ことを具体的に示すものでした。

このような事件に巻き込まれないためにも，以下の基本的な「心がけ」と「対策」が重要です。
・出所の不明なファイルをダウンロードしたり，ファイルを開いたりしない
・安易に URL リンクをクリックしない
・使用しているパソコンの OS やアプリなどの脆弱性を解消する
・ウイルス対策ソフトを導入し，ウイルス定義ファイルを最新に保ちながら使用する
・パーソナルファイアウォールを適切に設定して使用する
・**証拠を保全するよう試みる**

もし遠隔操作ウイルスに感染して，外部への攻撃に利用されてしまった場合，その時の証拠が残っていないとパソコンの所有者が嫌疑をかけられる恐れがあります。パソコン上のプログラムの動作記録や通信記録を残しておくことで，それが証拠になり得るものと考えられます。パソコン上での全ての動作を記録することは困難ですが，コントロールパネルの［Windows ファイアウォール］→［プロパティ］→［パブリックプロファイル］タブ→［ログ］の機能や，セキュリティ対策ソフトのログの機能で，ある程度の通信の記録を残すことができます。

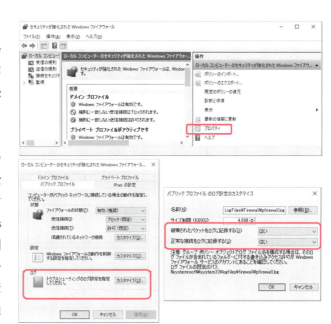

Windows ファイアウォールで通信のログを残す

【6】 ブログ・ツイッター・SNS・スマートフォンの利用と注意

ブログ（**Blog**，**Weblog**）は Web サービスを利用して，日記やさまざまなテーマの記事を，Web ブラウザの簡単な操作だけで公開できるようにしたシステムです。

Twitter（**ツイッター**）は 140 字以内（非漢字圏での文字数制限は 280 字へ緩和された）の短い「つぶやき」を公開できる，ブログに似たサービスですが，誰でも見ることができます。そのため，震災で電話やメールなどが使用不能になったときに，大事な情報を広く流せて人命救助にも貢献できたり，安否情報の確認にも役立ったりした事例があります。また，うまく活用すれば，多くの人に手軽に情報提供，情報交換ができて有用でしょう。しかし，ホテルのアルバイト従業員が勤務中に利用客だった有名人カップルに関する情報を発信して大きな問題となりホテルが謝罪した，とか，飲み会で気軽につぶやきを Twitter に投稿したらそれを見たネットユーザーが批判し炎上した等のように，この手軽さが相次ぐ不祥事を引き起こしています。そのため Twitter は情報社会における諸刃の剣であるといわれます。Twitter の利用にあたっては，**さまざまな権利の侵害に絡む問題や，デマやなりすまし，意図的な誘導，位置情報提供の危険性**，等のさまざまな問題が根底に存在することを十分に認識し，そこに潜む危険性について十分に理解した上で利用してこそ，はじめてその価値が増すことを忘れないようにしましょう。

医療分野での情報発信を Twitter で行うのには限界があります。医療従事者にとって，発信したい情報というのは，患者情報に関連したものであることが多いためです。医療倫理面からの配慮は当然のことですし，医療分野の学会発表や論文発表においても患者個人が特定できないように工夫することが強く求められている現状もあります。

　SNS（Social Networking Service）とは利用者間のコミュニケーションによって社会的なネットワークを構築することを目的としたサービスのことです。SNS として，国内では **LINE**（ライン）などが，世界的には **Facebook**（フェイスブック）などがあります。Twitter と違い，情報発信において細かなカスタマイズが可能です。

> **書き込んだ内容の公開範囲に注意！**
> 　Blog，Twitter，SNS などのサービスはパソコンだけでなく，携帯電話やスマートフォンなどからも気軽に利用でき，ネットワーク上のコミュニケーションを可能にする強力なツールですが，いずれも書き込んだ内容は基本的には全世界に公開されることが前提ですので，特に医療関係者には，上述の注意点を十分に考慮した慎重な利用が求められます。「匿名だと思って利用していたが，プロフィールや書き込んだ内容から個人が特定され，つきまといや誹謗中傷などの被害にあう」といったトラブルも多発しているので，SNS に参加する際には，自分の個人情報や書き込んだ内容を誰が閲覧することができるのかという点を常に意識しながら利用しなければなりません。

　Facebook は，匿名性の SNS が多い中，インターネット上の「顔写真つき名簿サービス」として実名登録で利用者が閲覧できる「無料の社交クラブ」であり，2004 年に米国における大学生のクラブとしてサービスが開始され，それが一般社会に広まったものです。2017 年時点で世界中の約 20 億人が登録したといわれます。情報やメッセージの交換の場であると同時に，無料でゲームなどを楽しむことができ，ユーザーの多さに着目した企業や団体が Facebook 上に自社のサイトを起ち上げて宣伝や販売に利用しています。Facebook は無料で使えて顔が見える信頼性の高さもあり，空間的・世代的な制約にも縛られずに，広範囲の人同士あるいはグループやサークルでの情報共有が行われるなど，うまく活用されている例もたくさんにあるようです。

　Facebook は相互認証した人同士での情報共有が原則なので，正しく使えば Twitter のように発言が無制限に拡散していく可能性は少なく，医療従事者が情報発信する上でより安全な SNS です。そこで，医師のグループで Facebook による医療情報共有を図れば，入院患者情報のリアルタイムでの共有，レントゲン画像・動画などの遠隔共有，カンファレンスの時間外でも思いついたことを投稿する，難しい問題では他施設の専門医に意見を求めて参考にする，などの活用が行われています。同じような仕事上の問題も抱えている，これまでは横のつながりが弱かった，さまざまな薬局の薬剤師間での Facebook 活用による情報共有も行われています。疑問点や心配事を投稿すると，偏らない多様な意見が出てくるのでとても参考になる，症例検討・処方箋の疑義の相談，勉強会の企画相談なども可能であり，薬剤師活動のレベルアップや広がりにつながっているようです。

　ただし，登録するときには初期設定の無防備さに注意が必要です。また，患者情報など公開への制約の厳しい医療現場での活用では，グループ化の機能を使用して公開条件を細かく設定し，特定のユーザーのみ参照し合えるようにすることが大切です。以下に注意事項をまとめておきます。

> **Point**
>
> 【安全に LINE を使うための 3 つの設定】
> (1) 「友だち自動追加」と「友だちへの追加を許可」をオフにする。
>   前者は，自分の電話帳にある LINE のユーザーはすべて「友だち」として登録されるのを回避するため。後者は，これがオンになっていると，自分の電話番号について他のユーザーから同様のことが行われるのを回避するため。
> (2) LINE ID を持たない。すでに取得した場合は「ID の検索を許可」をオフにする。
>   これを教えることでまったく知らない人とつながってしまう危ない状況になる可能性もある。
> (3) 「友だち」以外からメッセージを受け取らない見知らぬ人からのメッセージがこないように，設定のプライバシー管理をタップして，メッセージ受信拒否をオンにすることで，「友だち」以外からメッセージを受け取らない設定にしておく。
>
> 【安全に Twitter を使うための 2 つの設定】
> (1) フォロワー以外にはツイートを非公開にする。
> (2) 位置情報をオフにする。
>
> 【安全に Facebook を使うための 3 つの設定】
> (1) 公開範囲を制限する。
>   Facebook の初期設定では，投稿した記事は全ユーザーに公開する設定になっている。安全のため，公開を友達だけに制限する所から始める。
> (2) 知らない人からの友達申請やメッセージを受け取らない。
> (3) 写真にタグ付けをさせない。

初期設定の無防備さに起因する大きなトラブル事例も後を絶ちません。

2012 年秋，カナダを舞台に Facebook を使った陰湿ないじめにより高校 1 年の女子学生が自殺するという事件が起き衝撃を与えました。彼女は中 1 のとき，見知らぬ男に「かわいいね」とおだてられ，ウェブカメラに胸を見せたことが始まりで，後でその男から脅され友達みんなにその写真を送られたことで陰湿ないじめが始まりました。この学生は 2 度の転校も試みましたが，ネット上で転校先もすぐ割り出され，SNS を使った逃げ場所を許さないいじめの犠牲になったといわれます。

同様に 2012 年，オランダ北部ハーレンで 16 歳の少女の誕生祝いに約 4 千人が殺到して暴徒化，機動隊と衝突し，逮捕者や負傷者が出る大騒ぎが起こりました。この少女は誕生会に親しい友人だけを招くつもりで Facebook に招待状を掲載したのですが，対象を特定しなかったため，多数の利用者が招待状を見ることになってしまい，その中に少女の家に集まり大騒ぎするよう呼びかける者がいたことが，混乱に拍車を掛けています。

Facebook でのトラブルには，友達同士でつい盛り上がって撮ってしまった写真が掲載され，問題を引き起こしている例，他人に見せたくない写真をタグされてしまったことによるトラブル，SNS に掲載した写真から携帯電話やスマートフォンでその写真を撮ったときの位置情報などが取得できるための新たなトラブル，などさまざまなものがあります。

■消えない書き込み

4.9 節【7】でふれたように，ネットへの書き込みはすぐに削除できると考えている人がいますが，**一度書いてしまったものは消せない**と考えないといけません。匿名アカウントであっても，炎上すると必ずといっていいほど，個人が特定されています。匿名だからと軽い気持ちで書き込むのでは

なく，**書き込む内容が全世界の人に見られていいものかどうか**を考えてから，書き込みましょう。

■ソーシャルメディアを利用する際のルールを設ける

　こうした不祥事が相次ぐ中，ソーシャルメディアを利用する際のルールを設ける企業や教育機関も多くなりました。たとえばIBMは2005年という比較的早い段階から**ソーシャル・コンピューティングのガイドライン**を策定しているので，以下に一部を抜粋しました。

・IBMについて書く際，身元（氏名や職務）を明らかにする。
・長時間公開されることに留意し，プライバシー保護に努める。
・IBMや他社の機密情報を公的に発言することは禁止。
・承認を得ずに，お客様やサプライヤーなどに言及しない。
・けんかをしかけてはならない。
・自分の間違いがあれば，すぐに訂正する。
・値打ちのある情報と見識を提供する。
・公表する内容がIBMのブランド価値を左右することを忘れない。

　このように，ソーシャルメディアに書き込んでいいこと，悪いことなどを具体例とともに規定して明記することでトラブルが防止できると報告されています。

■スマートフォンを安全に使おう！

　スマートフォンの利用者数は2016年時点で世界人口のほぼ半数に到達したと推定されており，ウイルス感染の脅威も高くなりました。IPAから2011年2月にはスマートフォンのウイルスに関する注意が発表されましたが，その後も新しいウイルスが次々と発見されており，IPAへの届出でも，特にAndroid端末を狙ったウイルスが報告されています。IPAからの次の6箇条の呼び掛けを守り，スマートフォンを安全に使いましょう。

Point　スマートフォンを安全に使うための6箇条

（1）**スマートフォンをアップデートする。**スマートフォンの基本ソフトであるOSに脆弱性（ぜいじゃくせい：セキュリティ上の弱点）が見つかると，それを修正するためのアップデートが販売元から提供されますので，早めにアップデートしましょう。アップデートをしないで使っていると，パソコンと同じで，攻撃に遭う危険性が高まります。

（2）**スマートフォンにおける改造行為を行わない。**スマートフォンのウイルスには，改造したスマートフォンのみに感染するものが確認されています。スマートフォンの改造はやめましょう。

（3）**信頼できる場所からアプリケーション（アプリ）をインストールする。**スマートフォンで使用するアプリは，信頼できる場所からインストールしましょう。iPhoneであれば米Apple社の「App Store」，Android端末であればアプリの審査や不正アプリの排除を実施している場所（米Google社の「Android Market」など）です。

（4）**Android端末では，アプリをインストールする前に，アクセス許可を確認する。**過去発見されたAndroid端末を狙ったウイルスには，個人情報などを不正に盗み取るため，アプリをインストールするときに，そのアプリの種類から考えると不自然なアクセス許可をユーザーに求めるものがありました。不自然なアクセス許可や疑問に思うアクセス許可を求められた場合には，アプリのインストールを中止しましょう。

（5）**セキュリティソフトを導入する。**ウイルス感染の危険性を下げるためにセキュリティソフトを導入してください。

（6）**スマートフォンを小さなパソコンと考え，パソコンと同様に管理する。**企業でスマートフォンを活用する場合，紛失や盗難などの事故に備えて，保存してよい情報の範囲，紛失・盗難時の対応等の利用ポリシーを定めましょう。

第13章　演習問題

[**13.1**] ドイツ，フランス，チェコ，中国，米国，スペイン，韓国，ケニア，イラク，英国などの Web ページへアクセスして，URL 中の国識別ドメイン名（日本なら jp）を調べてみましょう。

[**13.2**] いくつかの薬局や病院へインターネットでアクセスして「患者への医薬品情報の提供への取り組み」や「高齢化社会へ向けた取り組み」について調べましょう。

[**13.3**] 「バイオリン」と入力するだけで「ヴァイオリン」も同時に検索してくれるような"表記のゆれ"に対応できる"ゆらぎ検索"で使用されるシソーラス辞書はさまざまです。Google などの検索エンジンでは"ゆらぎ検索"にどう対応しているか調べてみましょう。

[**13.4**] ウイルス感染が原因となる"Winny"などのファイル交換ソフト使用時の個人情報の流出について
(1) 例を調べてみましょう。
(2) 漏れた情報を積極的に 2 次流出させている（悪意ある）人の存在が問題となっています。それを防ぐ対策としてどんなことが考えられるでしょうか？
(3) P2P 型の通信をサーバー・クライアント型の通信方式と対比させて説明してみましょう。

[**13.5**] 薬害事件（サリドマイド薬害など）の代表的なもの 5 つを取り上げて調査し，プレゼンにより説明してみましょう。

[**13.6**] 次の項目中，不正アクセスと関連があるものを選びましょう。
① クレジットカード会社から，身に覚えのない「多額のインターネット接続料金」の請求を受けた。
② メールに ID・パスワードを記載しないでください。
③ プロバイダからの利用明細を入手し，利用していないことを明らかにする。
④ インターネット利用者の多くは情報セキュリティに対する「意識」が未熟である。
⑤ 医大付属病院のカルテなどが入った USB を紛失したら，1 週間後，インターネットの Web ページに公開されていた。
⑥ その情報が信頼できる情報であるかどうかを複数の情報源で確かめる。

[**13.7**] OECD プライバシーガイドラインの 8 原則について調べてまとめなさい（ヒント：1 つ目は収集制限の原則（適正・公正な手段による情報の取得，情報主体の同意））。

[**13.8**] 個人情報保護法の第 23 条と同 2 項の全文をインターネットで調べて説明しなさい。

[**13.9**] 個人情報保護法に関する以下の資料を確認してみましょう。

(1) はじめての個人情報保護法 〜シンプルレッスン〜（平成29年3月）（全20ページ）
(2) 個人情報保護法の基本（平成29年3月）（全26ページ）

[13.10] IPA（情報処理推進機構）のトップページから「ウイルス対策」，「ウイルス届出」，「新種ウイルス情報」の各ページへ入り，情報全般をチェックしてみましょう。

[13.11] 医療情報の安全管理に関して，システムの標準化についての以下の説明文の空欄を埋めて完成させましょう。

　患者紹介や地域連携などで外部の医療機関等と診療情報をやり取りする場合に，使用されているコードや用語が（　　　）でないと，適切な情報交換が難しくなります。また，システムをリプレイスする場合も，（　　　）などが必要になってしまいます。これらの場合に，コードや用語が（　　　）されていれば，データ変換の手間や変換機能の実装に必要な（　　　）の節約が期待できます。標準化されていないと，システム更新時の（　　　）に伴う作業によって，見読性，真正性の責任が果たせなくなる場合もあります。

[13.12]「電子化された診療情報を，ネットワークを通じて外部保存する」場合に関する次の説明文（「医療情報システムの安全管理のためのガイドライン」p.100）について，空欄を埋めて完成させましょう。

　現在の技術を十分活用しかつ注意深く運用すれば，（　　　）を通じて，診療録等を医療機関等の外部に保存することが（　　　）である。診療録等の外部保存を受託する事業者が，（　　　）を確保し，（　　　）を適切に行うことにより，外部保存を委託する医療機関等の（　　　）や（　　　）が容易になる可能性がある。ネットワークを通じて外部保存を行う方法は利点が多いが，セキュリティや通信技術及びその運用方法に（　　　）必要で，（　　　）や（　　　）が発生し社会的な不信を招いた場合は結果的に医療の情報化を後退させ，ひいては国民の利益に反することになりかねないため慎重かつ着実に進めるべきである。従って，ネットワークを経由して診療録等を電子媒体によって外部機関に保存する場合は安全管理に関して医療機関等が（　　　）を負い適切に推進することが求められる。

[13.13] 各自のノートPCで，テストウイルスをダウンロードして，ウイルス対策ソフトが正常に動いているかどうかを確認してみましょう。

[13.14] 20文字からなる平文を作成後，「シーザー暗号」を使用して，2文字ずらす場合と7文字ずらす場合の，2通りの暗号化により暗号文を作成しましょう。また，復号化も行い平文に正しく戻ることも確認しましょう。

[13.15] ソーシャル・コンピューティングのガイドライン（IBM 社）について空欄を埋めなさい。
・会社について書く際，（　　　　）を明らかにする
・長時間公開されることに留意し，（　　　　）保護に努める
・自社や他社の機密情報を（　　　　）することは禁止
・承認を得ずに，（　　　　）やサプライヤーなどに言及しない
・（　　　　）をしかけてはならない
・自分の間違いがあれば，すぐに（　　　　）する
・値打ちのある情報と（　　　　）を提供する
・公表する内容が会社の（　　　　）を左右することを忘れない

[13.16] SSL/TSL により保護されている Web ページかどうかを見分けるにはどうすればよいですか。

[13.17] スマートフォンを安全に使うための6箇条ついてリストアップしましょう。

[13.18]「自分のコンピューターを踏み台にされる」について，説明しましょう。

[13.19] 複製権，公衆送信権，商標権，キャラクター使用権についてインターネットで調べて具体的に説明してみましょう。

[13.20] 個人情報保護法ができたことにより，学校や地域社会において名簿を作成・配布することはできなくなったのでしょうか。

[13.21] 高齢者の個人データの第三者提供に当たり，家族などが，本人に代わって同意を与えることは可能でしょうか。

[13.22]「医療情報システムの安全管理に関するガイドライン」を見て，「外部と診療情報等を交換するケースとしては，地域医療連携で医療機関，薬局，検査会社等と相互に連携してネットワークで診療情報等をやりとりする」場合にはどのような事に注意しなければならないでしょうか？

[13.23] コンピューターの検索ではシソーラスが重要といわれます。なぜでしょうか？

[13.24] アセンブラージュ型監視の危険性について説明してみましょう。

[13.25] パレートの法則とロングテール現象について説明してみましょう。

[13.26] ハイブリッド暗号方式で A さんと B さんが実際に共通鍵を手に入れるまでの具体的な手順をウェブで調べてまとめましょう。

第14章 オンラインでの医薬品情報検索

14.1 インターネットでの医薬品情報検索

　医薬品に関するインターネット上の情報は無料，有料のものとも爆発的に増えてきており，多くの情報の中から自分が本当に必要とする信頼できる情報をいかにして取り出せるかが問われます。医療分野における患者情報の電子化が進展し，インターネットとイントラネット（組織内のネットワーク）による医療機関における**診療情報の共有化**と，それによる**チーム医療**や医療機関連携が活発化しています。インターネットは医療におけるインフラ（基盤）としても重要なものとなっており，医薬品情報のオンライン化，共有化の進展に伴う，医療データ改ざんによる殺人事件（13.8節【2】を参照）などを防ぐためのセキュリティ対策の充実も重要になっています。

　医薬品情報を提供する代表的なサイトと，そこではどのような医薬品情報が得られるかを定期的にチェックしておくと便利です。詳しい紹介は他書に譲り，ここでは簡単に紹介します。

　まず，医薬品を安全に使用するための要となる最新の添付文書情報等を効率的に医療関係者（一般人も利用可）に提供する，独立行政法人**医薬品医療機器総合機構のWebページ**（http://www.info.pmda.go.jp/）（以下，**PMDA**と略）が，厚生労働省と製薬会社の協力により運用されています。このシステムでは情報の電子化に**SGML**（データ構造を持つ形で文書を電子化する方法，4.9節も参照）を採用しているので，データをダウンロードして医療機関・薬局における目的に合わせて情報を加工し，二次利用することができます。**国立医薬品食品衛生研究所**の「医薬品情報ガイド」（http://www.nihs.go.jp/dig/jpharm4.html）も役立つでしょう。以下にいくつかのサイトを紹介します。

■インターネットによる医薬品情報提供のサイト
- 厚生労働省　http://www.mhlw.go.jp/
- 国立医薬品食品衛生研究所　http://www.nihs.go.jp/index-j.html
- UMIN（University hospital Medical Information Network）　http://www.umin.ac.jp/
- FDA（米国食品医薬品局）　https://www.fda.gov/
- CDER（食品医薬品局医薬品評価研究センター）　http://www.fda.gov/Drugs/default.htm
- Drugs.com　http://www.drugs.com/
- Rxlist　http://www.rxlist.com/
- JAPIC（日本医薬情報センター）　http://www.japic.or.jp/
- 日本薬学会　http://www.pharm.or.jp/
- メルクマニュアル（MSD株式会社）　http://www.msdmanuals.com/ja-jp
- おくすり110番　http://www.jah.ne.jp/~kako/
- 医者からもらった薬がわかる　http://www.eminori.com/drug

- 日本製薬工業協会　http://www.jpma.or.jp/
- おくすりナビ　http://www.okusurinavi.com/
- 薬辞苑　http://www.yakujien.com/
- 抗菌薬インターネットブック　http://www.antibiotic-books.jp/
- 株式会社医薬情報ネット　http://www.pin-japan.com/
- 株式会社じほう　http://www.jiho.co.jp/
- 南山堂　http://www.nanzando.com/
- 医薬ジャーナル社　https://www.iyaku-j.com/

【1】　海外のサイトでの医薬品情報検索

　日本で使用されている医薬品の多くは海外の製薬会社により開発されたものなので，インターネットを利用して医薬品情報を収集する場合には海外のサイト（特に，英文のWebページ）へアクセスすることで充実した検索が可能となります。

　米国の代表的なサイトとして，**FDA**（U.S. Food and Drug Administration；**米国食品医薬品局**）内のCDER（Center for Drug Evaluation and Research；医薬品評価研究センター）のサイトから承認医薬品の承認内容と添付文書が見られます。民間の代表的な信頼できるサイトとして，Drugs.comではアメリカ国内で販売されている医療用医薬品・OTC医薬品の承認情報が見られ，**Rxlist**では添付文書の他に米国で処方数の多い月間「**Top 100 MONTHLY PRESCRIPTIONS**」などの有用な情報も得られ，米国大学の薬学部ではそれらの医薬品を取り上げて学習する機会もあるといわれます。米国のサイトではかなり力を入れて充実化を図っており，最新の医薬品情報を把握するのに有用です。世界の医薬品情報に関して，「新・世界の医薬品集・薬局方」（佐々木宏子著）では53カ国91種の医薬品集，28種の薬局方が紹介されています。

例題 14-1

　Rxlist（http://www.rxlist.com/）へアクセスして，
（1）ノルバスクの適応症，相互作用，使用上の注意，副作用を調べましょう。
（2）処方薬のトップ100を見て，どのような疾患が多いか調べましょう。

■設問(1)の手順

❶　はじめにノルバスクの英語名を調べます。検索エンジンで「ノルバスク」とキーワードを入力して得られた検索表示のリストの中に通常は見つけることができます。また，後述の医薬品検索ソフトでも調べることができます。結局，英語名は「Norvasc」で，一般名は「アムロジピンベシル酸塩（amlodipine besilate）」とわかりました。

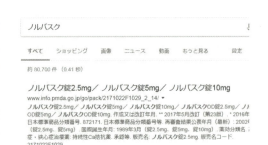

❷ RxListへアクセスし，上部のメニュー右側にある虫眼鏡のアイコンをクリック，開いたテキストボックスへ「norvasc」と入力したら［GO］をクリックします。

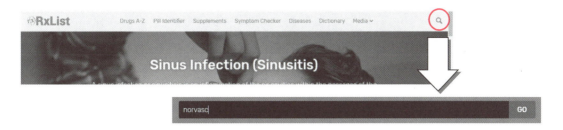

❸ 検索結果が表示されました。薬品の一致（Drug Matches）以外にも，
　・RxList - Article Matches（found 6）
　・Drug News Matches（found 3）
　・Diseases and Conditions Matches（found 2）
　・Procedures and Tests Matches（found 1）
　・Medical Dictionary Matches（found 1）
などの情報が見られます。

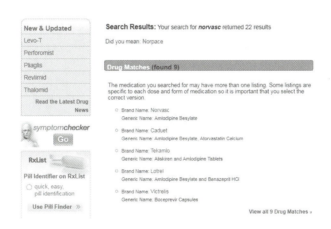

　例えば Article Matches の中からは，ノルバスクの作用機序である **Calcium channel blocker** について詳細な解説記事が確認でき，また関連疾患に関するスライドショーではビジュアルな情報も表示されます。

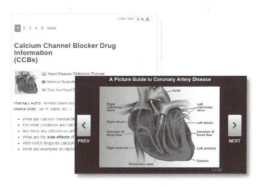

❹ Norvascの欄 ○ **Brand Name: Norvasc** をクリックします。

❺ ノルバスクについての情報が表示されます。

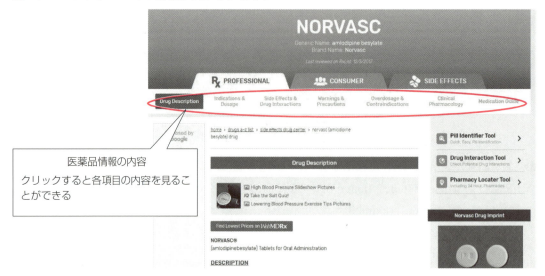

医薬品情報の内容
クリックすると各項目の内容を見ることができる

❻ 英語辞書「英辞郎」と検索ソフト「Personal Dictionary（PDIC）」をインストールし，[Tools]→［設定］→［自動検索］で自動検索を有効にしておくと，[Description]を選択反転後，Ctrl + C キーにより，Descriptionの日本語訳が表示されます。このように，オンライン直訳辞書として英語→日本語（日本語→英語）がすぐわかるため作業がはかどります。「description」は日本語で「性状」ということがわかりました。

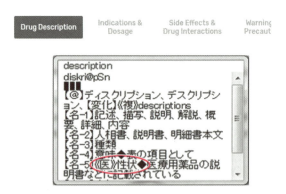

❼ 「適応症」は英語名が「Indications」なので，[Indications & Dosage]をクリックしてページを表示すると，1. Hypertension（高血圧症），2. Coronary Artery Disease（冠動脈疾患），3. Chronic Stable Angina（慢性安定狭心症），4. Vasospastic Angina（冠攣縮性狭心症）であることがわかります。

❽ 同様にして，副作用と相互作用→ Side Effects & Drug Interactions
　　　　　　警告と使用上の注意→ Warnings & Precautions
の各ページを調べて，要点を整理してみましょう。

■設問(2)の手順

　Rxlistでは処方数の多い順に，トップ100（月間）を見ることができ，2017年12月現在では，米国で一番よく処方されているのがSynthroid（レボチロキシン，甲状腺ホルモン剤）であることなどがわかります。

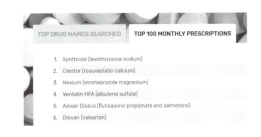

例題 14-2

　RxlistでのNorvascに関する添付文書情報（Drug Description, Indications & Dosage, Side Effects & Drug Interactionsなど）について，「エキサイト翻訳」や「Google翻訳」でウェブページ翻訳してみましょう。

　Googleのトップ画面右上にある 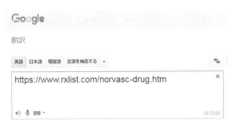 （Googleアプリ）のアイコンから［翻訳］をクリックして開いたページで，［ウェブサイトのアドレスを入力］の空欄にNorvascのページのURLをコピーして貼り付けたら，　　　　をクリックします。

　翻訳は難しい問題であり，完全な翻訳は現時点ではまだ無理ですが，Googleは2016年にGoogle Neural Machine Translationというディープラーニング（2.4節を参照）を取り入れた翻訳システムを導入し，翻訳精度はかなり向上しました。訳文を少し手直しすればある程度は使えるでしょう。ウェブページ翻訳状態では，リンクを辿って他のページへ移動すれば，自動的に翻訳されて表示されますので，日本語のウェブサイトにアクセスしているのに近いイメージになります。

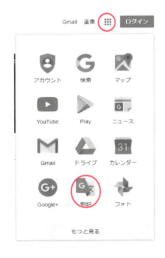

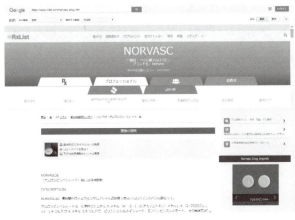

14.1　インターネットでの医薬品情報検索

【2】 MEDLINE での医学系文献検索

　MEDLINE は世界中の雑誌，80 か国以上，約 5600 タイトル，40 言語（ただしデータの約 93％は英語論文）の医学を中心とする生命科学の文献情報を収集した医学系分野で世界最大の文献（抄録などの二次資料）データベースで，1946 年から現在までの書誌事項がわかります。データ更新は毎日行われ，Web 検索は約 350 万回/日に及んでおり，NLM（National Library of Medicine，米国国立医学図書館）が作成しています。

　1960 年代に医学文献分析・検索システム（Medical Literature Analysis and Retrieval System，MEDLARS）が開発され，さらに 1970 年代にはオンラインでのサービス MEDLINE（MEDlars onLINE）が開発されました。MEDLINE データベースは，現在，NLM 内の NCBI（National Center for Biotechnology Information，国立バイオテクノロジー情報センター）が作成しているさまざまな分子生物学データベース（非文献情報）と一緒に Entrez（アントレ，"入口"の意味）からインターネットで利用できる無料公開（Public）の Free MEDLINE サービス，**PubMed** サイトとして世界中から利用されています。近年はリンク機能が強化され，一部の電子ジャーナルでは無料で全文にアクセスできる文献が増えています。

例題 14-3

　PubMed（https://www.ncbi.nlm.nih.gov/pubmed）へアクセスして，
　(1) 高血圧症に関する文献を，ジャーナル名，著者名，研究タイトルについて調べましょう。
　(2) 高血圧症の治療薬である医薬品の一般名と心筋梗塞症を追加入力して，それらに関する文献を調べましょう。

■ 設問(1)の手順

❶　PubMed へアクセスして，検索語入力欄は英語で入力します。「高血圧症」は英語名が「hypertension」なので，クエリーボックスへ入力後，[Search] をクリックして検索します。

❷　特に条件を絞らないで検索した結果，456253 件の文献がありました（2017 年 12 月現在）。

❸　表示された文献リスト一覧から見たい文献のタイトルをクリックすると，選択した文献の基本情報と**アブストラクト**（**概要**，**要旨**）が表示されました。

❹　数が多いので，もう少し調べたい条件を絞り込んでみましょう。左側の [Show Additional Filters] 下にある条件設定項目 [Publication Dates] で [5 years] をクリックして最近 5 年間の文献に絞り込みます。同様に，ヒト，女性，65 歳以上のみを対象とするよう制限を加えましょう。表示されていない条件は，下の [Show Additional Filters] をクリックすると表示されるのでチェックを入れ，[Show] ボタンをクリックします。条件を加えるごとに検索結果が更新され，結果は 21325 件でした。[Clear all] をクリックして条件設定を解除できます。

14.1 インターネットでの医薬品情報検索

■設問(2)の手順

高血圧症の治療薬に関する文献を調べるため,検索語にカプトプリルも追加して検索します。

❶ はじめの PubMed の画面に戻って,すでに検索語入力欄に入力してある「hypertension」の後ろに半角スペースをあけて,「captopril」を入力して検索します。

| PubMed | hypertension captopril | Search |

制限なしでの結果は 5365 件,また [Show Additional Filters] により先と同じ条件で絞り込みも行った場合の結果は 25 件でした。

❷ さらに半角スペースで「myocardial infarction」(心筋梗塞症)を入力します。

hypertension captopril myocardial infarction

制限なしでの結果は 138 件でした。設問 (1) と同じ絞り込みも行った結果は 3 件でした。

【3】 医学系のシソーラスと MeSH

医学分野において効率よく漏れのない検索を行うためには,充実した医学系**シソーラス**が備わっていて,さまざまな医学用語をできるかぎり統一して使えるようになっていることが必須となります。**MeSH**(メッシュ)は Medical Subject Headings の略で,NLM(米国国立医学図書館)が作成し,MEDLINE データベースのシソーラスとして(PubMed では MeSH Browser として)利用されています。たとえば,「癌」という意味で人により cancer, tumor, neoplasms などのさまざまな用語が使われるので,どの検索語を入力しても「癌」に関連する文献を見落としなく探せる必要があります。PubMed では入力された用語を自動的に MeSH に変換できるようになっていますので,MeSH を意識しなくてもそれなりに検索はできます。しかし,MeSH の仕組みや個々の意

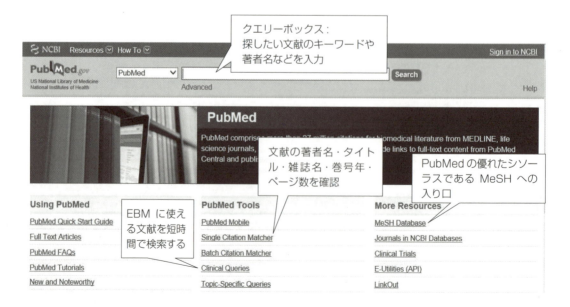

味を理解していると，さらに効果的な検索が可能となります。

PubMedのトップ画面から［MeSH Database］を起点にリンクをたどり，［NLM MeSH Homepage］→［MeSH Browser］をクリックして開く［Medical Subject Headings 2018］の入力欄で「cancer」と入力後，「Exact Match」をクリックすると右上図に示すように「癌」の統一用語「Neoplasms」に関するシソーラス情報が表示されます。この表から，「癌」の統一用語は「Neoplasms」であり，［Entry Term］に記載されている「Cancer」，「Tumors」と同義語として連携していることがわかります。

また，右中図のようなMeSHの階層構造（MeSH Tree Structures）を確認しておくと，上位語，下位語などをうまく活用しての適切な絞り込みが可能になります。

MeSH Subheading（副標目）も絞り込みに有用です。右下図に示すように，diazepam（抗不安薬）とadverse effects（副作用）でAND検索をすると5231件ですが，diazepam/adverse effects（ジアゼパムによる副作用）なら1919件だと注意してくれます。AND検索では"治療において発生した副作用対策でジアゼパムを使用する"など，ジアゼパムによる副作用発生以外にも2つのキーワードを含むいろいろなケースがあるからです。

他にも，heart diseases/surgery（心疾患への外科手術），mouth neoplasms /secondary（転移による口腔腫瘍）をはじめ，/adverse effects, /surgery, /secondaryのように使えるものをSubheading（副標目）と呼びPubMedでは数十項目用意されています。

MeSHは優れたシソーラスであるため，コクランライブラリーをはじめ医学系のデータベースでは標準的なシソーラスとしてよく利用されています。

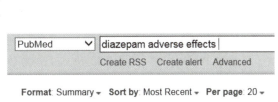

【4】　コクランライブラリー（Cochrane Library）

コクランライブラリーはさまざまな診断，治療法などについての**ランダム化比較試験**の結果を**メタ解析**といわれる手法によって処理し，その有効性を評価した**系統的総説**をデータベース化したもので，英国の医師 A. Cochrane の努力に始まります。現在では，これらの優れた系統的総説のお陰で，たとえば，"副腎皮

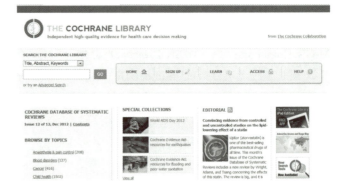

質ホルモンの使用が未熟児合併症で死亡するリスクを減らす"ことがわかっていますが，1989 年まではそれを明確に示す系統的総説はなかった結果，未熟児 1000 人中 10 人が余計に死亡するなど，数多くの人的・経済的損失があったといわれます。**コクラン共同計画**（http://www.cochrane.org/）のトップページから［to The Cochrane Library］をクリックしてコクランライブラリーのページに入ります。Search 欄にキーワードを入力して該当する系統的総説を検索することができます。高度な検索を行う Advanced Search や収録されている系統的総説の一覧から探すこともできます。おのおのの系統的総説にはランダム化比較試験による結果をブロボグラムというグラフでビジュアルに見ることができますが，結果を理解するためには，オッズ比・リスク比やその信頼区間について学習しておいてください。無料で見られるのは概要（Abstract）のみで，多くの本論文は有料です。また，**医療情報サービス Minds**（https://minds.jcqhc.or.jp）では多くの Abstract の日本語訳が公開されています。

【5】　エッセンシャルメディシン

「**エッセンシャルメディシン・モデルリスト**」は，世界の国々が自国の医療に不可欠な医薬品を選ぶ際のたたき台となるものとして，**WHO** が 1976 年に 208 種類の医薬品を選んだのが始まりで，20 版モデルリスト（2017 年時点）では 400 種類以上の医薬品が選ばれており，「WHO Model Lists of Essential Medicines」のページから 30 の適応分類集と医薬品リストを見ることができます。また，2007 年からは成人用（ADULTS）と小児用（CHILDREN）のリストが別々に用意されるようになりました。もともとは途上国向けでしたが，その内容や価格の点から，日本も含めて世界の医療に本当に必要不可欠な医薬品を網羅している，と考える人が多くなってきました。WHOの専門委員会報告では先進国でもこのリストが重要であること，医療専門家だけでなく医療消費者や患者向けにも重要な情報であるとの視点が明記されています。

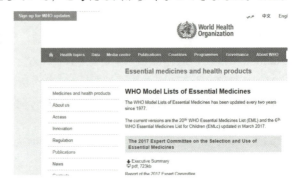

14.2 独立行政法人医薬品医療機器総合機構（PMDA）

【1】 添付文書情報

　独立行政法人医薬品医療機器総合機構（PMDA）によって運営されている「**医薬品医療機器情報提供ホームページ**」は，本来，医療関係者を対象に作成された医薬品・医療機器の専門情報を提供するサイトですが，一般の方も閲覧しており，現在では，「患者向医薬品ガイド」などの一般向け情報も提供されるようになりました。このサイトでは医薬品・医療機器の最新の添付文書情報が Web 形式，PDF 形式，SGML 形式の 3 通りの形式で提供されています。

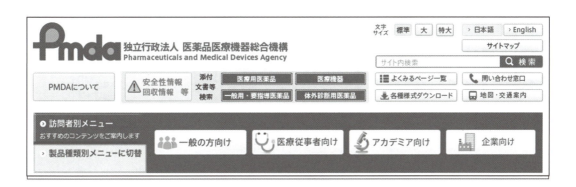

> **例題 14-4**
> 　独立行政法人医薬品医療機器総合機構（PMDA）の Web ページにアクセスして，「ジャヌビア」（商品名）について，効能・効果，相互作用と併用注意，副作用，構造式を調べましょう。患者向医薬品ガイド，重篤副作用疾患別対応マニュアルがあれば調べてみましょう。さらに，添付文書の PDF ファイルを印刷しましょう。

❶　PMDA の Web ページにアクセスして，トップページの［添付文書等検索］の［医療用医薬品］のボタンをクリックすると，検索条件入力画面に移動できます（または［医療従事者向け］のボタンから［医療用医薬品の添付文書］のリンクをクリックしても移動できます）。

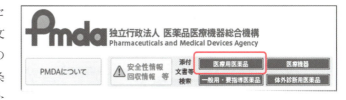

❷　［一般名・販売名（医薬品の名称）］欄に「ジャヌビア」と入力し，［検索］をクリックします。

❸　1 件見つかりました。検索結果に表示された一般名［シタグリプチンリン酸塩水和物］をクリックし，表示された表の［ジャヌビア錠］の行の［HTML］をクリックします。

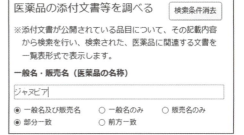

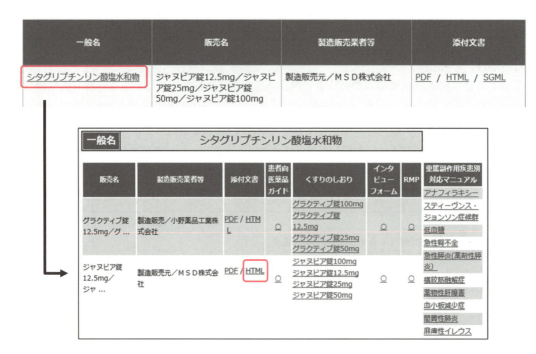

❹ 「ジャヌビア錠」について新たな画面が開きます。左画面は添付文書情報の項目一覧となっており，クリックした項目について，右画面にその説明が表示されます。

❺ 「効能・効果」を知りたいので，スクロールバーを下へ移動し，［効能又は効果］をクリックします。

※相互作用と併用注意，副作用も同様に調べます。

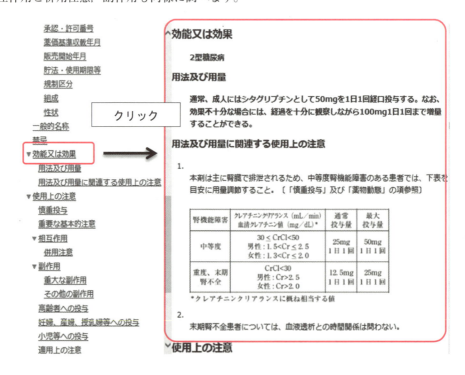

❻ 一覧から［有効成分に関する理化学的知見］をクリックして，表示された構造式を調べましょう。

❼ ❸の画面で［患者向医薬品ガイド］の列の［○］印をクリックすると一般向けの平易な説明が見られます。また，起きうる副作用の麻痺性イレウスや横紋筋融解症などについては，［重篤副作用疾患別対応マニュアル］が用意されているので，詳しい情報や病理画像なども見られます。

❽ ❸の画面で［添付文書］の列の［PDF］をクリックしてPDF形式の添付文書を開き，印刷します。

有効成分に関する理化学的知見

一般名
　シタグリプチンリン酸塩水和物 (Sitagliptin Phosphate Hydrate)

化学名
　(3R)-3-Amino-1-[3-(trifluoromethyl)-5, 6, 7, 8-tetrahydro-5H-[1, 2, 4] triazolo [4, 3-a]-pyrazin-7-yl]-4-(2, 4, 5-trifluorophenyl) butan-1-one monophosphate monohydrate

分子式
　$C_{16}H_{15}F_6N_5O \cdot H_3PO_4 \cdot H_2O$

分子量
　523.32

性状
　本品は白色の粉末で，吸湿性はない。本品は水又はN,N-ジメチルホルムアミドにやや溶けやすく，メタノールにやや溶けにくく，エタノール，アセトン又はアセトニトリルに極めて溶けにくく，2-プロパノール又は酢酸2-プロピルにほとんど溶けない。

構造式

【2】 その他の情報

> **例題 14-5**
> PMDA の Web ページでは「添付文書情報」以外にどのような情報が得られるか，項目をリストアップしてみましょう。

トップページの［医療従事者向け］のボタンからは，添付文書情報の他に，医薬品の副作用・不具合の情報，医療安全情報，承認情報，治験に関する情報，患者向けに作成されている文書などが得られます。サイトマップを見るのも収載情報全般の確認には有用でしょう。

医療従事者の方におすすめのコンテンツ

各製品の安全性情報、回収情報、承認情報等については、こちらをご覧ください。

添付文書・RMPを調べたい	副作用・不具合を報告・確認したい	副作用による健康被害が発生したら
医療安全の情報を知りたい	承認情報を知りたい	治験に関する情報を知りたい
患者向けに作成されている文書等	タイムリーに安全性情報等を入手したい	臨床評価に関するガイドラインを知りたい

14.3 医薬品集 DB

■医薬品情報検索ソフト

　医薬品情報に関する書籍の内容を PC やスマートフォンから検索できる代表的なアプリとして「今日の治療薬アプリ」(南江堂)，「治療薬マニュアル WEB 版」(医学書院)，「写真付／服薬指導 CD-ROM」(じほう)，「日本医薬品集 DB」(じほう)，調剤薬局業務を総合的に支援するシステムとしての「Pharao」(両毛システムズ) などがあります。

　インターネットや市販アプリを利用した情報検索では，膨大なデータベースをほとんど瞬時に検索できるという大きなメリットがあります。本の場合と比べて迅速にデータを更新することもでき，新しい医薬品の情報や修正情報をいち早く取り入れることができます。WWW の象徴であるリンク機能を活かした市販アプリも多くなりました。マルチメディア機能やビジュアル情報の多いデータベースアプリの開発も進んでいます。

　本節では，医療現場でもよく利用されており，医療用医薬品・一般用医薬品の添付文書情報や，書籍「保険薬事典」「薬効・薬価リスト」「ジェネリック医薬品リスト」「医療用医療品 識別ハンドブック」「日本医薬品集一般薬」の内容とリンクしていて，どのデータからも検索できるデータベースアプリである「日本医薬品集 DB」(じほう) を取り上げ，標準的なデータベースでの医薬品情報収集に取り組んでみましょう。

　本書では 2017 年 7 月版に基づいて検索結果を示します。最新版での検索結果を本書の結果と比較することで，医薬品データが日々更新されていく様子も把握できるでしょう。

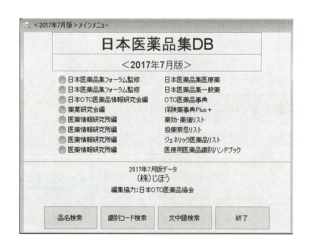

【1】　起動と終了

■「日本医薬品集 DB」の起動

　日本医薬品集 DB のアイコン をダブルクリックします。検索システムが起動し，メインメニュー (初期画面) が表示されます。

■「日本医薬品集 DB」の終了

　メインメニューで 終了 ボタンをクリックします。［バックアップしますか］の確認画面では［いいえ］を選択してください。

【2】 品名検索

　検索方法には，［品名検索］，［識別コード検索］，［文中語検索］の3種類があります。各検索画面では，それぞれ他の検索方法との掛け合わせによるAND検索（1回のみ）を実行することができます。AND検索用の検索画面は，元の検索画面の縮小版ですので検索方法は同じです。なお一般薬の検索は，品名検索のみで可能です。

入力：検索対象，製品名 or 一般名，添加物，会社名，薬効分類番号・分類名，剤形，規制等，院内採用の有無，院内集編集の有無，製品メモ，項目メモ

出力：該当医薬品名，本文参照

例題 14-6
　品名検索で「ジャヌビア」を検索し，(1) 一般名，薬効分類名，どのような剤形がありますか，(2) 効能・効果と薬理作用について，(3) 使用上の注意を見て重大な副作用について，それぞれまとめましょう。

---

❶ メインメニュー画面で をクリックすると［品名検索］の検索条件入力画面が表示されます。

❷ 検索対象を選択します。「ジャヌビア」は医療薬なので［医療薬のみ］にチェックを入れます。

❸ ［製品名 or 一般名］欄に「ジャヌビア」を入力し 検索実行 をクリックします。

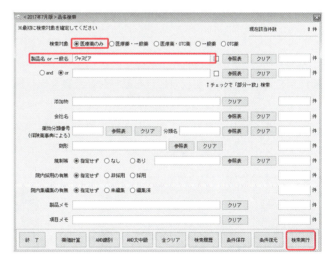

❹ ［品名一覧］が表示されます。該当の製品名を選択し，ダブルクリックすると［本文画面］が表示されます。

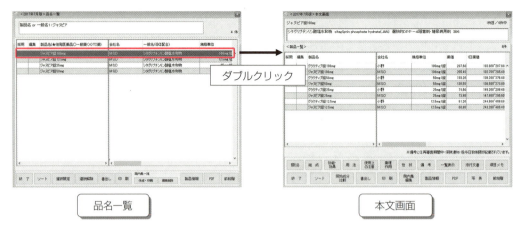

❺ 各ボタンをクリックすると，それぞれの内容がサブウィンドウとして表示されます。

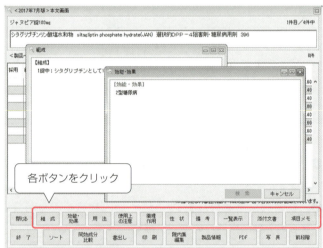

■検索結果のまとめかた（コピーと貼り付け，書き出し機能）

　検索した結果は，コピーしてWordやExcelに貼り付けてまとめてみましょう。コピーしたい部分をドラッグして選択し，ウィンドウ上部の［編集］メニューから［コピー］を選択してください。サブウィンドウ内の文章やリストもコピーすることができます。

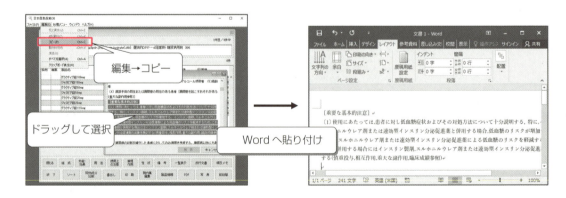

また，［書き出し］機能を使って，各データをテキストファイルに出力することもできます。この機能を使うと，検索結果のリストや項目名もそのまま出力することができるため，結果を Excel に取り込めば，さまざまな応用が可能となります。検索結果の画面下部にある［書き出し］ボタンを押すと，どの項目を書きだすか設定するサブウィンドウが開くので，書き出したい項目にチェックを入れ，サブウィンドウの［書き出し］ボタンを押します。書き出すファイルの保存場所とファイル名を指定して［保存］ボタンを押せば書き出しは完了です。

　ただし，これらのデータには**著作権**があることに留意してください。

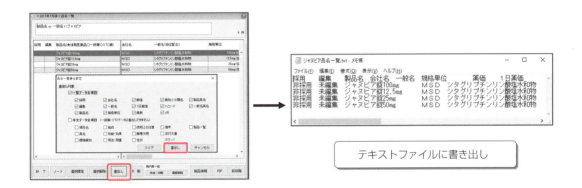

■サブウィンドウ

　「日本医薬品集 DB」には，検索のための入力および実行を補助する**サブウィンドウ**機能があります。サブウィンドウには，各入力欄に該当する検索語が完全にわからないときの補助となるもの，あるいは特定の選択肢を表示するものなどがあります。一覧表示形式のサブウィンドウの項目を選択するには，ダブルクリックします。

　ラジオボタンやチェックボックスのあるサブウィンドウの場合は，それらをクリックして選択し，［確定］ボタンを押します。

■カラム幅変更

　品名一覧，識別コード一覧，項目名一覧，製品一覧のような一覧表示の場合，各カラム幅を変更することができます。一番右のカラム以外のすべてのカラム幅は，カラム名表示（ヘッダ）の区切り部分をドラッグすることにより変更できます。

■探したい医薬品名の一部分のみを覚えているとき

　「日本医薬品集 DB」では，**前方一致検索**や**後方一致検索**などの高度な検索を行うことが可能です。たとえば，検索語として「ジャ*」と入力して検索すると「ジャ」ではじまる全ての医薬品を，「*ビア」で検索すると名称末尾が「ビア」の全ての医薬品を検索することができます。また，入力欄右の☑にチェックを入れて検索すれば，**部分一致検索**も可能です。

14.3　医薬品集 DB

【3】 識別コード検索

入力： 剤形，マーク，識別，会社名，色，割線の有無

⇓

出力： 該当製品名，本文参照

> **例題 14-7**
> 錠剤で識別記号 230 の医薬品を検索しましょう。

❶ メインメニュー画面からをクリックすると［**識別コード検索**］の検索条件入力画面が表示されます。

　［識別コード検索］では 4 件を一度に検索することができます。また，医療薬のみが対象です。

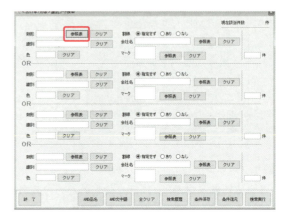

❷ 検索条件を入力しましょう。まず，［剤形］欄右の 参照表 をクリックします。［剤形参照表］サブウィンドウが表示されたら［内服薬］左の ⊞ をクリックして展開します。［錠剤］左の ⊞ をクリックすると，錠剤の中でもさらに細かい剤形を指定することができます。全種類の錠剤から検

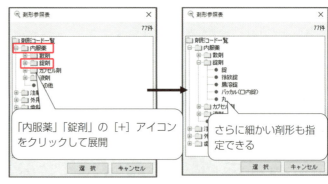

索したいときには，［錠剤］のフォルダーをクリックして選択状態 📁錠剤 にした上で［選択］を押します。剤形欄に［錠剤］が自動入力されたら，［識別］欄に「230」（半角，全角とも可）を入力します。

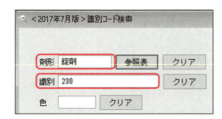

製薬会社のマークがわかっているときは，[マーク]欄右の 参照表 をクリック→マーク参照表から選択します。会社名がわかっているときは，[会社名]欄をクリック→会社名を入力（はじめの1字でよい）→［参照表］ボタンをクリック→サブウィンドウの会社名一覧より選択し，ダブルクリックで入力します。

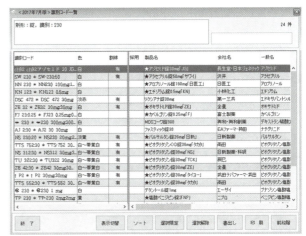

❸ 検索実行 をクリックすると識別コード一覧が表示されます。識別コード欄には「：」，「＊」で，それぞれ製剤・包装の裏表，包装での表示を表し，また会社マークも表示されています。

❹ 該当する医薬品が24件見つかりました。個々の医薬品についての情報を知りたい場合は，その医薬品の1行をクリックして（青く反転表示される）選択後，さらにダブルクリックすると本文画面が表示され，医薬品の［組成］，［効能・効果］などの詳細な情報を参照することができます。

【4】 文中語検索

入力：項目名（全文，標榜薬効，薬効分類，剤形，組成，効能・効果，効能関連注意，用法・用量，用法関連注意，警告，禁忌，原則禁忌，慎重投与，一般的注意，重要な基本的注意，併用禁忌，原則併用禁忌，併用注意，副作用，重大な副作用，その他の副作用，高齢者への投与，妊産婦等への投与，小児等への投与，臨床検査結果に及ぼす影響，過量投与，承認条件，適用上の注意，その他の注意，取扱い上の注意，薬理作用，性状，備考，規制区分等，院内採用，製品メモ，項目メモ）と検索語

出力：　　　　　　　　　　　該当「医療薬日本医薬品集」項目名，本文参照

例題 14-8

効能・効果に「高コレステロール血症，高脂質血症」のいずれかを含み，副作用に「横紋筋融解症」が認められ，禁忌に「過敏症」がない医薬品を調べましょう。また，それらの医薬品の相互作用について調べてみましょう。

❶ メインメニュー画面から 文中語検索 をクリックすると［文中語検索］の検索条件入力画面が表示されます。

❷ ▼ ボタンをクリックして表示される項目名一覧から［効能・効果］を選択します。

項目名が［全文］の場合，データベースに含まれる本文全体が検索対象となります。［標榜薬効］，［薬効分類］，…の場合は，それぞれその部分のみが検索対象となります。

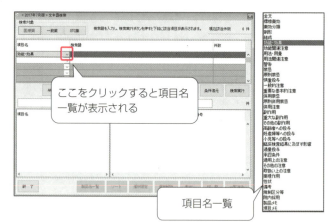

❸ 項目名［効能・効果］を選択したら，［検索語］の欄をクリックしてから「高コレステロール血症，高脂質血症」と入力します。

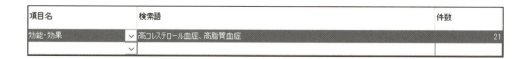

第 13 章で学んだように，情報を的確に検索するためには，さまざまな同義語について考慮したうえで AND 検索や OR 検索を組み合わせる必要があります。「日本医薬品集 DB」では，カンマ記号（「,」または「，」）で検索語を区切ることで OR 検索を行うことができます。これらの検索法については，例題 14-9 で詳しく触れます。

❹ 同じように，2 行目に項目名：［副作用］，検索語「横紋筋融解症」，3 行目に項目名：［禁忌］，検索語「＃過敏症」を入力します。

項目名	検索語	件数
効能・効果	高コレステロール血症、高脂質血症	21
副作用	横紋筋融解症	186
禁忌	＃過敏症	860

「禁忌に過敏症がないもの」のように「…でないもの」を条件として検索したいときには検索語の先頭に「＃」（半角，全角とも可）を入力して **NOT 検索** を行う必要があります。

❺ 検索実行 をクリックすると，条件に該当する医薬品成分（一般名）が項目名一覧として画面下部に表示されます。今回の条件では 2 件該当することがわかります。

項目名	標榜薬効	薬効番号
クリノフィブラート	リポ蛋白代謝改善剤	218
クロフィブラート	高脂質血症用剤	218

❻　それぞれの項目名をダブルクリックして，表示される［本文画面］から各製品につき　使用上の注意　をクリックし，相互作用について調べます。

【5】　検索時の注意

　これまでに3種類の検索の方法（品名検索，識別コード検索，文中語検索）について基本を学びました。しかし，実際に調べるべき問題に直面したとき，検索の方法は1通りとは限らず，むしろ何通りもの検索の方法があるでしょう。与えられている情報（キーワード）と検索アプリの持つ機能をうまく使って，探し求める情報へ向かって効率的に検索対象を絞っていく必要があります。このことはデータベースが大きくなるほど重要です。1つのやり方で求めるものが見つかっても安心してはいけません。もしかすると，絞りすぎて重要なものまで除外してしまった可能性もあるかもしれないからです。したがって，結論を出すのは他のやり方も試してからの方がよいでしょう。次の例でいくつかの検索の方法を試してみましょう。

【6】　AND 検索と OR 検索

> **例題 14-9**
> 「5-HT$_{1A}$ 受容体作動性抗不安薬」にはどのようなものがありますか。また，使用時の慎重投与，相互作用について調べてみましょう。

　キーワードとしては「5-HT」，「受容体」，「1A 受容体」，「抗不安薬」などが考えられます。また「5-HT$_{1A}$」の代わりに「セロトニン」も使えるかもしれません。

■ AND 検索

❶　文中語検索で項目名を［全文］とし，検索語として「受容体」と入力します。次の条件は項目名を［全文］とし，検索語を「セロトニン」とします。

項目名	検索語	件数
全文	受容体	613
全文	セロトニン	

❷　検索実行　をクリックすると該当する項目名が 110 件表示されます。

項目名	標榜薬効	薬効番号
アスピリン	サリチル酸系解熱鎮痛・抗血小板剤	114, 339
アスピリン・ダイアルミネート	解熱鎮痛・抗血小板剤	114, 339
アスピリン／ランソプラゾール	アスピリン／ランソプラゾール配合剤	339
アセナピンマレイン酸塩	抗精神病剤	117

❸ また，検索語の入力欄を見てみると，「セロトニン」には 159 件の該当件数があることがわかります。

ここでは「全文：受容体」に該当する 613 件と「全文：セロトニン」に該当する 159 件の，両者の共通の対象として 110 件が選ばれています。これは **AND 検索** と呼ばれます。

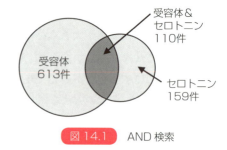

図 14.1　AND 検索

❹ 3 番目の検索語として，「抗不安薬」を入力します。

❺ 検索実行 をクリックすると該当する項目名が 2 件表示されます。

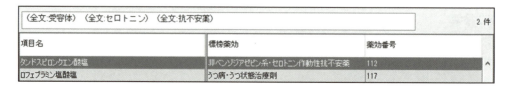

❻ 「タンドスピロンクエン酸塩」の行をダブルクリックすると，［本文画面］が表示されます。

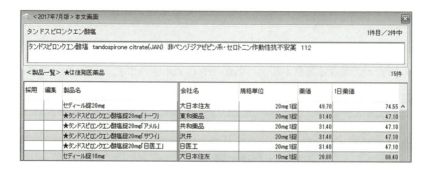

❼ [使用上の注意]をクリックして，**慎重投与**および**相互作用**について参照することができます。

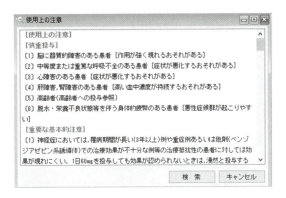

他のキーワードで文中語検索（AND 検索）を実行した場合の結果を**表 14.1** に示します。いずれの場合も「タンドスピロンクエン酸塩」は含まれています。

表 14.1　文中語検索の結果

キーワード	該当項目名	キーワード	該当項目名
全文：受容体	4 件	全文：受容体	45 件
全文：抗不安薬		全文：5-HT	
全文：5-HT	46 件	全文：1A 受容体	4 件
全文：5-HT 全文：抗不安薬	1 件		

■ OR 検索

AND 検索に対し，「全文：受容体」に該当する 613 件と「全文：セロトニン」に該当する 159 件のいずれかに該当するものを選ぶ検索は **OR 検索**と呼ばれ，次のように「、」か「,」で区切って入力します。

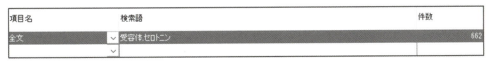

検索を実行すると該当する件数が 662 と表示されます。前述の AND 検索の結果とは 613 + 159 − 110 = 662 という関係があります。

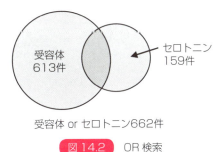

受容体 or セロトニン 662 件

図 14.2　OR 検索

【7】ソート

品名一覧，識別コード一覧，項目名一覧，製品一覧のような一覧表示の場合，9章で学んだように，五十音順（アイウエオ順）に並べたり，数字の大きい順に並べたり，また，その逆順といった並べ方ができ，**ソート**（**並べ替え**）によって表示順を変えることができます。

例題 14-10

品名検索から消化管運動調律剤「セレキノン錠100mg」の本文画面を表示し，検索結果を（1）［薬価］の高い順，（2）薬価が同じ場合は［製品名よみ］の五十順に並べてみましょう。

---

❶ 品名検索からセレキノン錠の本文画面を表示します。

 ソート をクリックすると，ソート指定サブウィンドウが表示されます。☑が現在指定されている項目です。この際指定した項目は記憶されて，次回ソート時にも反映されます。

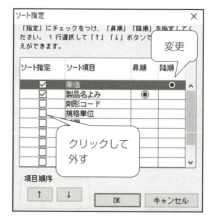

❷ ［剤形コード］と［規格単位］のソート指定のチェックボックスをそれぞれクリックして外します。降順，昇順の変更をする場合にも，クリックすることでラジオボタンを移動できます。

❸ ［OK］をクリックすると，ソートされた結果が表示されます。

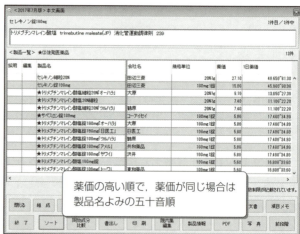

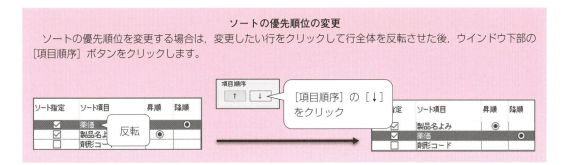

ソートの優先順位の変更

ソートの優先順位を変更する場合は，変更したい行をクリックして行全体を反転させた後，ウインドウ下部の［項目順序］ボタンをクリックします。

■ ［製品名よみ］と［製品名］の違い

製品名にカナ，漢字，英数字／記号が混在している場合，［製品名よみ］と［製品名］のどちらでソート指定するかによって結果が異なります。

（例）「葛根湯」で品名検索を行い，ソートした結果。

（1）「製品名よみ」の［昇順］でソートした場合　　　　（2）「製品名」の［昇順］でソートした場合

製品名の読みの昇順に表示される。

優先順があり (1) 英数字／記号, (2) カナ, (3) 漢字, の順で読みの昇順に表示される。これは文字コード (5.2 節参照) において, この順序でコードが割り当てられているためである。

14.3　医薬品集 DB

第14章　演習問題

[14.1] PMDA の Web ページでは「添付文書情報」以外にどのような情報が得られるか，項目をリストアップしましょう．

[14.2] PMDA の Web ページで一般薬の「ガスター10」（商品名）について，効能・効果，用法・用量，してはいけないこと，まれに起きることがある重篤な症状（副作用）を調べてみましょう．

[14.3] PMDA の Web ページの「医療機器の添付文書情報」から，手動式吸引器（販売名）について，禁忌・禁止，使用目的又は効果，使用上の注意，保守・点検に係る事項を調べてみましょう．

[14.4]「グル*」や「*バイ」のように入力して医薬品を探す方法について説明しましょう．

[14.5] PMDA の Web ページと医薬品集 DB により先発品と後発品（ジェネリック）で（1）効能・効果の異なる医薬品，（2）副作用の異なる医薬品を検索してみましょう．

[14.6] Rxlist の Top100 に記載された薬の中から，向精神薬（psychoactive drug）を探し，医薬品名を挙げてみましょう．

[14.7] シートに KP-305 と表示された白いカプセルはどのような医薬品でしょうか．

[14.8] 次の条件を満たす医薬品を検索しましょう．
・効能・効果：糖尿病　　・副作用：めまいのないもの　　・禁忌：妊婦に禁忌でないもの

[14.9] PubMed (MEDLINE) へアクセスして，以下の（1）〜（3）を調べましょう．
（1）甲状腺機能亢進症に関する文献は何件あるでしょうか．
（2）1番目に表示された文献のジャーナル名，著者名，タイトルは何ですか．
（3）タイプ1（type 1）の糖尿病に関する文献は何件あるでしょうか．

[14.10] PMDA の Web ページで，（1）医療用医薬品，（2）一般用医薬品，（3）医療機器，おのおのの添付文書情報につき「一ヶ月以内に更新された添付文書情報」からリンクをたどり，過去一ヶ月以内に掲載された添付文書情報の総数は，それぞれいくらでしょうか．

[14.11] ノルバスクについて，（1）米国サイト（FDA, Rxlist）と（2）PMDA の Web ページで，それぞれの添付文書情報を調べて，両者を比較しましょう．記載項目の順番，性差に関する情報，副作用情報，相互作用情報，などで両者にどのような差異があるでしょうか．

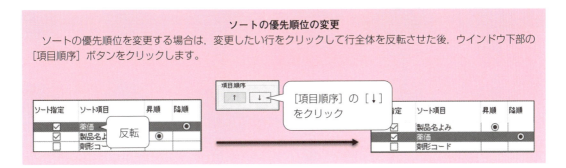

ソートの優先順位の変更

ソートの優先順位を変更する場合は、変更したい行をクリックして行全体を反転させた後、ウインドウ下部の［項目順序］ボタンをクリックします。

■［製品名よみ］と［製品名］の違い

製品名にカナ，漢字，英数字／記号が混在している場合，［製品名よみ］と［製品名］のどちらでソート指定するかによって結果が異なります。

（例）「葛根湯」で品名検索を行い，ソートした結果。

(1)「製品名よみ」の［昇順］でソートした場合　　(2)「製品名」の［昇順］でソートした場合

製品名の読みの昇順に表示される。

優先順があり (1) 英数字／記号，(2) カナ，(3) 漢字，の順で読みの昇順に表示される。これは文字コード（5.2 節参照）において，この順序でコードが割り当てられているためである。

14.3　医薬品集 DB　369

第14章　演習問題

[14.1] PMDA の Web ページでは「添付文書情報」以外にどのような情報が得られるか，項目をリストアップしましょう．

[14.2] PMDA の Web ページで一般薬の「ガスター10」（商品名）について，効能・効果，用法・用量，してはいけないこと，まれに起きることがある重篤な症状（副作用）を調べてみましょう．

[14.3] PMDA の Web ページの「医療機器の添付文書情報」から，手動式吸引器（販売名）について，禁忌・禁止，使用目的又は効果，使用上の注意，保守・点検に係る事項を調べてみましょう．

[14.4] 「グル＊」や「＊バイ」のように入力して医薬品を探す方法について説明しましょう．

[14.5] PMDA の Web ページと医薬品集 DB により先発品と後発品（ジェネリック）で（1）効能・効果の異なる医薬品，（2）副作用の異なる医薬品を検索してみましょう．

[14.6] Rxlist の Top100 に記載された薬の中から，向精神薬（psychoactive drug）を探し，医薬品名を挙げてみましょう．

[14.7] シートに KP-305 と表示された白いカプセルはどのような医薬品でしょうか．

[14.8] 次の条件を満たす医薬品を検索しましょう．
・効能・効果：糖尿病　　・副作用：めまいのないもの　　・禁忌：妊婦に禁忌でないもの

[14.9] PubMed (MEDLINE) へアクセスして，以下の（1）～（3）を調べましょう．
（1）甲状腺機能亢進症に関する文献は何件あるでしょうか．
（2）1番目に表示された文献のジャーナル名，著者名，タイトルは何ですか．
（3）タイプ1（type 1）の糖尿病に関する文献は何件あるでしょうか．

[14.10] PMDA の Web ページで，（1）医療用医薬品，（2）一般用医薬品，（3）医療機器，おのおのの添付文書情報につき「一ヶ月以内に更新された添付文書情報」からリンクをたどり，過去一ヶ月以内に掲載された添付文書情報の総数は，それぞれいくらでしょうか．

[14.11] ノルバスクについて，（1）米国サイト（FDA, Rxlist）と（2）PMDA の Web ページで，それぞれの添付文書情報を調べて，両者を比較しましょう．記載項目の順番，性差に関する情報，副作用情報，相互作用情報，などで両者にどのような差異があるでしょうか．

[**14.12**] 次の条件を満たす医薬品を検索しましょう。
・効能・効果：鎮痛　　・剤形：注射液　　・副作用：排尿障害がないもの

[**14.13**] 花粉症で苦しんでいるが仕事の都合で昼に薬を服用するのが難しい患者がいます。1日に1回〜2回の服用でよいカプセル剤を探しましょう（1回〜2回はOR検索を利用します）。

[**14.14**] 4歳の子供が発熱し，口からの服薬が困難な場合に適当な解熱剤を探しましょう。

[**14.15**] WHO（世界保健機構）へアクセスし，The 20th Model List of Essential Medicines（14.1節参照）における医薬品のコアリスト30項目と全品目を調べてみましょう（2017年3月時点）。

[**14.16**] PMDAのWebページへアクセスして，警告のある添付文書をすべて検索してください。何件ありますか（2013年1月現在では1146件でした）。次に，その中から1つ選んで添付文書のPDFファイルを印刷してみましょう。警告を示す帯は何色ですか。

[**14.17**] 次の薬品は世界のThe 20th Model List of Essential Medicinesにリストされているか調べてみましょう。

・アスピリン（アセチルサリチル酸）　・インスリン　・カプトプリル
・アラモール　・ベクロメタゾン

[**14.18**] HMG-CoA還元酵素阻害剤である高脂血症治療薬の中で，経口投与以外で使用する薬はあるか検索してみましょう。

付録　ASCII キャラクタ／コード対応表

（斜体は制御キャラクタ）

文字	10進コード	16進コード	内容	文字	10進コード	16進コード	内容
NUL	0	0x00	*null 文字*	SP	32	0x20	空白，スペース
SOH	1	0x01	*ヘッダ開始*	!	33	0x21	感嘆符
STX	2	0x02	*テキスト開始*	"	34	0x22	ダブルクォーテーション
ETX	3	0x03	*テキスト終了*	#	35	0x23	シャープ，ナンバー
EOT	4	0x04	*転送終了*	$	36	0x24	ドル
ENQ	5	0x05	*照会*	%	37	0x25	パーセント
ACK	6	0x06	*受信OK*	&	38	0x26	アンパサンド
BEL	7	0x07	*警告*	'	39	0x27	引用符，クォーテーション
BS	8	0x08	*後退*	(	40	0x28	左小カッコ
HT	9	0x09	*水平タブ*	)	41	0x29	右小カッコ
NL	10	0x0a	*改行*	*	42	0x2a	アスタリスク
VT	11	0x0b	*垂直タブ*	+	43	0x2b	プラス
NP	12	0x0c	*改ページ*	,	44	0x2c	コンマ，カンマ
CR	13	0x0d	*復帰*	-	45	0x2d	マイナス，ハイフン
SO	14	0x0e	*シフトアウト*	.	46	0x2e	ピリオド，ドット，点
SI	15	0x0f	*シフトイン*	/	47	0x2f	スラッシュ，割る
DLE	16	0x10	*データリンクエスケープ*	0	48	0x30	
DC1	17	0x11	*装置制御1*	1	49	0x31	
DC2	18	0x12	*装置制御2*	2	50	0x32	
DC3	19	0x13	*装置制御3*	3	51	0x33	
DC4	20	0x14	*装置制御4*	4	52	0x34	
NAK	21	0x15	*受信失敗*	5	53	0x35	
SYN	22	0x16	*同期*	6	54	0x36	
ETB	23	0x17	*転送ブロック終了*	7	55	0x37	
CAN	24	0x18	*とりけし*	8	56	0x38	
EM	25	0x19	*メディア終了*	9	57	0x39	
SUB	26	0x1a	*置換*	:	58	0x3a	コロン，てんてん
ESC	27	0x1b	*エスケープ*	;	59	0x3b	セミコロン
FS	28	0x1c	*フォーム区切り*	<	60	0x3c	左山かっこ，小なり
GS	29	0x1d	*グループ区切り*	=	61	0x3d	等号
RS	30	0x1e	*レコード区切り*	>	62	0x3e	右山かっこ，大なり
US	31	0x1f	*ユニット区切り*	?	63	0x3f	疑問符，クエスチョン

文字	10進コード	16進コード	内容	文字	10進コード	16進コード	内容
@	64	0x40	アットマーク	`	96	0x60	バッククォーテーション
A	65	0x41		a	97	0x61	
B	66	0x42		b	98	0x62	
C	67	0x43		c	99	0x63	
D	68	0x44		d	100	0x64	
E	69	0x45		e	101	0x65	
F	70	0x46		f	102	0x66	
G	71	0x47		g	103	0x67	
H	72	0x48		h	104	0x68	
I	73	0x49		i	105	0x69	
J	74	0x4a		j	106	0x6a	
K	75	0x4b		k	107	0x6b	
L	76	0x4c		l	108	0x6c	
M	77	0x4d		m	109	0x6d	
N	78	0x4e		n	110	0x6e	
O	79	0x4f		o	111	0x6f	
P	80	0x50		p	112	0x70	
Q	81	0x51		q	113	0x71	
R	82	0x52		r	114	0x72	
S	83	0x53		s	115	0x73	
T	84	0x54		t	116	0x74	
U	85	0x55		u	117	0x75	
V	86	0x56		v	118	0x76	
W	87	0x57		w	119	0x77	
X	88	0x58		x	120	0x78	
Y	89	0x59		y	121	0x79	
Z	90	0x5a		z	122	0x7a	
[	91	0x5b	左大かっこ	{	123	0x7b	左中かっこ
\	92	0x5c	バックスラッシュ(￥で代用)	|	124	0x7c	縦線，パイプ
]	93	0x5d	右大かっこ	}	125	0x7d	右中カッコ
^	94	0x5e	山，カレット，ハット	~	126	0x7e	チルダ，波ダッシュ
_	95	0x5f	アンダーライン	*DEL*	127	0x7f	*削除*

参考文献

■ 全般

1) アルビン・トフラー 著，徳岡孝夫 監訳，「第三の波」，中央公論社，1982年
2) レイ・カーツワイル 著，井上健 監訳，「ポスト・ヒューマン誕生；原題 THE SINGURARITY IS NEAR」，NHK出版，2007年
3) レイ・カーツワイル 著，井上健 監訳，「シンギュラリティは近い［エッセンス版］」，NHK出版，2016年
4) 橋本昌嗣 編，「コンピュータは私たちをどう進化させるのか」，ポプラ新書，2016年
5) エリック・シュミット，ジャレット・コーエン 著，櫻井祐子 訳，「第5の権力」，ダイヤモンド社，2016年

■ 1章

1) 野口照久，石井威望 監修，辻本豪三，田中利男 編，「21世紀の創薬科学」，共立出版，1998年
2) 藤井信孝，辻本豪三，奥野恭史 編，「インシリコ創薬科学−ゲノム情報から創薬へ」，京都廣川書店，2008年
3) 里村洋一 監修，「電子カルテが医療を変える」，日経BP社，1998年11月
4) 伊賀立二 監修，澤田康文 著，「薬の飲み合わせ」，講談社，1996年
5) L.コーン，J.コリガン，M.ドナルドソン 編，米国医療の質委員会・医学研究所 著，医学ジャーナリスト協会 訳，「人は誰でも間違える−より安全な医療システムを目指して」，日本評論社，2000年
6) 荻谷昌己，横森貴 著，「DNAコンピュータ」，培風館，2001年
7) 北野宏明 編，「システムバイオロジーの展開（生物学の新しいアプローチ）」，シュプリンガー・フェアラーク東京，2001年
8) 坂村健 著，「ユビキタスとは何か−情報・技術・人間」，岩波書店，2007年
9) 「月刊薬事」，じほう，2004年〜2017年
10) 「薬局」，南山堂，2010年〜2017年
11) T.R. インセル 著，「見えてきた脳の原因回路」，日経サイエンス第40巻7号，日経サイエンス社，2010年
12) 金澤洋祐，川上準子，星憲司，他著，「抗菌薬副作用情報の自己組織化マップ（SOM）を用いたビジュアル化と解析」，医薬品情報学，9（2）：124-130（2007）
13) 川上準子，熊谷優，田口瑞季 ほか著，「抗精神病薬・抗うつ薬の副作用情報のSOMを用いたビジュアル化と解析」，医薬ジャーナル，52巻3号：128〜143（2016）
14) 黒田知宏 監修，電子情報通信学会 編「医療情報システム」，オーム社，2011年12月
15) 横川三津夫 編，「スーパーコンピュータ"京"」，情報処理学会誌，2012年8月
16) 山下芳範，講演「医療におけるIoT・クラウド環境の活用」，第18回日本医療情報学会学術大会，大阪，2017年11月
17) 田中聖人，佐々木毅，待鳥詔洋，合田憲人，シンポジウム「医療AIに向けた医療画像データベース基盤構築の新しい動向」，第18回日本医療情報学会学術大会，大阪，2017年11月
18) 齋藤ウイリアムス浩幸 著，「IoTは日本企業への警告である」，ダイヤモンド社，2015年11月

19) 大前研一 編,「IoT 革命」, プレジデント社, 2016 年 9 月
20) 大佐賀敦, 近藤克幸, 講演「災害時における病院情報システム稼働状況報告システムの開発」, 第 18 回日本医療情報学会学術大会, 大阪, 2017 年 11 月
21) 月間新医療, エム・イー振興協会, 2014〜2017 年
22) 青木空眞, 西坂苑, 佐藤憲一 ほか著,「New low-cost method for detecting abnormal thyroid function in patients making use of a set of routine-tests: Adding their average rates of annual time-series variations improves diagnostic accuracy.」, Ningen Dock International, 4：32-38（2016）
23) 佐藤憲一 著,「人工知能は予測する〜健診結果表からわかるバセドウ病・クッシング病の予測方法」, 宮城の医療と健康 2016〜2017, 河北新報社, 64〜66（2016）

■2章
1) 立花隆 著,「新世紀デジタル講義」, 新潮社, 2000 年
2) 坂村健 著,「痛快！コンピュータ学」, 集英社, 1999 年
3) 長尾真 他編,「情報科学辞典」, 岩波書店, 1990 年
4) Team 医療 3.0 著, 杉本真樹 編,「IT が医療を変える 現場からの課題解決への提言」, アスキー・メディアワークス, 2012 年
5) 村上国男, 石川勉 著,「コンピュータ理解のための論理回路入門」, 共立出版, 2001 年
6) ベアー・コノーズ・パラディーソ 著, 加藤宏司, 後藤薫, 藤井聡, 山崎良彦 監訳,「神経科学〜脳の探求」, 西村書店, 2007 年
7) フロイド・E・ブルーム 他著, 中村克樹, 久保田競 監訳,「新 脳の探検（上）,（下）」, 講談社, 2004 年
8) 合原一幸 著,「ニューラルコンピュータ」, 東京電機大学出版局, 1988 年
9) 甘利俊一, 外山敬介 編,「脳科学大事典」, 朝倉書店, 2000 年
10) Neural Networks, Vol.1〜Vol.38（1990 年〜2013 年）, Elsevier
11) 甘利俊一 著,「神経回路網の数理」, 産業図書出版, 1978 年
12) 甘利俊一 ほか編,「パターン認識と学習の統計学」, 岩波書店, 2003 年
13) 甘利俊一 監修, 加藤忠文 編,「精神の脳科学」, 東京大学出版会, 2008 年
14) 桜井伊知郎, 佐藤憲一, 庭野道夫 著,「基底核の脳神経回路における薬理作用のシミュレーション（I）」, 日本神経回路学会誌, 2011 年
15) 松尾豊 著,「人工知能は人間を超えるか」, KADOKAWA, 2015 年
16) 小林雅 著,「AI の衝撃」, 講談社, 2015 年

■3章
1) 羽山博, 吉川明広 & できるシリーズ編集部 著,「できる大辞典 Windows10」, インプレス, 2016 年
2) 情報処理学会 編,「情報処理ハンドブック」, オーム社, 1997 年
3) 朝日新聞出版 生活・文化編集部 編,「パソコンで困ったときに開く本 2018」, 朝日新聞出版, 2017 年

■4章
1) Philip Miller 著, 苅田幸雄 訳,「マスタリング TCP/IP 応用編」, オーム社, 1998 年
2) アルバート・バラバシ 著, 青木薫 訳,「新ネットワーク思考」, 日本放送出版協会, 2002 年
3) 網野衛二 著,「3 分間 HTTP& メールプロトコル基礎講座」, 技術評論社, 2010 年

4) 日本マイクロソフト 著,「Azure テクノロジー入門 2016」, 日経 BP 社, 2016 年
5) 斎藤昌義 著,「図解　コレ 1 枚でわかる最新 IT トレンド」, 技術評論社, 2017 年
6) 「月刊新医療」, エム・イー振興協会, 2014〜2017 年
7) 高岡将, 高添修 著,「おうちで学べる 仮想化のきほん」, 翔泳社, 2015 年
8) 日経コンピュータ 編,「すべてわかるクラウド大全 2015」, 日経 BP 社, 2015 年
9) 高橋麻奈 著,「やさしい XML 第 2 版」, ソフトバンククリエイティブ, 2005 年
10) 結城浩 著,「新版 暗号技術入門 – 秘密の国のアリス」, ソフトバンククリエイティブ, 2008 年

■5 章
1) 朝日新聞出版 生活・文化編集部 編,「Word & Excel で困ったときに開く本 2016」, 朝日新聞出版, 2016 年
2) 望月真弓 著,「添付文書の読み方—医薬品を正しく理解するために」, じほう, 2004 年
3) 近藤克幸 講演「ユビキタス技術の医療分野への活用」, 第 2 回日本医療情報学会東北支部学術研究会, 仙台, 2008 年

■6 章
1) 朝日新聞出版 生活・文化編集部 編,「Word & Excel で困ったときに開く本 2016」, 朝日新聞出版, 2016 年

■7 章
1) 朝日新聞出版 生活・文化編集部 編,「Word & Excel で困ったときに開く本 2016」, 朝日新聞出版, 2016 年
2) 戸川隼人 著,「科学技術計算ハンドブック（基礎編 C 言語版）」, サイエンス社, 1992 年
3) 趙華安 著,「Excel による数値計算法」, 共立出版, 2000 年
4) 尾崎裕子, 日花弘子 著,「できる大辞典 Excel 2016」, インプレス, 2016 年

■8 章
1) 上田尚一 著,「統計グラフのウラ・オモテ」, 講談社, 2005 年
2) 吉田拳 監修,「Excel 速技 BEST 100」, PHP 研究所, 2015 年
3) 尾崎裕子, 日花弘子 著,「できる大辞典 Excel 2016」, インプレス, 2016 年

■9 章
1) 鈴木勉 著,「Excel でアンケートデータを入力・集計する」, ディー・アート, 2001 年
2) 羽山博 著,「基礎　Visual Basic 2015」, インプレス, 2016 年
3) アスキードット PC 編集部 編,「仕事にすぐ効く！Excel マクロ＆ VBA」, アスキー・メディアワークス, 2011 年

■10 章
1) 富士通エフ・オー・エム 著,「よくわかる Microsoft Access2016 基礎」, FOM 出版, 2016 年
2) 永井良三 監修, 山崎力, 小山博史, 小野木雄三 編,「臨床生命情報学入門」, 杏林図書, 2006 年
3) 芝野耕司 著,「SQL がわかる本」, オーム社, 1998 年

4) 黒田知宏 監修，電子情報通信学会 編，「医療情報システム」，オーム社，2011 年

■ 11 章
1) 末松良一，山田宏尚 著，「画像処理工学」，コロナ社，2000 年
2) 「Chem & Bio Draw 11.0 ユーザーズガイド」，ケンブリッジソフト（パーキンエルマージャパン），2007 年

■ 12 章
1) 藤沢晃治 著，「分かりやすい表現の技術」，講談社，1999 年
2) 矢島隆，コドス 著，「超図解 実践！フルカラープレゼンテーション」，エクスメディア，2003 年

■ 13 章
1) 佐々木良一 著，「インターネットセキュリティ入門」，岩波書店，1999 年
2) 土居範久 監修，佐々木良一・内田勝也・岡本栄司・菊池浩明・寺田真敏・村山優子 編，「情報セキュリティー事典」，共立出版，2003 年
3) 情報教育学研究会（IEC）・情報倫理教育研究グループ 編，「インターネットの光と影 Ver.3」，北大路書房，2006 年
4) 立花隆 著，「インターネットはグローバル・ブレイン」，講談社，1997 年
5) 中橋望 著，「SGML による医薬品情報活用法」，ミクス，1999 年
6) WHO 編，浜六郎・別府宏圀 訳，「世界のエッセンシャルドラッグ」，三省堂，2000 年
7) 渡部明，長友敬一，大屋雄裕，山口意友，森口一郎 著，「情報とメディアの倫理」，ナカニシヤ出版，2008 年
8) 特集 ユビキタス社会と法，「ジュリスト合併号 No.1361」，有斐閣，2008 年
9) 情報処理教育研究集会講演論文集，国立大学開催校・文部科学省，2001〜2008 年
10) 原田昌紀 著，「サーチエンジン徹底活用術」，オーム社，1997 年
11) 西垣通 著，「ウェブ社会をどう生きるか」，岩波書店，2007 年
12) 尾木直樹 著，「ウェブ汚染社会」講談社，2007 年
13) 梅田望夫 著，「ウェブ進化論」，ちくま書房，2006 年
14) 西田圭介 著，「Google を支える技術」，技術評論社，2008 年
15) ジャン-ノエル・ジャンヌネー 著，佐々木勉 訳，「Google との闘い－文化の多様性を守るために」，岩波書店，2007 年
16) シヴァ・ヴァイディアナサン 著，久保儀明 訳「グーグル化の見えざる代償」，インプレスジャパン，2012 年
17) 神崎洋治，西井美鷹 著，「検索エンジンのしくみ」，日経 BP ソフトプレス，2004 年
18) 堀田佳男 著，「フェイスブックが消滅する日」，月刊文藝春秋 9 月号，2012 年
19) 清野正哉 著，「スマートフォン時代の法とルール」，中央経済社，2011 年
20) Team 医療 3.0 著，杉本真樹 編，「IT が医療を変える 現場からの課題解決への提言」，アスキー・メディアワークス，2012 年
21) 情報処理推進機構（IPA）編，「情報セキュリティ読本 四訂版」，2013 年
22) 東京大学大学院医学系研究科医療経営政策学講座 編，「医療情報の利活用と個人情報保護」，EDITEX，2015 年

23）改正個人情報保護法，「個人情報保護委員会」https://www.ppc.go.jp/personalinfo/，2017 年
24）医療・介護関係事業者における個人情報の適切な取扱いのためのガイダンス，
http://www.mhlw.go.jp/file/06-Seisakujouhou-12600000-Seisakutoukatsukan/0000164242.pdf，
2017 年
25）医療情報システム安全管理のガイドライン（Ver. 5.0）
http://www.mhlw.go.jp/stf/shingi2/0000166275.html，2017 年
26）「月刊新医療」，エム・イー振興協会，2014〜2017 年

■ 14 章
1）Phil Wiffen 著，松本佳代子，丁元鎮，平田智子，日野村靖，椎名宏吉，五十嵐俊 訳，「21 世紀の薬剤師」，じほう，2003 年
2）山科章 監修，井上忠夫 編，「臨床業務における EBM」，ミクス，2000 年
3）中原保裕 著，「スキルアップのための添付文書自由自在」，南山堂，2003 年
4）山崎幹夫 監修，望月真弓，武立啓子 編，「医薬品情報学（3 版）」，東京大学出版会，2005 年
5）佐々木宏子 著，「新 世界の医薬品集・薬局方」，薬事日報社，2005 年
6）折井孝男 編，「これからの薬剤情報あつめ方，よみ方，つたえ方」，中山書店，2005 年
7）阿部信一・奥出麻里 監修，岩下愛・山下ユミ 著，「図解 PubMed の使い方（第 7 版）」，日本医学図書館協会，2016 年

＊本文中で URL を引用した Web サイトと他にも多くの Web サイトを参考にさせていただきました。

索 引

【数字】

2進数計算	14
2進数表示	89
2段組み	127
2バイト文字	90
2要素認証	325, 329
16進数	90

【A】

AI	18
AND	214
AND回路	14
AND検索	303, 366
ARPANET	297
ASCII Code	89

【B】

BCC	71
Bing	300
bit	13
BitLocker回復キーファイル	51
Blog	337
Bluetooth	26
Blu-ray	24
BP学習	18
byte	13

【C】

Calcium channel blocker	347
CC	71
CD	24
ChemDraw	261
Cochrane Library	307, 354
Cortana	35, 37
CPU	20
CRT	26
CUI	29

【D】

DBMS	232
Deep Learning	18
DHCPサーバー	61
DNA	25
dpi	27
DTD	83
DVD	24

【E】

EBM	4
Ethernet	58
EUCコード	90
Excel関数	150
e文書法	321

【F】

Facebook	338
FDA	5, 346
FTP	67

【G】

goo	300
Google	300
Google Chrome	298
Googleスコラ	307
GPU	21
grep検索	305
GUI	26, 30

【H】

HDD	23
HotKey	270, 273, 274, 275
HTML	81
HTTP	67
https://	329
Hypertext	297

【I】

IaaS	68
IC	21
ICANN	299
ICT	1
ID	328
IE	298
IMAP	66, 69
IMEパッド	99
indeed	300
Index検索	300
Internet	297
Internet Explorer	298
IoT	5, 55
IPA	326, 332
IPsec	329
IPアドレス	61

【J】

JAPNIC	299
JISコード	90

【L】

LAN	58
LCD	26
Libweb	307
LINE	338
Linux	28
LSI	20

【M】

macOS	28
MACアドレス	60
Medline	306
MEDLINE	350
MeSH	306, 352
MeSH Subheading	353
Microsoft Edge	298
MIME	74, 332
Minds	354
Mozilla Firefox	298
MS-DOS	28

【N】

NAT	64
NIC	58
NOT回路	15
NOT検索	303, 364

【O】

OECDプライバシーガイドライン	311

OR	214
OR 回路	15
OR 検索	303, 367
OS	28

【P】

P2P	336
PaaS	68
PC	38
PDF 形式	174, 295
PDF ファイル	52
PMDA	3, 118, 345
POP	66, 68
POS	4
PubMed	306, 307, 350

【R】

RAID	23, 49
RAM	22
ROM	22
Rxlist	346

【S】

SaaS	68
Safari	298
SCP	67
SFTP	67
SGML	345
signature	76
SmartArt	134, 138
SMTP	66, 69
SNS	338
SSD	23
SSID	60
SSL	329

【T】

TCP	65
TCP/IP	55, 299
TLS	329
Top 100 MONTHLY PRESCRIPTIONS	346
Twitter	337

【U】

UDP	65
UNICODE	74
Unicode	90

UNIX	28, 299
URL	118, 299
USB ドライブ	38
USB メモリ	23
UTF-9	74
UTP ケーブル	58

【V】

VBA	225
VPN	2

【W】

W3C	82
WAN	58
Web 2.0	297, 308
Weblog	337
Web メール	76
WHO	354
Wikimedia Commons	307
Wikipedia	307
Windows	28, 33
Windows INK ワークスペース	48
World Wide Web	297
WWW	4, 297
WWW クライアント	66
WWW サーバー	66

【X】

XML	83
XML 形式	88
XML パーサー	83
XOR 回路	15

【あ】

アーカイバー	47
アーパネット	297
アイコン	30
あいまい検索	306
アカウント	328
アクセス時間	25
アクセスポイント	59
アクティブセル	143
アスキーコード	89
アセンブラージュ型監視	309
圧縮	47
圧縮技術	261
アップロード	84
アドレス	21, 299

アナログ	16
アプリ	28, 33
アプリケーション	28, 33
アプリケーション層	57
アルゴリズム	329
暗号化	60, 75, 329
暗号文	329

【い】

イーサネット	58
一次資料	1
一覧表形式	212
一般トップレベルドメイン	299
移動	44
医薬品医療機器情報提供ホームページ	355
医薬品医療機器総合機構	345
医療情報システムの安全管理に関するガイドライン	319
医療情報の相互運用性	324
医療用医薬品添付文書	2
インクジェット方式プリンター	27
インク数式	133
インクリメンタル検索	47
印刷	51
印刷プレビュー	108, 196
インターネット	297
インターネットエクスプローラ	298
インターネット層	57
インターネットプロトコル	61
インデクサ	305
インデックス	302, 306
インデックス検索	300
インデックス生成	305
インフォームド・コンセント	318

【う】

ウイルス対策	332
ウェルノウンポート	66
埋め込みグラフ	180
上付き	101

【え】

映像演算装置	21
液晶モニター	26
エクスプローラー	35, 41, 42, 51

エッジ	298
エッセンシャルメディシン	354
遠隔医療	4
エンコード	73
演算装置	20

【お】

応用ソフト	28
オートSUM	147
オートコンプリート機能	76
オートシェイプ機能	124
オートナンバー型	235, 238
オートフィル	145, 155
オートフィルオプション	145
オートフィルタ	214, 215
オブジェクト	118
オペレーティングシステム	28
親機	59
折り返し	120, 154
オンライン検索	300

【か】

カーソル	87
カード形式	212
カーボンコピー	71
改正個人情報保護法	312
階層化	56
解凍	47
開発タブ	226
外部データ	238
鍵	329
学習	17
拡張子	40
拡張マークアップ言語	83
下線	100
画素	26
画像圧縮	260
仮想化技術	4
仮想記憶	22
画像検索	302
画像処理	259
仮想デスクトップ機能	36
仮想表	232
可塑性	17
かな漢字変換	91
画面スケッチ	48
顆粒細胞	17
関数	146, 149, 172

関数計算	146
桿体細胞	260
関連付け	40

【き】

キー項目	212
キーボード	25, 26
キーワード検索	305
記憶装置	20
記憶素子	21
記憶容量	21
起動と終了	358
揮発性	22
基本ソフト	28, 33
機密保護機能	232
キャッシュ	301
共通鍵	329
共通鍵暗号方式	329
行番号	143
ギルダーの法則	1
近似曲線	207

【く】

クイックアクセスツールバー	87
クイック分析	217
グーグル・クローム	298
クエリ	233, 240
クライアント	66
クラウド	67
クラウドコンピューティング	67
クラッカー	328
クラッシュ	49
グラフエリア	180
グラフ作成	172
グラフシート	180
クリップボード	38, 98
クリティカルパス	4
グローバルアドレス	64
クローリング	305, 306
クロス集計	218

【け】

罫線	162
系統的総説	354
欠損データ	207
ケモインフォマティクス	2
検索エンジン	300, 302
検索エンジン連動広告	309

検索機能	116
検索経済	308
検索サーバー	305
検索精度の向上	307
検索ボックス	35
原著論文	1

【こ】

公開鍵	330
公開鍵暗号方式	329
高周波	260
降順	212
高度情報化通信社会	311
興奮性	17
後方一致検索	361
後方補外	207
項目軸ラベル	180
コード	89
ゴールシーク	223
ゴールシーク・ソルバー	172
子機	59
国名識別トップレベルドメイン	299
コクラン共同計画	354
コクランライブラリー	354
国立医薬品食品衛生研究所	345
誤差逆伝搬学習	18
誤差付きグラフ	204
誤差範囲	205, 206
個人識別符号	315
個人情報	84
個人情報の匿名化	319
個人情報保護委員会	313
個人情報保護法	311
コネクション	65
コピー	44
コマンド	29
コマンドタブ	87, 143
ごみ箱	46
コントロールパネル	35
コンピューター	38
コンピューターウイルス	332
コンピューターシミュレーション	5

【さ】

サーチエコノミー	308
サーバー	66, 328

最小値	148
最大値	147
最適化	223
最適化機能	172
最適値	223
細胞体	16
サインアウト	34
サインイン	29
サファリ	298
サブネット部	61
サブネットマスク	62
三次資料	1
散布図	202, 208, 223

【し】

シーザー暗号	329
シート見出し	143
識別コード検索	362
軸索	16
自己組織能力	17
システムイメージバックアップ	49
システムソフトウェア	33
システムの復元	50
シソーラス	306, 352
下付き	101
実表	232
自動巡回収集	305
自動転送	75
自動バックアップ機能	95
シナプス結合	16
シフト JIS コード	90
指紋認証	328
シャットダウン	34
集合知	308
集積回路	21
周辺機器	20
主キー	236
主記憶装置	22
縮合	269
樹状突起	16
出力装置	20
障害回復機能	232
常時接続	331
昇順	212
小数点表示	166
情報処理推進機構	326, 332
情報セキュリティ	326
情報セキュリティ10大脅威	328

情報通信技術	1
情報の信頼性	311
情報倫理	310
情報漏えい	328
抄録	1
署名	76
神経回路	16
神経細胞	16
神経伝達物質	16
人工知能	18
深層学習	18
慎重投与	367
信頼区間	189

【す】

錐体細胞	260
スイッチングハブ	59
数式オブジェクト	129
数式処理専用アプリ	173
数式ツール	129
数式バー	143
数値軸ラベル	180
ズーム	87
ズームスライダ	143
スケッチパッド	48
スタートボタン	35
スタートメニュー	35
ステータスバー	87, 143
ストリーミング技術	261
スパークライン	164
スパムメール	72
スマート検索	117
スマートタグ	145
スライド	279
スライドショー	288
スロット	130

【せ】

制御装置	20
生体認証	328
正の相関	208
セキュリティ	33
セキュリティホール	33
セグメント	58
絶対参照	164, 223
セルの書式設定	161
セルを結合	161
全角文字	90

全セル選択ボタン	143
全文検索	302, 305
前方一致検索	361
前方補外	208

【そ】

相関係数	209
相関なし	208
相互運用性	324
相互作用	367
操作アシスト	37, 87, 101, 143, 240
相対参照	164
ソース	81
ソート	212, 368
ソフトウェア	28
ソリブジン事件	2
ソルバー	223

【た】

対数グラフ	207
タイトルバー	143
タグ	83
多重クロス集計	218
タスクバー	36
タスクビュー	36
タスクマネージャー	37
タブレット端末	27
多要素認証	328

【ち】

地域医療連携	325
チーム医療	345
チェックサム	65
置換機能	113
逐次検索方式	305
中央演算装置	20
抽出	214
著作権	361

【つ】

追加モジュール	89
ツイッター	337
通信規約	55
通知領域	36
ツールパレット	263
ツリーマップ図	200

【て】

低周波	260
ディスク	38
ディスククラッシュ	23
ディスプレイ	26
ディレクトリ検索	300
ディレクトリツリー	41
データ型	235
データシートビュー	234
データの破壊	328
データベース	172, 211
データベースマネージメントシステム	232
データマーカー	191
データリンク層	56
テーブル	216, 233
テーブルの作成	234
テキストファイル	39
テキストボックス	134
デコード	73
デザインビュー	235
デジタル	15
デスクトップ	30
デフォルトゲートウェイ	63
電子カルテ	3, 320
添付ファイル	73
添付文書	113
添付文書情報	355

【と】

動画	294
動画像	261
統計計算専門アプリ	173
動作周波数	13
同時実行制御	232
特徴表現	19
特別構文	304
匿名加工情報	313
登上線維	17
トップページ	77
ドメイン名	299
ドライブ	38
ドラッグ	30
トランザクション機能	232
トランスポート層	57, 65
取り消し線	100
トリミング	123

ドローソフト	259

【な】

ナビゲーションウィンドウ	116
並べ替え	368

【に】

二次資料	1
入力インジケーター	36
入力装置	20
ニューロン	16
認証強度	325
認証のリスク	324

【ね】

ネットワーク	20
ネットワーク部	61

【の】

ノイマン型	14
脳	16

【は】

パーソナルコンピューター	20
ハードウェア	28, 34
ハードディスクドライブ	23
バイオインフォマティクス	2, 5
バイト	13
バイナリー形式	88
バイナリファイル	39
ハイパーテキスト	117, 297
ハイパーリンク	79, 118
配布資料	289
ハイブリッドクラウド	69
バグ	33
パケット	58
パスワード	328
パソコン	20
パターン認識	17
ハッカー	328
バックアップ	23
ハッシュ関数	329
発表者ツール	288
ハブ	309
パブリッククラウド	68
パレートの法則	308
半角文字	90
番地	21

汎用ドメイン	299
凡例	180

【ひ】

光ディスク	24
光ファイバー	58
ピクセル	26
ピクチャーパスワード	329
非線形素子	17
ビット	13
ビットマップ画像	259
ピボットテーブル	218
秘密鍵	330
秘密鍵暗号	329
病院情報システム	3
描画キャンバス	126
表記のゆれ	306
表計算アプリ	211
標準化	4, 323
標本化	259
平文	329
品名検索	359

【ふ】

ファイアウォール	331
ファイル	38
ファイル交換ソフト	336
ファイルの暗号化	174
フィールド	212
フィルタオプション	214
フィルハンドル	145
ブート	29
ブール代数	14
フェイスブック	338
フォーム	233, 237, 243
フォーム形式	212
フォルダー	38
不揮発性	22
複号化	329
複合グラフ	197
不正アクセス行為の禁止等に関する法律	328
付箋	48
ブック	143
ブックマーク	79
物理アドレス	60
物理層	56
負の相関	207

部分一致検索	361
踏み台	328, 334
プライバシー権	316
プライベートアドレス	64
プライベートクラウド	69
プライベートネットワーク	64
ブラインドカーボンコピー	71
ブラウザ	298
ブラウズ	297
フラットパネル	26
ふりがな	101
プリンター	27
プルキンエ細胞	17
フレーズ検索	301, 303
プレースホルダー	281
フレーム	58
プレゼンテーション	279
ブロードキャスト	59
プロキシ	64
ブログ	337
プログラミング	225
プログラム	28
プロットエリア	180
プロトコル	55, 297
プロンプト	29
文献検索	307
文書型定義	83
文中語検索	363

【へ】

平均	148
米国食品医薬品局	346
並列処理	21
並列分散処理	17
ペイントソフト	259
ページランク	309
ベクトル画像	259

【ほ】

ポインティングデバイス	26
傍点	100
ポータル	308
ポートスキャン	331
ポート番号	66
補間	207
補助記憶装置	22

ホスト部	61

【ま】

マークアップ言語	81, 83
マウス	25
マクロ	225
マクロウイルス	74
マクロの記録	226
マクロ有効ブック	226
マルチタスク	30
マルチブート	29

【み】

右クリック	45
ミラーリング	23, 49

【む】

ムーアの法則	1
無線LAN	59

【め】

メインメモリ	22
メールと文字コード	74
メールの転送	75
メタ解析	354
メモリカード	23

【も】

黙示の同意	318
モジラ・ファイアフォックス	298
文字列	302
モニター	26

【ゆ】

ユーザーインターフェイス	306
ユニコード	90
ユビキタス	297

【よ】

要配慮個人情報	313, 317
抑制性	17
予測シート	189

【ら】

ライン	338
ランダム化比較試験	354

【り】

離散的	15
リスト	211
リスト形式	218
リブ・ウェブ	307
リボン	87, 88, 143
リムーバブルディスク	38
量子化	260
リレーショナルデータベース	232
リレーションシップ	232, 247
リンク	79
リンク構造	297

【る】

ルーター	62
ルーティング	62
ルーティングテーブル	63
ルビ	101

【れ】

レイヤー	56
レーザー方式プリンター	27
レコード	212
列番号	143
レポート	233, 244
連続的	16

【ろ】

ログイン	29
ログオン	29
ロボット	305
ロングテール現象	308
ロングテールビジネス	297
論理アドレス	61
論理回路	14
論理積	14
論理和	14

【わ】

ワークシート	143
ワークシート分析	209
ワードアート	119

Memorandum

Memorandum

Memorandum

Memorandum

【編者・著者紹介】

佐藤　憲一（さとう　けんいち）
東北大学大学院理学研究科修了，理学博士
現在，東北医科薬科大学名誉教授
コスモス医薬情報AI解析研究所所長

川上　準子（かわかみ　じゅんこ）
東北薬科大学卒業，薬剤師，博士（薬学）
現在，東北医科薬科大学准教授

星　憲司（ほし　けんじ）
東北大学大学院工学研究科修了，博士（工学）
現在，東北医科薬科大学講師

青木　空眞（あおき　そらま）
東北薬科大学大学院薬学研究科修了，薬剤師，博士（薬学）
現在，東北医科薬科大学助教

大佐賀　敦（おおさが　あつし）
東北大学大学院医学系研究科修了，医師，博士（医学）
現在，秋田大学医学部附属病院医療情報部副部長

医療系のための情報リテラシー
— Windows 10・Office 2016 対応 —

Information Literacy for Medical Using
— Windows 10 and Office 2016 —

2018年4月10日　初版1刷発行
2023年2月20日　初版12刷発行

検印廃止
NDC 007
ISBN 978-4-320-12435-6

編　者　佐藤憲一・川上準子
著　者　佐藤憲一・川上準子
　　　　星　憲司・青木空眞　Ⓒ 2018
　　　　大佐賀敦

発行者　南條光章
発行所　共立出版株式会社
　　　　〒112-0006
　　　　東京都文京区小日向4丁目6番19号
　　　　電話　03-3947-2511番（代表）
　　　　振替口座 00110-2-57035番
　　　　www.kyoritsu-pub.co.jp

印　刷
製　本　星野精版印刷

一般社団法人
自然科学書協会
会　員

Printed in Japan

JCOPY ＜出版者著作権管理機構委託出版物＞
本書の無断複製は著作権法上での例外を除き禁じられています。複製される場合は，そのつど事前に，出版者著作権管理機構（TEL：03-5244-5088，FAX：03-5244-5089，e-mail：info@jcopy.or.jp）の許諾を得てください。

■医学・薬学・生活科学関連書

www.kyoritsu-pub.co.jp 共立出版

- Oxford 分子医科学辞典 ……………… 瀬野悍二他監修
- 医用放射線辞典 第5版 ………… 医用放射線辞典編集委員会編
- 新・医用放射線技術実験 基礎編／第4版 …… 安部真治他編
- 新・医用放射線技術実験 臨床編／第4版 …… 安部真治他編
- 医用工学 医療技術者のための電気・電子工学 第2版 …… 若松秀俊他著
- 医用工学 (診療放射線基礎テキストS 1) ………… 富永孝宏他著
- 放射線物理学 (診療放射線基礎テキストS 2) ……… 鬼塚昌彦他著
- 放射線生物学 (診療放射線基礎テキストS 3) ……… 森田明典他著
- 放射線計測学 (診療放射線基礎テキストS 4) ……… 齋藤秀敏他著
- 放射化学 (診療放射線基礎テキストS 5) ………… 前原正義他著
- 放射線安全管理学 (診療放射線基礎テキストS 6) …… 岩元新一郎他著
- 読影の基礎 診療画像技術学のための問題集 第4版 ………… 読影の基礎編集委員会編
- 視能訓練士のための生理光学 自分で作るワークブック …… 川瀬芳克著
- イメージング (最先端材料システムOP 10) ……… 高分子学会編集
- 解剖学スケッチ練習帳 ……………… 金光秀晃編著
- 脳入門のその前に ………………… 徳野博信著
- 新薬創製への招待 開発から市販後の監視まで 改訂新版 …… 安生紗枝子他著
- 臨床漢方治療学 ……………… 田中耕一郎他編著
- 医療系を志す人のための基礎数学 微積分から統計学へ 森 淳秀著
- やさしく学べる基礎数学 線形代数・微分積分 …… 石村園子著
- 看護師のための統計学 改訂版 ……………… 三野大來著
- 看護系学生のためのやさしい統計学 …… 石村貞夫他著
- 基礎から学ぶ統計解析 Excel2010対応 ……… 沢田史子他著
- 公共健康情報学入門 ……………… 小山博史著
- 基礎から学ぶ医療情報 ……………… 金谷孝之他著
- 医療情報学入門 第2版 ……………… 樺澤一之他著
- 医科系学生のためのコンピュータ入門 第2版 …… 樺澤一之他著
- 医療系のための情報リテラシー Windows10・Office2016対応 …… 佐藤憲一他編
- 薬学生のための物理入門 薬学準備教育ガイドライン準拠 …… 廣岡秀明著
- 看護と医療技術者のためのぶつり学 第2版 横田俊昭著
- 資源天然物化学 改訂版 ……………… 秋久俊博他編集
- 物理化学 上・下 (生命薬学テキストS) ……… 桐野 豊編
- 生物学と医学のための物理学 原著第4版 …… 曽我部正博監訳
- 感染症の生態学 (S現代の生態学 6) …… 川端善一郎他担当編集委員
- 宇宙食 人間は宇宙で何を食べてきたのか (共立SS 2) …… 田島 眞著
- コスメティクスの化学 (化学要点S 32) …… 岡本暉公彦他編著
- コスメティックサイエンス 化粧品の世界を知る …… 宮澤三雄編著
- 新 ビタミンCと健康 21世紀のヘルスケア …… 村田 晃著
- 健康栄養学 健康科学としての栄養生理化学 第2版 …… 小田裕昭他編
- 食育入門 生活に役立つ食のサイエンス …… 垣原登志子他編
- 食品学 栄養機能から加工まで 第3版 ……… 露木英男他編著
- 食品加工学 加工から保蔵まで 第2版 ……… 露木英男他編著
- 食品分析 (分析化学実技S 応用分析偏 5) …… 中澤裕之他著
- 食の安全・安心とセンシング 放射能問題から植物工場まで 食の安全・安心と健康に関わるセンシング調査研究委員会編
- 食品安全性辞典 第2版 ……………… 小野 宏他監修
- ワイン用 葡萄品種大事典 1,368品種の完全ガイド 後藤奈美監訳
- マギー キッチンサイエンス 食材から食卓まで …… 香西みどり監訳
- 保健・医療・福祉を学ぶための心理学概論 …… 髙橋直樹他著